互联网+新形态立体化教材 · 学前教育丛书

裘指挥　总主编

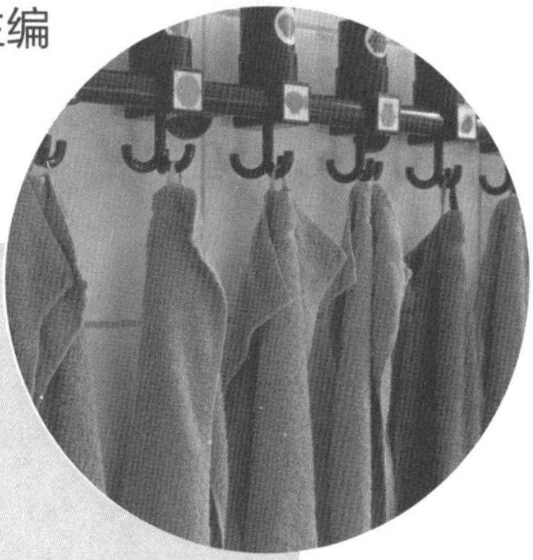

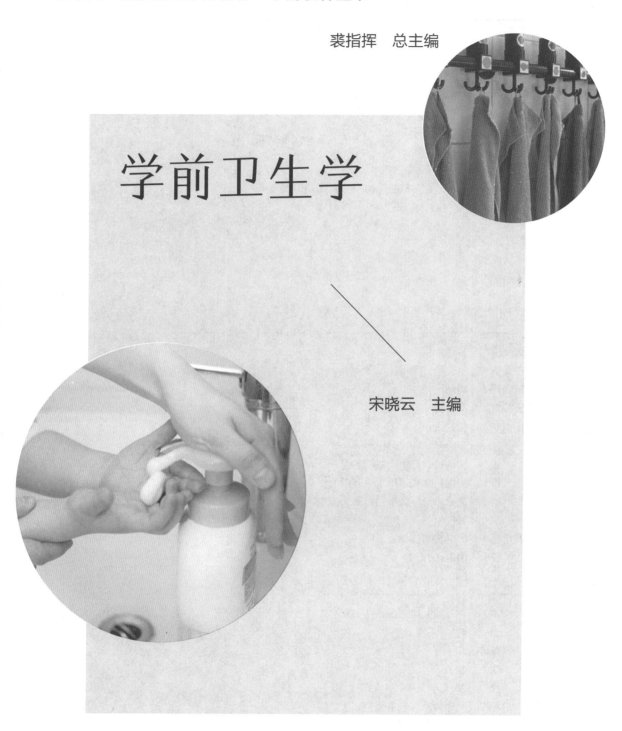

学前卫生学

宋晓云　主编

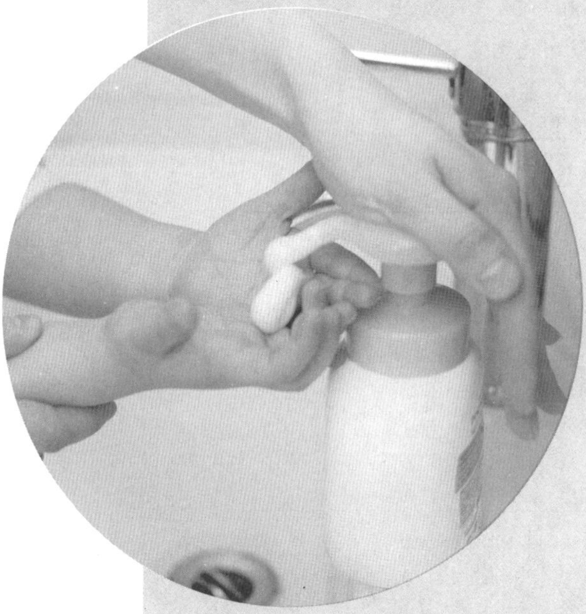

中国科学技术出版社
·北　京·

图书在版编目（CIP）数据

学前卫生学 / 宋晓云主编 . -- 北京：中国科学技术出版社，2022.5（2024.5 重印）
（学前教育丛书 / 裘指挥主编）
互联网 + 新形态立体化教材
ISBN 978-7-5046-9593-2

Ⅰ . ①学… Ⅱ . ①宋… Ⅲ . ①学前儿童—儿童少年卫生学 Ⅳ . ① R179

中国版本图书馆 CIP 数据核字（2022）第 072401 号

策划编辑	王晓义
责任编辑	王　颖
装帧设计	唐韵设计
责任校对	邓雪梅
责任印制	徐　飞

出　　版	中国科学技术出版社
发　　行	中国科学技术出版社有限公司
地　　址	北京市海淀区中关村南大街 16 号
邮　　编	100081
发行电话	010-62173865
传　　真	010-62173081
网　　址	http://www.cspbooks.com.cn

开　　本	787mm × 1092mm　1/16
字　　数	415 千字
印　　张	18
版　　次	2022 年 5 月第 1 版
印　　次	2024 年 5 月第 3 次印刷
印　　刷	北京荣玉印刷有限公司
书　　号	ISBN 978-7-5046-9593-2 / R · 2894
定　　价	49.80 元

本书编委会

主　编　宋晓云

副主编　熊红星

编　委　卢晓静　龙　勇

PREFACE 前言

2012年，教育部颁布的《3—6岁儿童学习与发展指南》，从健康、语言、社会、科学、艺术五个领域描述幼儿学习与发展，以指导幼儿园和家庭实施科学的保育和教育，促进幼儿身心全面和谐发展。幼儿阶段是儿童身体发育和功能发展极为迅速的时期，也是形成安全感和乐观态度等健康心理的重要阶段，幼儿身心健康方面的知识是其他领域学习与发展的基础。

“学前卫生学”作为高校学前教育专业的一门专业基础课程，围绕学前儿童保健工作重点，研究如何保护和促进学前儿童的身心健康。本书在理论与实践相结合的基础上，介绍了学前儿童身心发育的特点和规律，分析了影响学前儿童身心发育的因素，对如何评价学前儿童的身心健康问题进行了阐述，介绍了影响学前儿童身心健康的膳食营养及管理、学前儿童的常见疾病和传染病的预防及护理，介绍了常用的儿童急救技术与方法，并对托幼机构的保教卫生、环境卫生、安全教育问题进行了阐述，旨在帮助读者了解如何保护学前儿童，促进学前儿童身心健康发展。本教材内容完整全面、资料丰富，结合大量实践案例，有助于读者融入情境，更好地理解理论，体现了理论与实践相结合的特点。

本书为学前教育专业本、专科学生学习专业教材，立足学前教育专业全日制及远程、成人教育各层次学生，兼顾幼儿园教师职业培训，也可作为与学前教育相关的其他专业工作者和广大学前儿童家长的参考读物。

本书由江西师范大学教育学院宋晓云主编。全书共分八章，包括学前儿童健康概述、学前儿童的生长发育、出生缺陷预防与新生儿护理、学前儿童营养与膳食、学前儿童身体疾病及防治、学前儿童心理问题及防治、托幼机构环境卫生与保教活动卫生、托幼机构安全与急救。具体编写分工：宋晓云，第一章、第二章、第三章、第四章（第一节）、第五章；熊红星，第六章；卢晓静、龙勇，第四章（第二节、第三节）、第七章、第八章。同时，特别感谢罗曼丽、魏文远、李梦、潘春梅参与第一章、第四章、第七章、第八章的资料收集及整理工作。

为了便于读者阅读和掌握重点，每章内容前均设置关键词、学习目标和内容结构图，每节开头设置问题导入模块，正文穿插对应情境案例及知识窗，每章最后设置本章小结、理论知识练习、实践能力提升、拓展阅读等模块，以便读者进一步深入学习和思考，拓展知识范围。

本书在编写过程中，参考、引用、借鉴了许多国内外同行的研究成果和有关书籍、资料，或未能在文献中一一列出，在此一并表示衷心的感谢！

由于水平有限，书中难免存在缺漏和不当之处，敬请广大读者批评指正，多提宝贵意见，以便再版时修正提高。

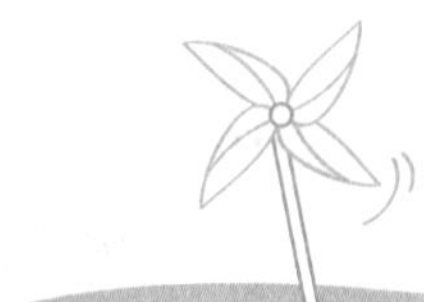

CONTENTS 目录

第三章

出生缺陷预防与新生儿护理

第四章

学前儿童营养与膳食

第五章

学前儿童身体疾病及防治

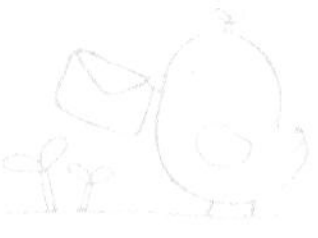

第六章

学前儿童心理问题及防治

第一章

学前儿童健康概述

关键词

健康；学前儿童健康；生活方式因素；生物学因素；环境因素；卫生保健因素

学习目标

1. 了解健康的概念及其演变。
2. 掌握学前儿童健康的标志及影响因素。

内容结构图

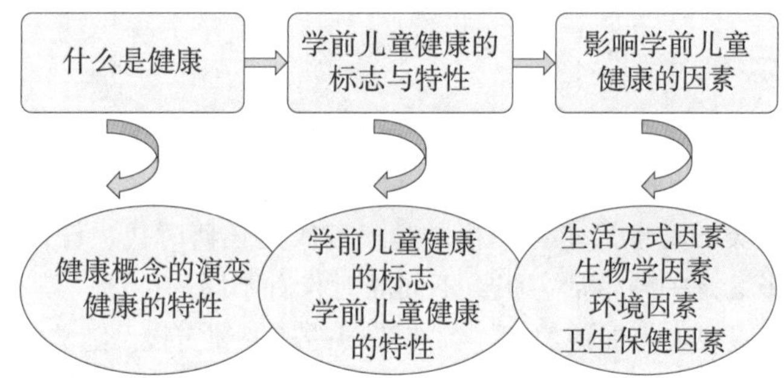

本章第一节详细介绍健康概念的演变，并阐述健康的特性。第二节介绍学前儿童健康的标志，阐明学前儿童健康的特性。第三节介绍影响学前儿童健康的因素，包括生活方式因素、生物学因素、环境因素和卫生保健因素四个方面。本章学习重点是掌握影响学前儿童身心健康的各种因素，难点是积极进行预防和干预。

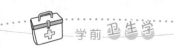

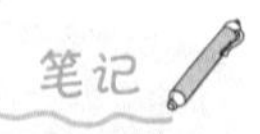

第一节 什么是健康

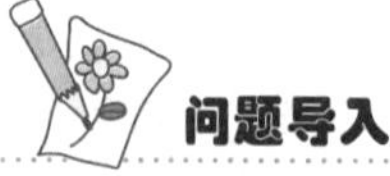

问题导入

在卫生与健康的课堂上，老师问学生："健康是什么？"

有学生回答："健康就是身体健康，没有残疾、没有疼痛、没有伤病。"

"健康是坚持运动，身体充满能量，面色红润有光泽。"

"健康是吃绿色无公害的食物，合理膳食。"

"健康是对生活充满热情，没有心理问题。"

"健康是生活在没有污染的环境中，不断成长，能够很好地参与社会活动，进行工作，与家人相亲相爱，与朋友互帮互助。"

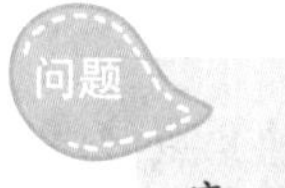

为什么对什么是健康，不同的个体会给出不同的答案？

问题分析

自古以来健康问题备受关注，对健康的研究随着社会的进步而不断深入，健康的概念也随着时代的进步而不断发展。很多人对健康的理解往往带有经验性色彩，缺乏正确的认知。对于这个问题我们将在这一章节给予解答。

什么是健康？从科学的角度如何定义健康？健康的特性是什么？让我们带着这些问题一起进入这一节的学习。

健康是人类的基本追求和幸福之基。健康是任何时代、任何民族生存的第一需求。健康主张又是一种生活主张，不同的时代有不同的生活，就有不同的健康主张。每个时代对健康或如何促进健康，都有不同的理解和实践。随着社会环境、经济和文化的发展，健康的概念也发生了变化。

一、健康概念的演变

健康是人类永恒的话题。追溯历史可以发现，健康是医学哲学理论体系中的最基本概念之一。在远古时代，人们就已经意识到身体没有疾病或创伤是非常安全且无痛苦的，这是一种本能的意识，说明当时人们对健康的概念认识很模糊，没有上升到理论的高度。后来，我国传统医学借用春秋战国时期发展起来的阴阳五行哲学理论（五行说将自然界一切事物都用"金、木、水、火、土"来归类），用"五行相生相克""天人合一"等概念来解释人体的生理和病理变化，摒弃了鬼神致病的陈旧健康观。"健康"（health）一词第一次出现在英语语系中大约是在公元前1000年，最初和"神圣"

笔记

（holy）一词同源，它的本义指向健全（soundness）与完整（wholeness），包括体格魁梧、机警、聪慧及精神的得救。[①] 古希腊名医希波克拉底提出“四体液说”，认为有机体的健康取决于血液、黏液、黄胆汁和黑胆汁四种体液比例的平衡。[②] 他的观点对西方医学的发展有巨大影响。公元 2 世纪，被誉为“神圣医生”的古罗马人盖伦认为生理因素与心理因素是同一健全生命的不同侧面，体质不强往往引起心理异常，心理异常也可通过身体来调节。

随着社会的变迁和人类对生存状态要求的提高，人们对健康的认识和理解不断发展。近代健康概念的演变经历了三个阶段。

（一）生物—医学模式

早期人们对健康的认识主要停留在生物学层面，“健康”一词常用以描述人的生理状态，健康与否通常用有无疾病来衡量。20 世纪初的《简明不列颠百科全书》对健康的定义是“没有疾病和营养不良及虚弱状态”。1999 年版《辞海》将健康解释为“人体各器官系统发育良好、功能正常，体质健壮，精力充沛，并具有良好劳动效能的状态”。传统的生物—医学模式单纯地把健康理解为“无病、无残、无伤”，这种理解比较片面，忽视了生理因素、病理因素、心理因素和社会因素的相互作用对健康和疾病的影响。

（二）生物—心理—社会模式

世界卫生组织（World Health Organization，WHO）在成立之初的宪章中将健康定义为：“健康是一种躯体上、心理上和社会上的健全状态，而不仅是没有疾病或虚弱。”这一定义从三个维度来衡量健康的水平，充分体现了美国学者恩格尔（Engel）提出的生物—心理—社会的医学模式。该模式认为人体是由生物因素、心理因素、社会因素三方面共同构成的一个统一的整体，三者相互影响，共同决定人体的健康。

这一定义指出了健康的多维特质——生理健康、心理健康和社会健康，完善了现代医学模式。

长期以来，人们对世界卫生组织所说的“社会上的健全”的理解存在分歧。有人认为，“社会上的健全”是指社会层面的健康问题，而社会层面的不健康不应归咎或不应完全归咎于个人，因其只是个体健康的影响因素之一，而非个体健康本身的一部分；有人认为，“社会上的健全”是指个体的社会适应问题，“社会健康”与“心理健康”可归于同一范畴，“社会健康在本质上也就是心理健康，一个缺乏心理承受能力与心理调节能力的人，是不可能获得社会健康的”。[③]

① 吕磐，黄奕清．卫生教育概论 [M]. 台北：台湾大洋出版社，1997：6.
② F. D. 沃林斯基．健康社会学 [M]. 孙牧虹，译．北京：社会科学文献出版社，1999：4.
③ 燕国材．素质教育论 [M]. 苏州：江苏教育出版社，1997：143.

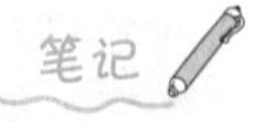

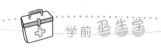

（三）新观念的产生

20 世纪 90 年代，美国健康专家科纳千叶（Cornacchia）和尼克森（Nickerson）指出健康是动态变化的，认为“健康乃是有机体从良好健康至不良健康或是从完好至疾病连续谱上所呈现的状态”。没有绝对的“完全健康”和“完全疾病”，健康作为一种复杂的现象，其构成要素是身体、心理、社会和精神因素，其中精神因素是健康的核心。1990 年，世界卫生组织为健康注入新的内涵，重新定义了健康的概念：“一个人只有在躯体、心理、生活适应和道德四个方面都健康，才算是完全健康。”这一定义增加了对“道德健康”方面的要求，“道德健康就是不以损害他人利益来满足自己的需要，有辨别真伪、善恶、荣辱、美丑、是非的能力，能按照社会公认的准则约束、支配自己的言行，愿为人们的幸福做贡献”。这是对健康较为全面、科学、完整、系统的定义。

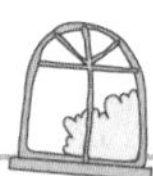

知识窗

健康的七维理念

1998 年，哈恩（Harn）提出了健康的七维理念。

1. 健康的生理维度

人类的活动是以其生理为基础的。生理维度的具体内容包括体重、感觉能力、强壮程度、生理协调程度、耐久水平，以及对疾病的敏感性、恢复正常的速度等。

2. 健康的情绪维度

良好的情绪是保持健康的重要条件。情绪不仅影响人们的生理健康，也影响人们的心理健康。情绪维度的基本内容有情绪的强度、情绪的速度、情绪的平衡程度、人对情绪的调节程度。

3. 健康的社会维度

健康的社会维度是指人们的人际能力和人际敏感性。它一方面是指自己洞察他人信息的能力，如他人的表情、细微的行为变化等；另一方面是指自己在人际环境中表现出恰当的人际行为的能力。社会维度的主要内容有人际敏感、人际表现、合作、助人、同情、理解等。

4. 健康的智力维度

正常的智力是健康的标准，也是保持健康的条件。健康智力的内容主要包括获取和操作信息的能力、辨别事件价值的能力、做出决定的能力。

5. 健康的精神维度

精神维度是指人们的宗教信仰和实践、对待生命的态度，以及与有生命物体的关系、关于人的行为的本质等。

6. 健康的职业维度

职业是人生存的需要，职业不仅给人带来财富，也给人带来价值观和社会地位，带来人格尊严。健康的职业维度包括职业的稳定性、职业的压力、职业的紧张

笔记

程度、职业的收入、职业中的人际关系、职业环境等。

7. 健康的环境维度

健康的环境维度包括两个方面。一是世界本身的质量问题，如空气、水、气温。日本大地震后的核泄漏事件给人们的正常生活带来诸多不便就是很好的例证。二是人们对待世界的态度和行为方式。

健康概念的演变历程以人的健康为研究对象，以整体为立足点，用辩证的方法论，从自然、社会、身心、心智、职业、环境等各个方面研究人的健康发展规律，提出了自然整体健康观、社会整体健康观、身心整体健康观的整体认识论，同时也给人们重视健康提出了更高的要求。

20 世纪 80 年代，苏联学者布赫曼（Berhman）提出了"亚健康（sub-health）"的概念。在健康与疾病之间，人体还存在着一种生理功能低下的中间状态——亚健康状态，又称为第三状态（第一状态为健康状态，第二状态为疾病状态）、灰色状态、病前状态、亚临床状态等。亚健康的表现为体力下降、身体疲劳、机体活动能力下降、反应能力降低、人体的免疫功能低下、适应能力减退、精神状态欠佳，伴随着失眠和心情压抑，存在社交障碍等，但临床检查中却无器质性病变发现。

2006 年，中华中医药学会发布《亚健康中医临床指南》，认为亚健康的判定标准是："如果存在目前医学上不能解释的症状表现，且持续三个月或者以上者，可判定为亚健康。""处于亚健康状态者，不能达到健康的标准，表现为一定时间内的活力降低、功能和适应能力减退的症状，但不符合现代医学有关疾病的临床或亚临床诊断标准。"

世界卫生组织的一项全球性调查发现，真正健康的人仅占 5% 左右，患有疾病的人约占 20%，处于亚健康状态的人约占 75% 且呈逐年上升趋势。①

亚健康不是固定不变的，而是一个动态变化的过程。亚健康不但可以向健康方向发展，也可以向疾病状态演变。其发展方向取决于个体的免疫能力和所采取的保健措施。

二、健康的特性

健康是一种个体不断生成的开放状态，而不是一种封闭的状态。虽然目前对健康的理解还存在着分歧，但我们仍然力求揭示健康的特性。

（一）健康的整体性

无论是最原始的健康概念还是世界卫生组织的健康定义，都为健康注入了生理、心理、道德等多方面的内涵。20 世纪 60 年代以来，美国研究人员在进行学校健康教

① 世界卫生组织全球调查显示：真正健康的人只有 5%[EB/OL]. 2008-09-09 [2021-11-21]. http://news.sohu.com/20080909/n259460521.shtml.

笔记

育研究时，认为“健康”必须强调其“完整性（wholeness）”，以“高层次的健全”来取代“健康”，因为“健全与一般的良好健康有很大差异，良好健康只是没有疾病的消极状态而已，在这种状态下，个体与环境和平相处，而个体的高层次健全则是指个体在其外在环境许可的范围内，以统整的功能去发挥其最大的潜力”。[①] 一些心理学家和医学专家不满足于健康的生物学意义，在 1988 年国际心理卫生协会年会上明确赋予健康社会学意义，认为健康的定义必须包括“道德品质的提高”。由此可见，人是自我组织的开放系统，由身体、心理组成的个体的完整人格处于不断改变的环境中，健康是心理与身体之间，人与人、人与环境之间整体关系和谐的结果，它不仅具有生命形态属性，而且具有社会形态属性。

（二）健康的动态性

美国健康教育学家科纳千叶等认为，健康是多元的、无法简单定义的。健康是有机体从良好健康至不健康或从完好至疾病连续谱上所呈现的状态，其间有许多变化形态。日本学者认为将人类像黑白棋子一样明确划分为“完全健康”或“完全疾病”是不可能的，疾病与健康之间应该是连续量的变化。疾病与健康之间不一定存在明确的界限，个体表面不生病也不等于健康，因此现代医学提出了“亚健康”的概念。人们从预防医学和临床医学的实践中发现，处于亚健康状态的个体是非常多的，且极有可能发展成为各种疾病。但是，如果人们能够准确把握自身不断变化的身心状态，就有助于防患于未然，使机体转为理想的健康状态。

揭示健康的动态特性具有积极的意义。首先，它否认了令人高不可攀的“绝对健康”；其次，它说明没有疾病并不意味着健康，健康与疾病之间存在多种可以互相转化的状态；最后，它强调健康是生生不息的过程，健康的生命并非完全由自然给予，而需要个体的积极参与，健康状况因个体自身活动而不断发生变化。

（三）健康的客观性

个体身心是否健康，可以运用一定的客观指标加以衡量。生理健康与否可以通过形态指标、生理功能指标、生化指标等测定。随着心理科学的发展，对个体心理健康的把握也越来越趋向客观，如衡量心理健康的主要指标——认知发展是否正常、情绪反应是否适度、人际关系是否融洽、性格特征是否良好，都可以通过客观的测试加以评定。

（四）健康的主观性

个体是否健康，一方面可以通过客观指标加以判断，另一方面可以根据个体的主观感觉确认。一种观点认为，健康除客观标准外，还有主观标准。主观标准是指个人对健康状况的主观判断，客观标准是指个人有行使身体功能的能力。“许多‘临床上健康’的人士，如果有严重的抑郁症或自杀倾向，那么他在健康方面的排名就要敬陪末

① 吕磐，黄奕清．卫生教育概论 [M]. 台北：台湾大洋出版社，1997：17.

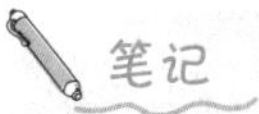

座了”。[①] 这种观点强调健康的自我知觉，强调健康的主观性，实际上突出了心理方面的健康。

（五）健康的调适性

健康意味着有机体能够有效地适应内外环境，有效应对各种对身体的威胁和挑战。根据生物学家及病理学家勒内·杜博斯（Rene Dubos）的观点，真正的健康“不仅指个体在当时能适应良好，同时也应该具备抵抗未来威胁的能力，如体内已有某些传染病抗体的儿童比起无抗体的儿童更健康”。[②] 因此，健康还意味着对疾病的有效抵抗及对生活环境的良好适应。

第二节 学前儿童健康的标志与特性

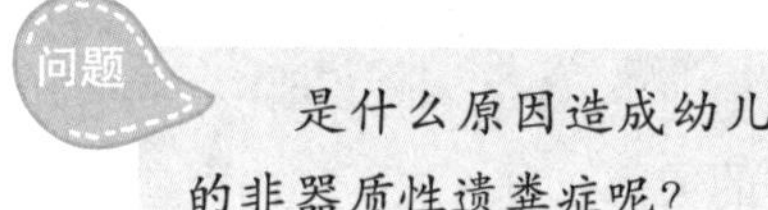

问题
是什么原因造成幼儿的非器质性遗粪症呢？

某幼儿，6岁，有半年时间经常在裤子里大便，后去医院就诊。该幼儿有一个哥哥和一个姐姐，一直在父母的身边上学。而该幼儿为超生，怕被人发现，没有上户口，出生后，一直在农村和祖父母生活。该幼儿为足月顺产，出生时体重3.35千克，人工喂养。1岁会走路讲话，2岁已经能自己控制大小便。该幼儿从小听话、顺从、胆小，比较害羞、腼腆，从不跟小朋友打架，很少与外界接触，5岁后被父母接到城市里上幼儿园。

上幼儿园后，幼儿出现大便不能自控的情况。因为环境改变，幼儿刚来幼儿园不适应，讲话有口音，且声音小，告诉老师去厕所，但老师没听懂。幼儿不敢继续要求，遂在裤子里大便，受到老师的严厉训斥及小朋友的嘲笑。老师当场把幼儿拉去厕所，让其在便坑上一直蹲着，而且中午不让吃饭，幼儿受到惊吓。第二天，幼儿哭闹不愿去幼儿园，父母也没在意，强行送去。幼儿看到惩罚他的老师感到害怕、紧张，不断出现在裤子里大便的情况，每周1~2次。但在家里从未发生过此事。

经检查，该幼儿智力水平为97，正常，但表现为胆小，讲话声音小，害怕老师。诊断为非器质性遗粪症。

① 吕磐，黄奕清．卫生教育概论 [M]. 台北：台湾大洋出版社，1997：13.
② 同① 15.

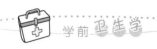

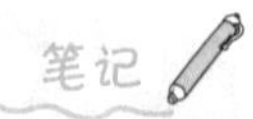
笔记

问题分析

幼儿患上非器质性遗粪症，主要是身心两方面因素共同作用导致的。

（1）从小没有进行排便训练，一直穿戴纸尿裤；或者是排便训练中，监护人过于严厉训斥或强迫排便。有的与神经系统成熟延迟有关。这类患儿中可能有部分伴随语言发育的迟缓。

（2）家庭突然发生剧变，如父母离异，母亲生病、死亡，受到突然的精神创伤，在不适当的场合、地点排便遭到家人、周围人的训斥，造成排便失控。

（3）由于便秘，排便时产生腹痛、肛门疼痛，对排便产生恐惧。

案例中的幼儿，因为老师的惩罚和小朋友的嘲笑而受到惊吓，出现非器质性遗粪。

学前儿童健康的标志有哪些？学前儿童健康有什么特性？让我们带着这些问题一起进入这一节的学习。

一、学前儿童健康的标志

根据当前普遍认可的对健康的定义，健康包括身体健康、心理健康、社会适应和道德健康四个方面。只有这四个方面有机结合，才算是真正的健康。但对于道德发展水平十分有限的学前儿童而言，身体与心理的健康是判断其健康状况的主要标志。按照皮亚杰（Piaget）的理论，学前儿童的道德认知水平处于前道德判断阶段，不具备良好的道德能力，故不宜选取道德指标来衡量学前儿童的健康。

（一）学前儿童的身体健康

2000年，世界卫生组织提出了健康的10条标准。

（1）精力充沛，能从容不迫地应付日常生活和工作的压力而不感到过分紧张和疲劳。

（2）处事乐观，态度积极，乐于承担责任，事无巨细不挑剔，工作效率高。

（3）善于休息，睡眠良好。

（4）应变能力强，能适应环境的各种变化。

（5）具有抗病能力，能够抵抗一般性感冒和传染病。

（6）体重得当，身材均匀，站立时头、肩、臂位置协调。

（7）眼睛明亮，反应敏锐，眼睑不发炎。

（8）牙齿清洁，无空洞，无龋齿，无痛感，齿龈颜色正常，无出血现象。

（9）头发有光泽，无头屑。

（10）肌肉、皮肤富有弹性，走路轻松有力。

学前儿童的身体健康是指学前儿童各个器官、组织正常生长发育，没有生理缺陷，各项生理指标达到正常标准，能有效抵抗各种急性和慢性疾病，体质不断增强。

儿童的生长发育遵循一定规律。一是具有阶段性和连续性的特点，同一儿童在不同时期的生长速度不同，但总体水平须保持在正常范围内，并与同年龄儿童的发展水

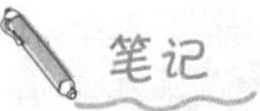

平接近；二是儿童身体各器官、系统生长发育的速度不均等，但又协调统一；三是受到遗传基因及环境条件的影响，不同儿童各个器官组织的大小、重量的增加速度并不完全一致，呈现出一定的个体差异。

（二）学前儿童的心理健康

学前儿童的心理健康是指心理发展达到相应年龄段儿童的正常水平，表现为积极情绪、性格开朗、无心理障碍和对环境有较快的适应能力等。心理健康体现了个体良好的心理素质，是人的整体健康状态的必要组成部分。

学前儿童的心理过程包括感知觉、注意、记忆、想象、思维、情绪情感、意志等内容。儿童心理的成熟健康发展，具有一定的顺序和发展方向。

学前儿童的心理健康主要表现在以下几个方面。

1. 动作发展正常

动作发展与脑的形态及功能的发育密切相关。学前儿童躯体大动作和手指精细动作的发展水平处于正常范围是心理健康的基本条件。

2. 认知发展正常

一定的认知能力是学前儿童生活和学习的重要条件。学前儿童的认知发展存在个体差异。如果某儿童的认知水平明显滞后于同龄儿童，且不在正常范围内，说明该儿童的认知发展不良，会导致其心理发展异常。

学前阶段是儿童认知发展最快的时期，所以应避免各种原因造成的脑损伤或不适宜的环境刺激，以避免影响儿童心理健康。

3. 情绪积极

积极的情绪状态反映了中枢神经系统功能的协调性，也表明个体的身心处于良好的平衡状态。不同的情绪状态，会引发儿童的不同心理状态。学前儿童的情绪有很强的冲动性和易变性，随着年龄的增长，学前儿童自我调节情绪的能力有所增强，稳定性逐渐提高，并开始学习合理地宣泄消极情绪。哭和笑是两种基本情绪表现，哭代表不愉快的情绪，既是生理现象，又是心理现象。随着年龄的增长，儿童慢慢熟悉了外界环境，适应能力逐渐增强，并学会了用动作和语言来表达想法，哭的情绪会减少。笑是另一种生理现象。婴儿最初的笑都是自发性的，儿童笑的发展会经历由外源性刺激发生到有选择的社会性微笑的过程。

如果学前儿童经常处于消极的不良情绪中，如整天闷闷不乐或暴跳如雷，那说明该儿童的心理是不健康的。

4. 人际关系融洽

儿童之间的交往是维持心理健康的重要条件，也是获得心理健康的必经途径。不同的人在不同的年龄阶段，其同伴关系都有不同的发展特征。不论在哪个阶段，同伴的接纳与受欢迎程度，都会对儿童的心理产生深刻的影响。同伴的接纳有助于儿童社会能力、认知能力、归属感、自我概念和人格的健康发展。儿童之间的交往一般体现

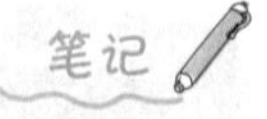

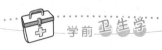

在游戏中，心理健康的儿童乐于与人交往，能够很好地与他人进行游戏，并在游戏中获得身心的全面发展。心理不健康的学前儿童，其人际关系往往是失调的，或者自己远离同伴，或者成为群体中的不受欢迎者。

5. 性格特征良好

性格是个性中最核心、最本质的表现，它反映在对客观现实的稳定态度和习惯化的行为方式中。心理健康的学前儿童一般具有热情、勇敢、主动、合作等性格特征，而心理不健康的学前儿童常常具有冷漠、胆怯、自卑、被动、孤僻等性格特征。

6. 无严重的心理问题

儿童的身心发展是相互的。学前儿童不健康的心理往往能够在行为方式、生理等方面表现出来，如吮吸手指、多动、言语障碍、排泄障碍、睡眠障碍等。

（三）学前儿童的社会适应能力

社会适应能力是指人为了在社会中更好地生存而进行的心理上、生理上及行为上的各种适应性的改变，与社会达到和谐状态的一种执行适应能力。从某种意义上来说，社会适应能力就是指社交能力、处事能力、人际关系能力。社会适应能力也是反映一个人综合素质高低的间接表现，是个体融入社会、接纳社会能力的表现。

学前儿童的社会适应能力是指其能够在所处的环境发生变化时，很好地融入社会生活，并健康快乐地成长的能力。

学前儿童社会适应能力良好的表现包括如下几个方面。

（1）社会适应能力较好，能够较快地融入幼儿园等集体生活。

（2）在与小朋友交往时，能够运用一定的交往技巧，表现出友好的态度，善于与人交往。

（3）遇到突发情况时，能够较好地进行自我调控。

二、学前儿童健康的特性

学前儿童健康是指学前儿童各个器官、系统正常生长发育，能较好地抵抗各种疾病，性格开朗、无心理障碍，对环境能较快地适应。学前儿童在身体、心理、社会和道德等方面发展的特殊性，决定了其有别于其他人群的健康特性。

（一）学前儿童健康主要包括身体和心理健康

学前儿童的身体健康是指身体器官组织的构造正常，各个器官、系统生长发育正常，没有生理缺陷，能发挥正常功能，能够有效抵抗各种疾病，体质不断增强。学前儿童生理组织和构造的完整是身体良好发育的基础，而机体抵抗力的增强有助于随时应对外界致病因子的侵袭。学前儿童健康依赖于身体的健康。

学前儿童心理健康的前提是智力发育正常，这是学前儿童生活、学习、交往的基本条件。智力发育正常，情绪反应适度，性格良好，乐观、自信、热情、勇敢，社会适应良好，乐于与人交往，主要表现在能较快适应托幼机构的新环境、新生活，没有

笔记

过多的消极情绪，自我调节情绪的能力随年龄的增长不断增强。

无论是学前儿童的身体发育还是心理发展都应该呈总体上升趋势，倘若某一阶段的身心状况呈下降趋势或较长时间停滞不前，都应视为不健康。

（二）学前儿童健康具有易变性

学前儿童的身体和心理都处在不断发育、变化的过程中，各器官系统的发育在不断完善，身体功能尚未达到最佳状态，外界诸多因素都可能对其身体和心理的发展产生影响，故学前儿童健康处于多变状态。健康与疾病之间的相互转换对学前儿童来说是常态。如果发现学前儿童的生长发育存在偏差，应及时检查并分析原因，及早采取补救措施。学前期是儿童智力发展最迅速的时期，早期脑损伤或环境剥夺都可能严重影响学前儿童的智力发展，进而影响学前儿童的心理健康。

（三）学前儿童健康具有个性特征

受遗传因素和生长环境的影响，不同学前儿童在身体器官的大小和重量、身高和体重等方面的发展速度和发展水平并不完全相同，同一个体在不同时期的发育速度也不完全一致。健康儿童可以有高矮、胖瘦之分，但应与同年龄儿童的发展水平接近，在正常标准范围内。

第三节 影响学前儿童健康的因素

问题导入

达达刚入幼儿园小班时已是一名轻度肥胖儿，动作比较缓慢、动手能力较弱，幼儿园老师对他很是照顾。经过一年的小班生活，他的体重直线上升，并跨入中度肥胖儿的行列，并且越来越不喜欢运动，不愿意自己动手吃饭，也不会穿鞋子，凡事依赖老师。

问题

达达患肥胖症的原因是什么呢？

问题分析

通过家访了解到，达达一出生体重就有4.5千克，每顿喝奶量多，而且家长认为孩子长得大，肯定吃得多，只要孩子一哭就喂奶。等到孩子会吃饭时，每顿吃一大碗饭，菜品以荤菜为主，甚至一顿饭能吃一只童子鸡。除此之外，家人还不时给他吃面包、薯片等零食，不间断地给他喝乳酸饮料。为了不让孩子跑到街上去玩，家长整天把达达关在屋里看电视；吃饭时，甚至端饭到床边喂给他吃；出门也是由家长背着。久而久之，达达形成了依赖心理，养成了“衣来伸手、饭来张口”的习惯，生活自理

笔记

能力差，不爱运动，体重也不断飙升。

达达的肥胖主要源于问题家长。对于“肥胖”的认识，很多家长都存在一些误区。

近年来，肥胖儿童呈逐年增加趋势，肥胖已经成为21世纪影响儿童健康的主要问题。肥胖对儿童心肺功能、身体素质、心理健康和体格健康等各方面都会产生消极的影响。研究发现，儿童肥胖，不但与生活方式有关，遗传因素也是重要原因。家长对高热量食物的偏好，会直接影响到儿童对食物的选择。

影响学前儿童健康的因素主要有哪些？这些因素在学前儿童健康方面所起的作用大小如何？这些因素是如何影响学前儿童健康的？让我们带着这些问题一起进入这一节的学习。

自古以来，生命与健康就是人类永恒的主题。原始宗教最主要的功能或许就是以一种非理性的方式来消除人类面临死亡时的恐惧。随着社会的进步，以及医学、生物学、心理学、社会学等学科的发展，人类对生命本质的认识越来越深刻，我们对健康影响因素的了解也越来越多。

对人类死亡影响力最大的4种因素为医疗保健因素、环境因素、人类生物学（遗传）因素及生活方式因素。这4种因素所占百分比分别为10.3%、17.6%、23.2%及48.9%。[①] 由此可见，生活方式是影响人类健康的最重要的因素。

一、生活方式因素

生活方式因素，又称为健康行为因素。世界卫生组织曾发出警告，生活方式疾病将是21世纪威胁人类健康的头号杀手。生活方式是一个内容相当广泛的概念，它是指人们一切生活活动的典型方式和特征的总和，包括劳动生活、消费生活和精神生活（如政治生活、文化生活、宗教生活）等活动方式。健康教育专家贝茨（Bates）及温德尔（Winder）认为，生活方式根植于个体的价值观、态度及信念，动之于行为。[②] 布鲁恩（Bruhn）认为，在个人生活中，选择居住的地理区域、生活空间的布置方式、开车的车型、所吃的食物种类、穿着的衣物、所从事的娱乐或休闲活动等，便是个人的生活方式，生活方式的建立来自学习和模仿。生活方式主要由个人选择，也有可能由他人做决定。[③]20世纪初，梅奇尼科夫（Metchnikoff）就提出“正当生活”一词，即正确或适当的生活方式可以使人获得最佳的健康状态并延长寿命。

生活方式是人类个体或群体受到文化信仰、民族、社会条件、经济条件、风俗习

① 影响人体健康的四大因素，千万不可忽视！ [EB/OL]. 2017-08-17 [2021-11-21]. https://www.sohu.com/a/165276564_548352.

② Bates I J，Winder A E. Introduction to health education[M].Palo Alto：Mayfield Publishing Company，1984.

③ Bruhn J G. Life-style and health behavior[M]//Gochman D S. Health Behavior. Boston：Springer，1988：71-86.

惯、个性特点等的制约而形成的一系列生活观念、生活态度、生活习惯和生活制度，能够对个体的健康产生影响。生活方式具有可控性和长期性，包括嗜好（如吸烟、酗酒、吸毒）、饮食习惯、风俗、运动、劳动与交通行为等。

（一）饮食习惯

每个家庭都有自己的饮食习惯。有的家长主张“想吃就吃”，对摄入量不加限制，儿童缺乏自制力，容易养成暴饮暴食的习惯；有的家长偏爱吃肉类食品，而且常吃剩菜等，这些都对儿童的饮食健康不利，影响儿童对营养的吸收。有的家长在追求好吃的同时，力求健康饮食，注重荤素搭配、营养均衡，常吃新鲜水果，不吃变质食物，在这样的家庭中成长的儿童，往往面色红润，精神饱满，发育良好。

（二）日常起居

学前儿童需要悉心的照顾，如果家长生活有规律，能够很好地处理工作与生活的关系，学前儿童能够得到周全照顾。反之，如果家长的日常起居没有规律，不但自己身体吃不消，还会忽视对学前儿童的照顾，甚至影响亲子关系。如果学前儿童没有养成规律的生活作息习惯，生长发育就会受到影响。

（三）消费方式

消费方式是家庭对收入的分配和规划形式。规划能力强的家长能够合理地分配收入，对于吃、住、用、行的消费，突发事件的消费等，都根据自己的经济状况进行规划。在进行消费时，不论家庭的经济条件是富足还是拮据，都要教育儿童节制消费，指导儿童合理地使用零花钱。这样有利于儿童形成正向的消费观念。

（四）休闲方式

休闲时间是指工作和学习之外的空余时间，这段时间主要用来满足人们的精神需求。一个家庭如果闲暇时间过得丰富多彩，那么儿童的兴趣也会随之增加。随着科学技术的快速发展，电视、计算机、手机等电子产品越来越普及。儿童长时间看电视或玩手机、玩计算机已成为普遍现象，这对儿童视力、脊椎的发育都是有害的。所以，家长要养成健康的休闲方式，不宜让儿童过早接触计算机或智能手机，更不能以此作为主要的休闲方式。

（五）交往方式

亲子的交往方式，从形式上分，有语言交流和非语言交流两种。语言交流就是和儿童进行面对面沟通，或者进行书面表达；非语言交流就是拥抱、抚摸或眼神等情感表达方式。例如，儿童在幼儿园得到老师的夸奖，说给妈妈听，妈妈拥抱、亲吻儿童，并夸他很棒，这鼓舞了他，儿童就会更加努力，亲子关系也会更加亲密。

家长与儿童的交往需要双向互动，家长不能一人独断，要多听取儿童的意见，让儿童感到平等、被理解与被尊重。

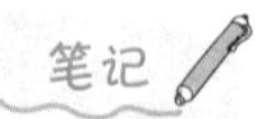

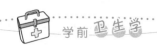

（六）学习方式

父母是孩子的第一任老师。在日常生活中，父母应对阅读等学习方式有一定的规划，并能够正确指导儿童、引导儿童进行阅读，通过书中的故事，帮助儿童树立正确的价值观、人生观和世界观。阅读不但能够提高儿童的学习兴趣，锻炼儿童听说读的能力，还能够拓宽儿童的知识面。

（七）劳动方式

在家庭生活中，父母如何分配家务，对儿童的劳动观有着深远的影响。一般来说，承担家务的形式有三种，一种是母亲作为家庭主妇，全权负责家务；一种是家庭成员共同承担；一种是保姆或小时工承担。家庭成员共同承担家务，对儿童的全面发展是有益的。分配给儿童适当、适量的家务劳动，不但能锻炼儿童的行动能力，培养儿童的独立性，而且能使儿童产生被需要感和归属感，有利于身心健康发展。

在学前阶段，培养儿童良好的生活习惯，能够帮助儿童健康快乐地成长。父母的生活方式直接影响到学前儿童生活方式的养成。

良好的生活方式包括：①保持个人清洁卫生；②生活规律；③平衡膳食；④锻炼身体；⑤注意安全；⑥定期健康检查；⑦适度表达情绪；⑧关心环境卫生。

二、生物学因素

影响健康的生物学因素包括遗传、病原微生物和个人生物学特征。其中病原微生物是影响学前儿童健康的主要影响因素。

（一）遗传

遗传是指生物按照亲代所经过的发育途径和方式，产生与亲代相似的后代的过程，一般是指亲代的性状又在后代表现的现象。遗传决定了人类个体的生长、发育、衰老和死亡，对人类个体的健康状况和后代的遗传素质有很大影响。遗传素质是指与生俱来的解剖生理特征，如机体的构造、形态及神经系统的特征等。遗传因素不仅影响儿童的身体形态、生理功能、生长发育速度、代谢状况、智力水平、寿命长短等，还决定了儿童遗传性疾病的易感性和遗传度。

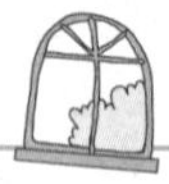

知识窗

常见遗传病

1. 哮喘或过敏症

如果父母中有一人患哮喘或过敏症，遗传给子代的概率是30%~50%，如果父母都患有哮喘或过敏症，遗传给子代的概率就会提高到80%。

笔记

2. 中耳炎

如果父母长期耳朵发炎，遗传给子代的概率为60%~70%。因为父母很有可能将脸型特征或咽鼓管结构遗传给孩子，而得到这种遗传基因的子代更容易出现中耳炎。

3. 高血压、高血脂

如果父母一方患高血压或高血脂，子代患病的概率为50%；如果父母双方都患有高血压或高血脂，患病概率将提高到75%。这种疾病的遗传性很强。即使是父母、祖父母、外祖父母中仅一人患心脏病，或者在55岁之前曾被确诊心脏病，子代患病的概率也非常高。

4. 肥胖症

如果父母一方患肥胖症，子代超重的可能性是40%；如果父母双方都患肥胖症，这种可能性就会提高到70%。虽然如此，只要一直坚持健康饮食，锻炼身体，仍然可以保持体重正常。

5. 传男不传女的遗传病

某些遗传病，男性的发病概率比女性大，或者只是表现在男性身上，而女性却不发病。如斑秃、红绿色盲、进行性肌营养不良（假肥大型）、葡萄糖-6-磷酸脱氢酶缺乏症（俗称蚕豆病）、血友病等疾病往往只见于男性患者，女性只是致病基因携带者。

遗传与健康密不可分，遗传因素对儿童健康有着直接的影响。遗传因素导致的疾病对儿童健康的危害更直接、更严重，一般很难治愈，如先天性心脏病、染色体病等。因此，家长要加强遗传病预防意识，进行优生优育。

（二）病原微生物

病原微生物是指可以侵犯人体，引起感染甚至传染病的微生物，或者称为病原体。病原微生物包括寄生虫（原虫、蠕虫、节肢动物）、真菌、细菌、螺旋体、支原体、立克次体、衣原体、病毒等。病原体中，以细菌和病毒的危害最大。病原体在宿主中进行生长繁殖、释放毒性物质等引起机体不同程度的病理变化，这一过程称为感染。

人体或动物不像人工培养细菌的培养基，可以让病菌不受限制地肆意生长繁殖。病原微生物入侵人体后，在发生感染的同时，能刺激人体免疫系统与之对抗，称为免疫。感染和免疫是对立的，最终结局取决于病原体和宿主双方力量的强弱。例如，患流行性感冒时，如果患者足够强壮，病原体多半会逐渐消亡，患者康复；如果患者身体虚弱而病原微生物很凶猛，则感染扩散，可能导致患者死亡。学前儿童器官、系统功能不完善、免疫力低下，各种病原微生物容易进入儿童体内导致其感染致病。学前儿童容易患各种感染性疾病，如新生儿破伤风、感冒、气管炎、肺炎、肠炎、肺结核、手足口病、脑炎等，威胁儿童的健康和生命。

笔记

在日常生活中，要多注意学前儿童的饮食卫生。有研究表明，粪肥浇灌的蔬菜会被病原微生物污染，距离施肥时间越近，蔬菜表面大肠菌群数量越多。用自来水浸泡、冲洗等方法对去除蔬菜表面的大肠菌群有一定效果，其中以冲洗效果最佳。此外，杀灭蔬菜病原菌的最好方法是沸水浸泡。

（三）个人生物学特征

每个个体都有唯一的可以测量或可自动识别与验证的生理特性或行为方式，即生物学特征。它可划分为生理特征（如指纹、面相、虹膜、掌纹等）和行为特征（如步态、声音、笔迹等）。

生物的基本特征是新陈代谢，即生物可以从周围环境中获取营养物质，并将这些营养物质改造成自身可以利用的各种物质及能量，以维持、壮大并延续生命。而独特的新陈代谢方式又取决于生物体独特的遗传结构。所以从某种意义上说，人的健康就是人体遗传结构控制的新陈代谢与人体周围环境保持平衡。而遗传结构的改变或环境因素的改变会打破新陈代谢与周围环境的平衡，进而导致疾病或影响人的健康。

三、环境因素

影响儿童健康的环境因素包括自然环境和社会环境。二者在学前儿童的成长过程中直接或间接地影响儿童健康。

（一）自然环境

自然环境是指环绕在人们周围、直接或间接影响人类生活、生产的一切自然形成的物质和能量的总和，如大气、水、植物、动物、土壤、岩石矿物、太阳辐射等，是人类赖以生存的物质基础，对学前儿童的健康有着重要的影响。人类活动使各种物理的、化学的、生物的因素干预了大气、水及土壤等自然环境因素，产生一系列影响。这些影响如果超出了环境的自净力，便会破坏生态平衡，造成环境污染，影响人类健康。当前影响健康的自然环境问题主要有如下几个方面。

1. 全球气候变暖

全球气候变暖，某些病原微生物及传染媒介的生存环境和地理分布发生改变，炎热季节的多发病（如疟疾、麻疹、流行性乙型脑炎等）的发病率增加，发病范围向北扩展，流行时间延长。学前儿童因神经系统的调节功能不够完善，不能很好地适应过热（或过冷）的外界环境，故发病率更高。

2. 臭氧层耗减

臭氧层耗减，紫外线辐射增强，儿童皮肤癌的发病率升高。紫外线辐射增强，还会削弱浮游植物的光合作用，并消灭水中的微生物，削弱水体的自然净化作用，造成鱼、虾、蟹等幼体的损伤，从而对食物链构成威胁。大多数科学家认为，臭氧层遭到破坏的主要原因是人类使用了大量的氟利昂来生产制冷剂、喷雾剂、洗涤剂、发泡剂等。

笔记

3. 酸雨、酸雾、雾霾

酸雨、酸雾、雾霾导致学前儿童呼吸系统疾病发病率上升。空气中存在的酸雾、雾霾，可随呼吸进入肺组织，影响呼吸系统的正常运作。霾包括数百种大气化学颗粒物质，能够直接进入并黏附在呼吸道和肺泡中。亚微米粒子会分别沉积于上、下呼吸道和肺泡中，引起急性鼻炎和急性支气管炎等疾病。学前儿童呼吸系统组织娇嫩、血管及淋巴管丰富，易发生感染，严重时可能引起肺炎和肺水肿，甚至有可能导致婴儿猝死综合征。雾霾天气可使支气管哮喘、慢性支气管炎、阻塞性肺气肿和慢性阻塞性肺疾病等慢性呼吸系统疾病患者的病情急性发作或急性加重。长期处于这种环境中可能会诱发肺癌。同时，雾霾天气日照减少，儿童紫外线照射不足，体内维生素D生成不足，不利于对钙的吸收，严重者会引起佝偻病、生长发育迟缓。

4. 室内外污染源增多

学前儿童在室内滞留时间较长，室内空气质量对其生长发育更为重要。危害学前儿童健康的室内污染源主要有文具污染（尺子、颜料、胶水和胶泥中的二甲苯、甲苯和其他有毒物质）、铅污染、杀虫剂污染、电磁场污染（电视、游戏机、计算机等）、烟草烟雾污染和噪声污染等。

对于抵抗能力较弱的儿童来说，自然环境污染也会带来致命的伤害。自然环境污染的成因主要是人为因素，如汽车尾气的排放、北方冬季烧煤供暖、工业废水废气、建筑工地的扬尘等。因此，要帮助儿童树立正确的环境观，培养儿童的环境保护意识。

（二）社会环境

马克思说过："人的本质并不是单个人所固有的抽象物。在其现实性上，它是一切社会关系的总和。"社会性是人的本质属性，社会环境对学前儿童身心的健康成长和发展起着重要作用。

广义的社会环境是指我们所处的社会政治环境、经济环境、法制环境、科技环境、文化环境等宏观因素。狭义的是指人类生活的直接环境，如家庭、劳动组织、学习条件和其他集体性社团等。和谐的人际关系、良好的家庭环境和学习条件等均有益于儿童身心的健康成长。

学前儿童所处家庭的经济水平和文化水平、家庭结构及关系、家庭气氛、家长的养育观念及人格因素，托幼机构的管理制度和整体风气、教师的素质和教育态度、教育观念及人格因素、师生关系、社区的整体氛围等社会环境都对学前儿童的身心健康起着至关重要的作用。例如，儿童先天情况良好，但是家长教育观念落后，忽视儿童的身心健康，儿童后天成长环境不良，儿童各方面的发育就会落后；反之，虽然儿童先天不足，但如果家长对儿童进行细心周全的照顾、恰当及时的干预，儿童身心也会向良好的方向发展。

在对儿童进行社会性教育时，要帮助儿童掌握交往技巧，发展儿童的交往能力，引导儿童遵守规则；培养儿童的社会情感，提高其社会认知水平。营造良好的社会环境有助于儿童身心健康的全面发展，儿童在民主文明、和谐多彩的社会环境中长大，

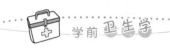

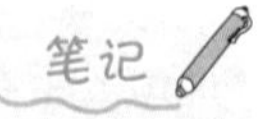

性格大多自信活泼、健康独立；而在冷漠、关系复杂、缺乏关爱的环境中长大，则容易形成胆小自卑、孤僻叛逆的性格。

四、卫生保健因素

在我国，儿童保健管理机构、儿童保健业务机构逐步建立健全，儿童医疗保健的队伍不断壮大，形成了一个较为完整的儿童保健网络系统。同时，托幼机构也承担着为儿童保健服务的任务，为儿童提供安全可靠的基本生活设施，给予儿童符合其需要的营养食物，并对儿童展开健康教育，这些都对保障儿童健康起到了重要的作用。

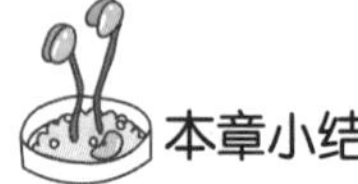

本章小结

健康是每个人追求的目标。人人都渴望拥有健康的身体、充沛的精力和无限的活力。对学前儿童来说，健康不仅意味着不生病，少去医院，少让家长操心，更为重要的是，健康为儿童身心全面发展提供了物质基础和保障，让儿童有更旺盛的精力、更强壮的体魄，全身心地投入到各种游戏和学校活动中去。因此，正确理解健康的概念和特性，全面认识影响学前儿童健康的因素，对促进学前儿童的健康有至关重要的意义。

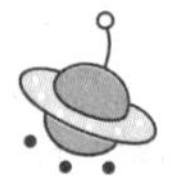

理论知识练习

一、简答题

1. 什么是健康？
2. 学前儿童健康的标志有哪些？
3. 影响学前儿童健康的因素有哪些？

二、论述题

1. 根据影响学前儿童健康的因素，谈一谈如何为学前儿童创造健康的成长环境？
2. 结合实际，谈一谈如何在家庭环境中给儿童营造健康的成长环境？

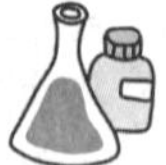

实践能力提升

1. 查阅相关文献，了解当前学术界和幼儿园教育教学研究所关注的儿童健康热点问题，并完成一份文献调研报告。

2. 对家长进行访谈调查，了解家长最关注的儿童健康问题是什么，家长希望得到哪些有关儿童健康的资讯。

拓展阅读

笔记

中医的健康标准

1. 双目有神

《黄帝内经》之《灵枢·大惑论》有记载：“五脏六腑之精气，皆上注于目而为之精。精之窠为眼，骨之精为瞳子，筋之精为黑眼，血之精为络，其窠气之精为白眼，肌肉之精为约束……”人体五脏六腑的精气，都汇聚于眼睛。如果一个人的眼睛清澈明亮、炯炯有神，说明其精力充沛、神气足、脏腑功能佳。眼睛的不同部位分属于五脏，眼窝体现全身精气充足与否，瞳孔体现肾精充足与否，黑眼球体现肝精充足与否，眼睛的血络体现心精充足与否，白眼球体现肺精充足与否，眼睑体现脾精充足与否。

2. 面色红润

面色是人体五脏气血的外在反映。一个人的面色如果隐隐泛着红黄之色、明润含蓄，则说明其气血充足、体力充沛。反之，面容枯槁、没有光泽则说明其气血亏虚。古代医学家认为，“十二经脉，三百六十五络，其血气皆上于面”。面色是人体气血盛衰的“晴雨表”。

3. 声息调和

中医认为，肺主气。肺气足则人的声音洪亮，声音的高低取决于肺功能的好坏。《难经》说：“呼出心与肺，吸入肝与肾。”人的呼吸状态与心、肺、肝、肾的功能息息相关。只有呼吸四平八稳、从容不迫，才是脏腑功能良好的体现。

4. 牙齿坚固

中医认为，“齿为骨之余”“肾主骨”。牙齿是骨的一部分，与骨同源。因此，牙齿依赖肾脏之精。若人的肾精充足，则牙齿坚固齐全，不会发生龋齿或其他口腔疾病；若肾精不足，则牙齿容易松动，甚至脱落。牙齿的好坏反映着肾气和肾精充足与否。

5. 头发润泽

中医认为，“肾者，其华在发”“发为血之余”。头发的生长与脱落、润泽与枯槁，不仅有赖于肾脏精气的充养，还有赖于血液的濡养。一个人若精血充盈，其头发必然光滑润泽；反之，若精血亏虚，则头发就很容易变白脱落。

6. 腰腿灵活

中医认为，“腰为肾之府，肾虚则腰酸乏力。膝为筋之府，肝主筋，肝血不足，筋脉失于濡养，则四肢屈伸不利”。可见，腰腿部的灵活度和从容的步伐是一个人肾精充足、肝血旺盛的表现。

7. 体形适宜

体形适宜是指体形匀称，不胖不瘦。全球公认的标准体重的计算公式是：身高（厘米）–100（女性减 105）= 标准体重（千克）。中医认为，胖人多气虚、多痰湿，而瘦人多阴虚、多火旺。可见，过瘦或过胖都是一种病态反映，很容易患糖尿病、咳嗽、中风和痰火等病症。

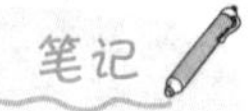

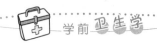

8. 记忆力好

中医认为，“脑为元神之府”“脑为髓之海”“肾主骨生髓”。大脑是精髓和神明高度汇聚的地方，人的思维和记忆都依赖于大脑的正常运转。因此，若一个人的肾脏精气充盈，髓海得养，大脑的功能就强，其记忆力和理解能力也会很强。

9. 情绪稳定

中医认为，喜、怒、忧、思、悲、恐、惊这七种情绪的变化可反映出人体的健康状态。若一个人的情绪能够正常地表达，则说明其身体健康；若情绪表达方式过激，则会直接对五脏造成损伤——“过怒伤肝，过喜伤心，过度思虑伤脾，过度悲忧伤肺，过度惊恐伤肾”。因此，善于调节、正确对待日常生活中产生的各种情绪，也是一个人身心健康的表现。

第二章

学前儿童的生长发育

关键词

系统；生长；发育；生长发育评价

学习目标

1. 掌握学前儿童生长发育的特点。
2. 熟悉学前儿童各器官系统的保健要点。
3. 了解学前儿童生长发育的基本规律。
4. 理解学前儿童生长发育的评价指标和评价方法。

内容结构图

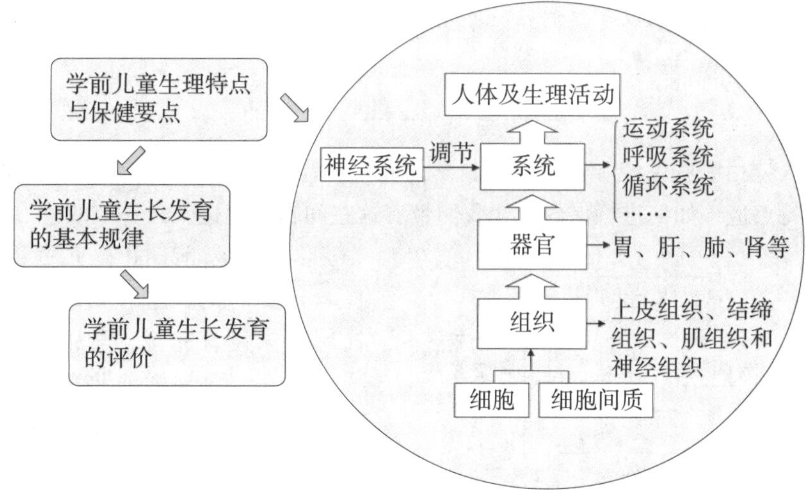

本章第一节介绍学前儿童生长发育的特点，剖析学前儿童各器官系统的保健要点。第二节对学前儿童生长发育的规律进行梳理，介绍学前儿童生长发育的评价方法。本章学习重点是掌握学前儿童各器官系统的保健要点，难点是学前儿童生长发育的评价方法。

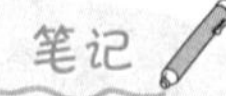
笔记

第一节 学前儿童生理特点与保健要点

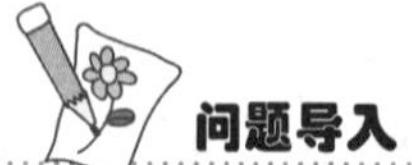

问题导入

某幼儿，女，14个月，还没有长牙。出生时只有2.4千克，是足月小样儿；1周岁时体检，身高、体重刚好达标，血常规检查显示一切正常，无贫血。6个月时会坐，7个月会爬，9个月会走，10个月能自己独立走路。语言能力一般，能简单地喊“爸爸”“妈妈”，其他不会说。饮食方面，一天吃3顿主食，如鸡蛋、面条、米粉、粥、鱼肉、肉泥等，奶量约为500毫升。

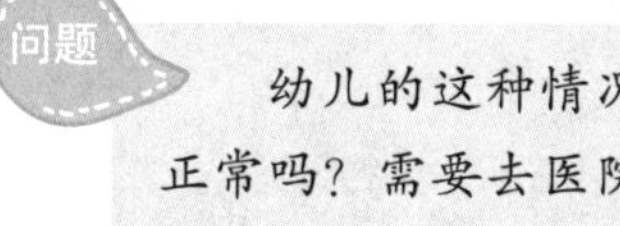

幼儿的这种情况正常吗？需要去医院做进一步检查吗？

问题分析

根据学前儿童牙齿发育的特点，乳牙一般在4~12个月时萌出。但如果到了1周岁还未长牙，就要考虑是不是乳牙晚出。这种情况一般常见于维生素D缺乏性佝偻病，建议给幼儿及时补充鱼肝油和钙剂，平时也要多摄入含钙丰富的食物，多晒太阳，以促进钙的吸收。这种情况也有可能是甲状腺功能低下造成的，建议到医院做全面检查。

人体由哪些系统和器官组成？学前儿童身体的主要系统各有什么生理特点？针对这些特点应该如何进行保健？让我们带着这些问题一起进入这一节的学习。

学前期正是儿童生长发育的重要时期，这时儿童的器官、系统尚未发育完善，与成人之间的差异较大。掌握学前儿童的生长发育特点有益于科学实施保健措施。

形态和功能相同或相似的细胞与细胞外基质一起构成组织；基本组织按照一定的方式有机地组合在一起构成器官，行使特定功能；一些结构和功能相关的器官组合在一起构成系统，完成某种特定的生理功能（图2–1）。

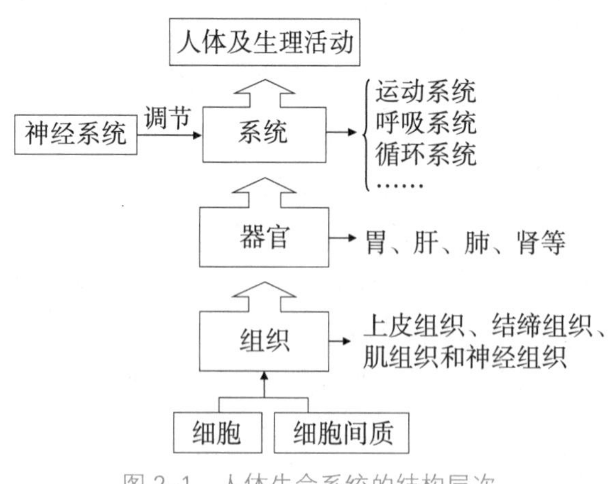

图2–1 人体生命系统的结构层次

一、运动系统

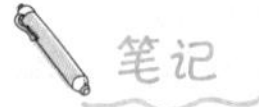

（一）运动系统概述

运动系统由骨、骨连结和骨骼肌三部分组成（图 2-2），总重量为体重的 60%~70%。运动系统在神经系统的调节和各系统的配合下，对身体起着运动、支持和保护作用。

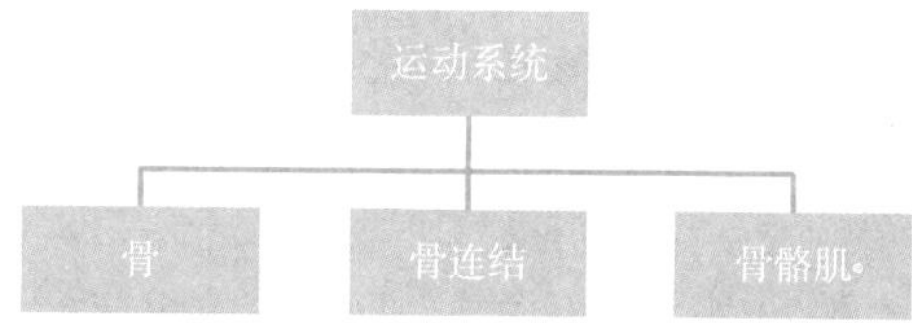

图 2-2　运动系统的组成

人体共有 206 块骨。全身的各块骨借助骨连结相连形成骨骼，构成人体的支架，赋予人体基本形态，支持体重，保护内脏，如颅骨保护脑，胸廓保护心、肺、肝、脾等器官。骨与骨之间的连结称为骨连结。骨连结有不同的形式，分为不动连结（如颅骨之间的连结）、微动连结［如脊椎骨之间以软骨层（椎间盘）相连结］、关节（人体主要关节有肩关节、肘关节、腕关节、髋关节、上颌关节等）。骨骼肌附着于骨，在神经系统的支配下有序地收缩和舒张，收缩时，以骨连结为支点牵引骨改变位置和角度，产生运动。在运动过程中，骨起着杠杆作用，骨连结为运动的枢纽，骨骼肌为运动的动力器官。因此，骨和骨连结是运动系统的被动部分，骨骼肌是运动系统的主动部分。

（二）学前儿童运动系统组成及特点

学前儿童运动系统的主要特征是骨组织不断骨化，骨富于弹性，易变形，关节、韧带较松弛，肌肉力量差，易疲劳。

1. 骨

（1）骨的结构。骨主要由骨组织构成（图 2-3），具有一定的形态，外被骨膜，内容骨髓，还含有丰富的血管、淋巴管及神经，能不断进行新陈代谢和生长发育，并有修复、再生、重塑的能力。经常锻炼可以促进骨的良好发育，长期废用则会出现骨质疏松。骨基质中沉积有大量钙盐和磷酸盐，是人体钙、磷的贮存库，参与钙、磷代谢。

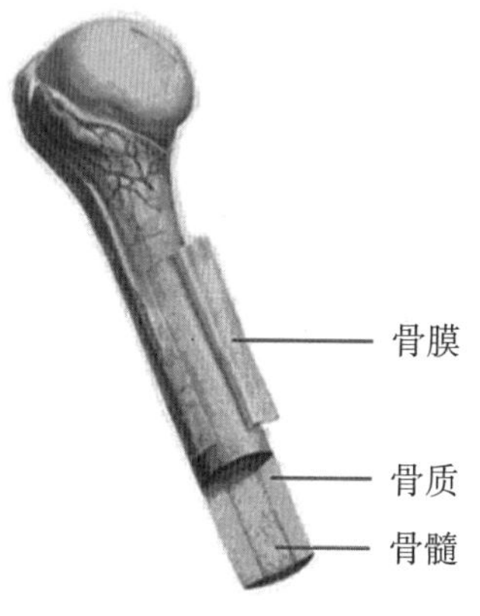

图 2-3　骨的结构

（2）骨的化学成分。骨质主要由有机质和无机质构成。有机质主要包括骨胶原纤维、黏多糖蛋白等，使骨具有弹性、韧性。无机质主要为碱性磷酸钙、碳酸钙等，使骨的硬度增加。

儿童骨中含有的有机质与无机质的比例约为 1∶1，而成人骨中含有机质与无机质的比例约为 3∶7，在老年人这一比例则为 2∶8。儿童骨骼有机质多而无机质少，弹性

笔记

大、韧性强而硬度小，容易发生变形，一旦骨折，可能出现折而不断的现象，称为“青枝骨折”。随着年龄的不断增长，钙盐不断增加，骨骼硬度也会加大，如儿童腕骨在10岁左右才能全部骨化。

（3）骨的生长发育。骨的生长发育有两种方式，即膜内成骨和软骨内成骨。膜内成骨是指骨膜内层的成骨细胞不断形成新的骨骼，使骨骼变粗；软骨内成骨是指长骨两端的骺软骨细胞不断生长、骨化，使骨骼变长。胎儿大部分骨骼都是软骨，从出生到20~25岁，骺软骨逐渐骨化。当骺软骨消失，骨骼则停止生长。儿童骨骼生长发育主要受生长激素和甲状腺素的调节。儿童的颅骨、脊柱、骨盆、腕骨和足弓的生长发育特点如下。

1）颅骨。儿童颅骨由23块骨（不含3对听小骨）组成，分脑颅骨和面颅骨。新生儿颅骨尚未发育完全，骨与骨之间的间隙大，颅骨顶部有两个间隙，由结缔组织膜覆盖，称为前囟和后囟（图2–4）。后囟在出生后2~4个月闭合；前囟门在出生后1~1.5岁闭合。新生儿的颅骨约为身长的1/4，而成人的颅骨约为1/7。

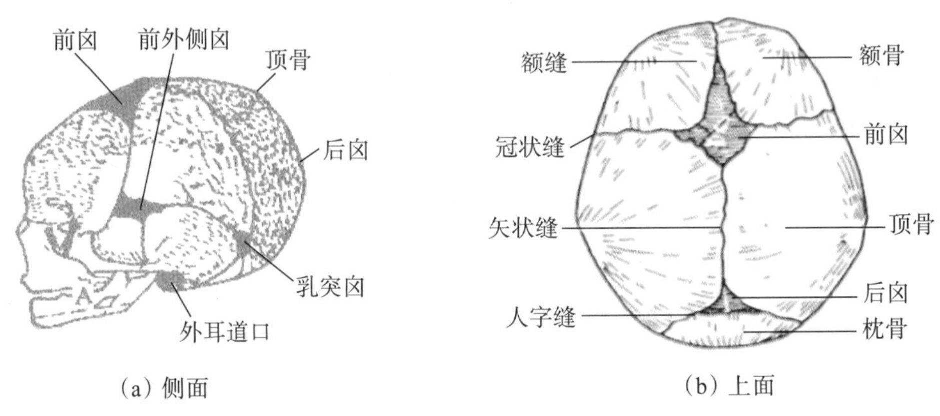

图2–4　新生儿囟门

2）脊柱。脊柱由颈椎（7块）、胸椎（12块）、腰椎（5块）、骶骨和尾骨构成（图2–5），是人体的主要支柱。人出生后第1年脊柱增长快于四肢，1岁以后四肢增长快于脊柱。成人的脊柱从侧面看呈“S”形弯曲，但新生儿脊柱仅呈轻微后凸；此后陆续出现颈曲、胸曲、腰曲和骶曲。3个月左右随着抬头动作的发育出现颈椎前凸；6个月后能坐时出现胸椎后凸；1岁左右开始行走时出现腰椎前凸。生理弯曲对保持身体平衡、缓冲震动对大脑的冲击具有重要作用。

脊柱发育时间长，颈曲和胸曲要到7岁以后才被韧带固定基本定型，腰曲要在13岁才能固定，青春期末腰曲基本定型。

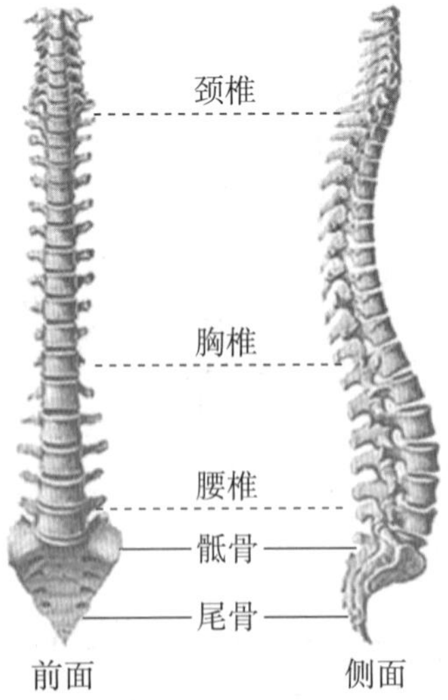

颈椎
胸椎
腰椎
骶骨
尾骨
前面　侧面

图2–5　脊柱

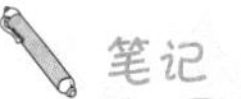

3）骨盆。儿童骨盆结构也与成人不同。组成骨盆的大骨叫髋骨。髋骨由髂骨、坐骨、耻骨借助软骨连结而成，16~20 岁时才能骨化成为一整块完整的骨。学前儿童的骨盆尚未骨化，骨骼之间的连结不牢固，容易受外力作用发生骨骼移位，从而影响骨盆的形状。

4）腕骨。新生儿的腕骨都是软骨，随年龄增长依序逐渐骨化，到 10 岁左右所有腕骨完成骨化，女性比男性早 2 年。因此，腕骨一般被用来检测骨龄。学前儿童腕骨骨化尚未完成，故手部力量小，手的精细动作能力差，不宜长时间写字、提重物。

5）足弓。跗骨和跖骨借助韧带相连，形成向上突起的足弓（图 2–6）。足弓具有增加稳定性，缓冲机体运动时产生的震荡以保护大脑和脏器，减轻足部疲劳等作用。婴儿因足部脂肪多，肌肉无力，看不出足弓。当婴儿学会站立、行走后，足弓逐渐形成。学前儿童因足骨、肌肉和韧带发育不完全，如果过于肥胖、站立行走时间过长、负重过度等，容易使足弓低平，可能形成扁平足，影响正常活动。

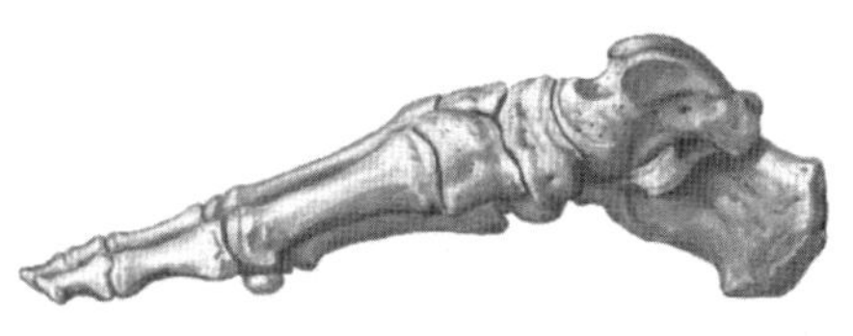

图 2–6　足弓

2. 骨连结

骨与骨之间借纤维结缔组织、软骨或骨相连，形成骨连结。按连结方式不同，骨连结可分为直接连结和间接连结。直接连结较牢固，不活动或少许活动，可分为纤维连结、软骨连结和骨性连结；间接连结又称为关节或滑膜关节，是骨连结的高级分化形式，分为动关节和不动关节两种，一般所说关节多指动关节。

儿童的关节面软骨相对较厚，关节、韧带的伸展性大，关节的运动范围较成人大，但关节、韧带较松弛，关节的牢固性差，较成人易发生脱臼。适当的体育活动和劳动可以增加关节的牢固性、柔韧性和灵活性，对脱臼具有积极的预防作用。

3. 骨骼肌

骨骼肌由骨骼肌纤维组成。骨骼肌一般都附着于骨，可随人的意志而收缩，故又称为随意肌。骨骼肌在人体内分布极为广泛，有 600 多块，约占人体重的 40%，每块肌肉都具有一定的形态、结构、位置和辅助装置，并有丰富的血管、淋巴管和神经分布，执行一定的功能（图 2–7）。

（1）儿童的骨骼肌柔软，肌肉组织所含的水分多，蛋白质、脂肪、糖类及无机盐较少，肌纤维较细，间质组织相对较多，肌腱宽而短。故儿童的肌肉与成人相比，力量弱、耐力差、收缩力较差，容易疲劳，但由于新陈代谢旺盛，氧气供应充分，疲劳后肌肉功能恢复也较快。

（2）儿童各肌肉群的发育不平衡。比较大的肌肉，如上下肢的大肌肉群发育较早，3~4 岁时儿童的上下肢活动已经相当协调。比较小的肌肉发育较晚，手指的精细动作能力差。5~6 岁时儿童手部肌肉才开始发育，能初步做一些较精细动作。

（3）生长突增时，肌肉发育也迅速。青春初期，肌纤维以增长为主；青春中后期，

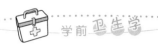

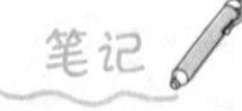
笔记

肌纤维明显增粗，肌肉力量加大。

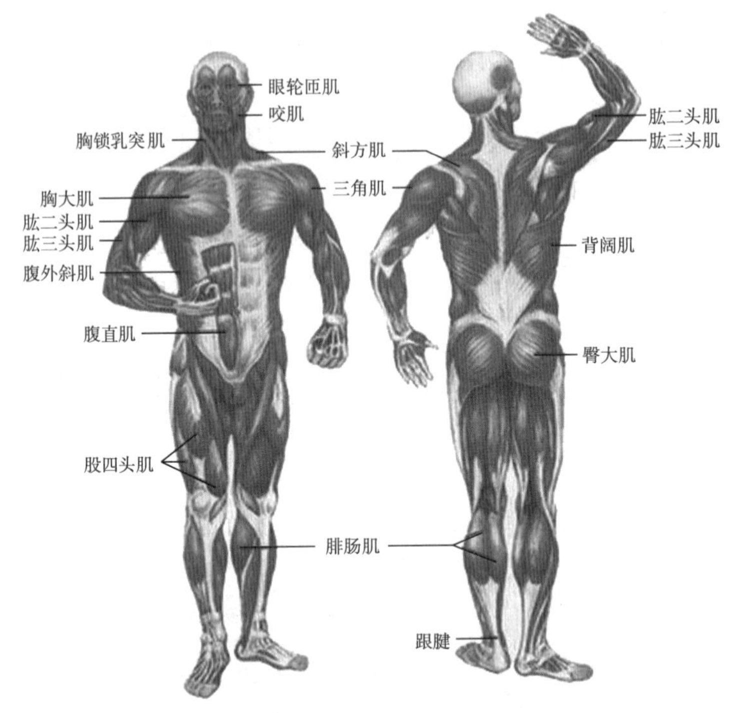

图 2-7 骨骼肌

（三）学前儿童运动系统的保健要点

根据学前儿童骨骼、关节和肌肉的特点，在指导儿童活动时，应该注意以下几个问题。

（1）儿童腕部骨骼骨化尚未完成，力量较差，不宜提拎过重之物。

（2）儿童骨质柔软，骨骼容易弯曲变形，所以要注意儿童在各种活动的姿势是否正确。儿童画画、看书时桌椅的高矮要合适，姿势要正确。椅子高度应相当于儿童小腿高度加 1 厘米，桌子高度应是椅子高度的 2 倍。如果椅子高、桌子低，容易形成驼背。如果桌子高、椅子低，画画时手抬得过高，容易形成脊柱侧弯。体育锻炼活动能促进骨骼和肌肉的发育，但应合理和适当，避免过度导致损伤。

（3）儿童不宜从高处向坚硬的地面上跳，以防髋骨错位。

（4）儿童走路时不可过度负重，站立和走路时间不宜过长，鞋的大小要合脚，鞋头要宽松些，鞋帮要稍硬，鞋底有一定高度（1~1.5 厘米），这些都对足弓有支持作用，可防止儿童形成扁平足。

（5）手臂不宜用力牵拉，防止脱臼。

（6）为了保证学前儿童运动系统健康发育，要保证其充足睡眠，适当锻炼，还要让其适当晒太阳，多吃含维生素 D 的食物，以促进钙和磷的吸收。通过各种活动提高速度、准确度和控制力。多做手工。

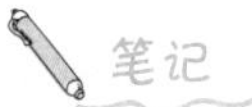

二、呼吸系统

（一）呼吸系统概述

呼吸系统由呼吸道和肺组成（图 2–8）。呼吸道包括鼻、咽、喉、气管、支气管等，以环状软骨下缘为界分为上呼吸道和下呼吸道。上呼吸道包括鼻、咽和喉；下呼吸道包括气管和各级支气管。肺由肺实质和肺间质构成，前者包括支气管树和肺泡，后者包括结缔组织、血管、淋巴管、淋巴结和神经等。

呼吸系统的主要功能是进行气体交换，即吸入氧，呼出二氧化碳；同时还有调节吸入空气的相对湿度和温度、清除异物、发音、嗅觉等功能。

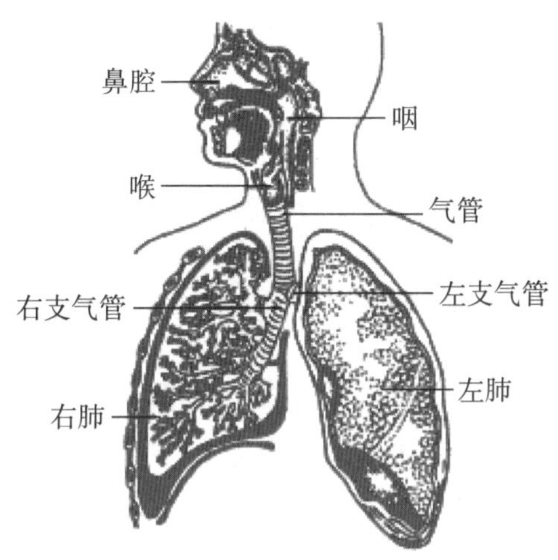

图 2–8　呼吸系统

（二）学前儿童呼吸系统组成及特点

1. 上呼吸道

（1）鼻。鼻是呼吸道的起始部分，也是嗅觉器官。鼻腔内有黏膜和鼻毛，能调节吸入空气的相对湿度和温度、阻挡大分子异物进入。婴幼儿鼻腔相对短小，鼻道狭窄，鼻黏膜柔嫩，血管丰富，没有鼻毛，阻挡病原体入侵的能力差，易发生感染。感染后鼻黏膜充血肿胀，易造成堵塞，导致鼻塞，进而导致呼吸困难。

（2）鼻窦。新生儿上颌窦和筛窦极小，2 岁以后迅速增大，至 12 岁才充分发育。额窦 2~3 岁开始出现，12~13 岁时才发育。蝶窦 3 岁时才与鼻腔相通，6 岁时很快增大。由于鼻窦黏膜与鼻腔黏膜相连续，鼻窦口相对大，故急性鼻炎常累及鼻窦，易发生鼻窦炎。

（3）鼻泪管。婴幼儿鼻泪管短，开口接近于内眦部，且瓣膜发育不全，故鼻腔感染常累及结膜引起炎症。

（4）咽。咽是一个肌性管道，与鼻腔、口腔、喉腔相通。鼻咽部两侧各有一个咽鼓管开口，与中耳鼓室相通。平时咽鼓管关闭，在吞咽或打哈欠时打开，空气进入中

笔记

耳，使耳膜两侧气压平衡。

婴幼儿咽部狭窄且垂直。扁桃体包括腭扁桃体及咽扁桃体，腭扁桃体 1 岁末才逐渐增大，4~10 岁时发育达到高峰，14~15 岁时逐渐退化，故扁桃体炎常见于年长儿，婴儿少见。咽扁桃体又称为腺样体，6 个月时已发育，位于鼻咽顶部与后壁交界处。严重的腺样体肥大是儿童阻塞性睡眠呼吸暂停综合征的重要原因。

婴幼儿咽鼓管较宽，直而短，呈水平位（成人呈斜向上），鼻咽部的病原体容易通过咳嗽、擤鼻涕等方式进入中耳，引发中耳炎。

（5）喉。喉既是呼吸通道，又是发音器官。位于舌根后方的会厌软骨具有分流气体和食物的功能。吞咽时，会厌软骨盖住喉的入口，声门闭合，食物进入食管；吞咽完毕，会厌软骨打开，气体出入呼吸道。声带位于喉腔两侧壁。婴幼儿喉部呈漏斗型，喉腔狭窄，声门裂狭小，软骨柔软，黏膜柔嫩而富有血管及淋巴组织，故轻微炎症即可引起声音嘶哑和吸气性呼吸困难。

2. 下呼吸道

（1）气管、支气管。气管由“C”形气管软骨环构成，起自环状软骨下缘，至胸骨角平面分出左、右支气管。气管和支气管内壁覆有一层带纤毛的黏膜。纤毛向咽部快速摆动，将附着于内壁的粉尘和细菌推向咽部，然后咳出。黏膜分泌的黏液具有抑制和杀死病原体的作用。

婴幼儿的气管、支气管较成人短且狭窄，黏膜柔嫩，血管丰富；软骨柔软，缺乏弹性组织，支撑力差；黏液分泌不足，易致气道干燥；纤毛运动能力较差，导致清除异物的能力弱。故婴幼儿容易发生呼吸道感染，而且一旦发生感染，易发生充血、水肿致呼吸道阻塞，进而导致呼吸困难。

（2）肺。肺位于胸腔内，左右各一，由支气管树、肺泡和肺间质构成，是氧和二氧化碳交换的重要部位。学前儿童肺泡数量少且面积小，弹力组织发育不良，肺间质发育旺盛，血管丰富，致肺含血量多而含气量少，气体交换能力弱，易于感染。感染后易发生肺不张和肺气肿。

（3）胸廓。婴幼儿胸廓较短，前后径相对较长，呈桶状；肋骨呈水平位，膈肌位置高，胸腔小而肺相对较大，呼吸肌发育差。

（三）学前儿童呼吸系统的保健要点

根据学前儿童呼吸系统的特点，在日常生活中应注意以下几点。

（1）培养儿童良好的卫生习惯。

（2）组织儿童进行体育锻炼和户外活动。

（3）严防异物进入呼吸道。

（4）保护儿童声带。

同时应注意室内通风换气，多在室外活动，加强体育锻炼，增强抵抗力，避免被动吸烟，避免去人多拥挤、通风不畅的公共场所。

笔记

三、循环系统

（一）循环系统概述

人体的循环系统是一个封闭的、连续的管道系统，包括血液循环系统和淋巴系统。血液循环系统又称为心血管系统，由心脏、流动着的血液和血管组成。心脏是由心肌构成的空腔器官，为血液循环提供动力。心脏借助自身的节律性搏动推动血液在全身的血管内循环往复流动。血管分动脉、静脉和毛细血管。动脉是指血液从心脏流向全身器官时所经过的管道。静脉是指血液从身体各器官流回心脏所经过的管道。毛细血管是连接动脉和静脉的网状结构管道。血液循环系统的主要功能是维持全身的血液循环，以保证机体新陈代谢过程中的物质运输。淋巴系统是静脉系统的辅助装置，参与体液循环，可生成淋巴细胞和产生抗体，具有免疫功能，是人体重要的防御系统之一。淋巴系统包括淋巴管、淋巴组织和淋巴器官（淋巴结、胸腺、脾、扁桃体等）。

人体的血液循环分体循环和肺循环两部分。体循环开始于左心室。血液从左心室搏出后，流经主动脉及其各级分支，最后到达全身各处的毛细血管，血液和组织在此进行物质交换。血液中的氧和营养物质被组织吸收，而组织中的二氧化碳和其他代谢产物进入血液中，动脉血变为静脉血。静脉血经各级静脉，最后汇入上腔静脉和下腔静脉，流回右心房，从右心房再到右心室，完成了体循环过程。

肺循环自右心室开始。静脉血被右心室搏出，经肺动脉到达肺泡周围的毛细血管网，在此进行气体交换，静脉血变为动脉血。动脉血经肺静脉流回左心房，再入左心室。血液通过体循环和肺循环不断地流动，完成了血液循环的重要任务（图 2–9）。

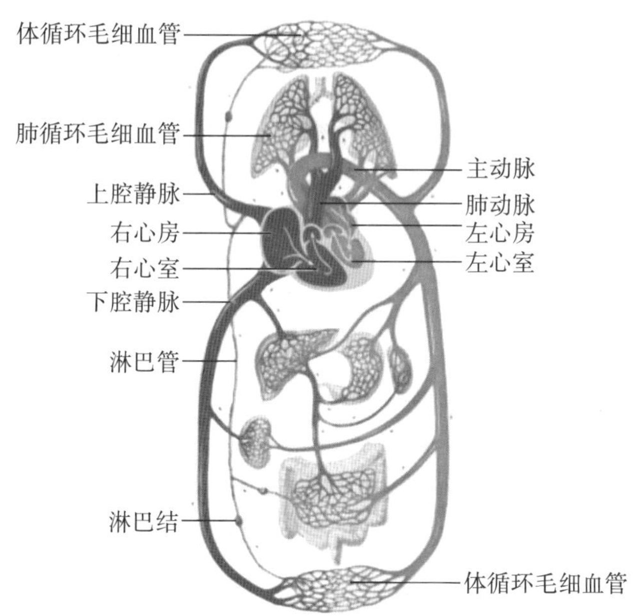

图 2–9　血液循环系统

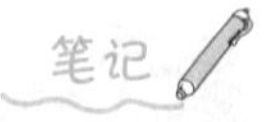

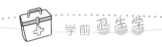

笔记

（二）学前儿童循环系统组成及特点

1. 血液

血液由血浆和各种血细胞组成。血液在血管中不断流动，把氧和营养物质运送到身体各处，同时将代谢产生的废物运走。内分泌腺分泌的各种激素也是通过血液运送到全身各处，发挥特定的生理功能。婴幼儿血量占体重的比例相对比成人多，年龄越小，比例越大。

（1）血浆。血浆是液态的结缔组织，其中 90%~92% 是水分，另有少量无机盐、蛋白质、葡萄糖等。婴幼儿血浆含水量大，凝血物质相对较少，凝血时间长，随年龄增大，凝血时间变短。

（2）血细胞。血细胞包括红细胞、白细胞、血小板等。红细胞是血液中数量最多的血细胞，具有结合和运送氧和二氧化碳的功能。红细胞运输氧的功能由血红蛋白完成。婴幼儿血红蛋白含量不稳定，出生时最高，新生儿血红蛋白含量为 140~160 克 / 升，出生后 1 周逐渐下降到 110 克 / 升，2~3 个月达最低（生理性贫血），12 岁达到正常成人水平。

白细胞包括中性粒细胞、嗜酸性粒细胞、嗜碱性粒细胞、淋巴细胞、单核细胞 5 种细胞类型。中性粒细胞和单核细胞具有吞噬外来微生物和机体自身坏死组织及衰老细胞的功能，淋巴细胞具有免疫功能。一旦发生细菌感染，机体白细胞总数和中性粒细胞数将升高。婴幼儿白细胞数量不稳定，出生时最高，4~5 岁时降到最低，之后逐渐达到成人水平，因此婴幼儿的免疫力较低。

2. 心脏

心脏是血液循环系统的动力器官，它通过有节律地收缩和舒张，让血液在全身循环流动。

人心脏的形态及大小随心脏的收缩和舒张而变化，也因年龄、体型的不同而异。学前儿童心脏的重量占体重的比例大于成人，新生儿心脏占体重的 0.8%，成人心脏占体重的 0.5%。心脏有节律地跳动，每分钟跳动的次数称为心率，成人的心率为每分钟 60~80 次。儿童的心肌纤维细、弹性纤维少，心室壁薄、收缩力差，每搏输出量相对小于成人，故心脏只能在单位时间内增加收缩次数来满足机体需要，年龄越小，心率越快，4~7 岁儿童的心率为每分钟 80~100 次。

3. 血管

学前儿童的血管壁薄，血管的内径较成人宽，毛细血管丰富，故机体供血充足，保证了氧和营养物质的供给。学前儿童血管总长比成人短，血液循环周期短。

血液在血管中流动，对血管壁形成的侧压力叫血压。儿童心输出量小，动脉血管弹性好，血管内径大，血液流动受到的阻力小，血压低。正常成人的收缩压是 90~130 毫米汞柱，舒张压是 60~90 毫米汞柱。年龄越小，血压越低。

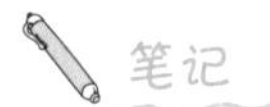

4. 淋巴结

淋巴结成群存在，具有过滤淋巴液、产生淋巴细胞、参与机体免疫的作用。儿童的淋巴组织发育旺盛，淋巴细胞水平出生时最低，此后不断升高，6 岁时达到成人水平，12 岁时是成人的 2 倍，以后逐渐降到成人水平。学前儿童的淋巴结发育未成熟，屏障作用较弱，感染易扩散，局部感染就可使淋巴结发炎、肿大，甚至化脓。12~13 岁时淋巴结才发育完善。

（三）学前儿童循环系统的保健要点

（1）合理营养，注意补充铁。学前儿童生长发育迅速，铁吸收率低，易出现缺铁性贫血。所以生长发育期要供给足够的营养，多吃含铁和蛋白质丰富的食物，有利于血红蛋白的合成，预防贫血。

（2）服装宽松适度。服装过紧会影响血液循环的速度，不利于生长发育。

（3）科学组织体育锻炼和户外活动。运动可以增加心输出量，增强心肌收缩力，增加每搏输出量，减慢心率。但过量运动损害健康。故活动量要适当，一日活动要做到动静交替、劳逸结合，活动程序要符合生理要求、避免长时间紧张性活动，剧烈活动后不宜马上喝大量开水，多在阳光下活动。

（4）保证充足的睡眠时间，减轻心脏负担。

（5）注意保护淋巴器官。扁桃体、阑尾是人体重要的淋巴器官，当这些淋巴组织因受感染而出现炎症时，应首先进行保守治疗，不要轻易将其切除。

四、消化系统

（一）消化系统概述

消化系统包括消化管和消化腺。消化管包括口腔、咽、食管、胃、小肠、大肠、肛门。消化腺包括唾液腺、胰腺、肝脏等（图 2–10），主要功能是分泌消化液，帮助消化、吸收食物。

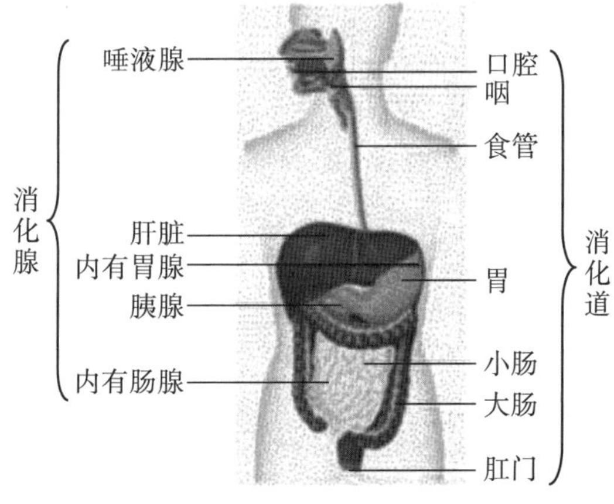

图 2–10　消化系统

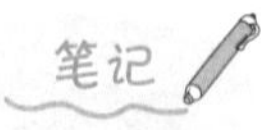

（二）学前儿童消化系统组成及特点

1. 消化管

口腔是消化管的起始端，具有吞咽、咀嚼、消化、味觉、感觉和语言功能。口腔的主要作用是将食物切碎，并与唾液腺混合以便于胃肠道消化。口腔中最主要的器官是牙齿，此外还有许多其他辅助结构，如舌、腺体（唾液腺）、咬肌等。婴幼儿的口腔处在发育阶段，相对狭小。

（1）牙齿。牙齿是人体最坚硬的器官，从外观上可分为牙冠、牙颈和牙根三部分；从结构上可分为牙釉质、牙本质、牙骨质和牙髓腔（图 2–11）。牙髓腔中含有丰富的血管和神经。

人的一生中，先后有两组牙发生，分别是乳牙和恒牙。乳牙一般在出生后 4~10 个月开始萌出，12 个月尚未出牙者可视为异常。乳牙最晚 2.5 岁出齐，共 20 颗。2 岁以内乳牙的数目约为月龄减 4~6。

恒牙的骨化从新生儿时开始。6 岁左右开始萌出第 1 颗恒牙，即第 1 磨牙，位于第 2 乳磨牙之后；自 7~8 岁开始，乳牙脱落，代之以恒牙；12 岁左右萌出第 2 磨牙；18 岁以后出现第 3 磨牙（智齿），但也有终生不出此牙者。大部分恒牙在 14 岁出齐。恒牙共 32 颗。

学前儿童的牙釉质薄，易发生龋齿。因此，对学前儿童的卫生要求是保持口腔清洁，保护乳牙，预防牙列不齐。

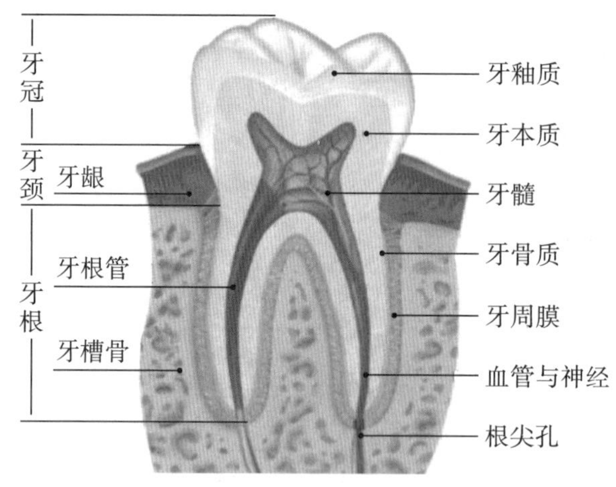

图 2–11　牙齿

（2）食管。婴幼儿食管短而窄，黏膜薄嫩，弹性差，易损伤。

（3）胃。胃上接食管，下与十二指肠相连，是人体重要的消化器官。胃的主要功能是分泌胃液、受纳和初步消化食物，食物进入胃后停留 4~5 小时，完成初步消化。胃是肌性器官，伸展性强，个体差异大。胃液呈弱酸性，在帮助人体消化食物中起重要的化学作用；胃黏膜表面黏液细胞分泌的碱性黏液在中和胃酸，润滑胃黏膜，在减少胃炎、胃溃疡的发生中起作用。

笔记

学前儿童的胃容量较小。新生儿胃容量是30~50毫升，易溢奶；3个月时为100毫升；1岁时为250毫升；3岁时为600毫升左右；6岁时为900毫升左右。他们的胃蠕动能力也差，胃液中消化酶的含量较成人低，消化功能差。食物在胃中排空时间与食物种类有关：母乳为2~3小时，牛乳为3~4小时，水为1~1.5小时。

（4）小肠。小肠分为十二指肠、空肠和回肠。小肠的主要功能是进一步完成对食物的分解与吸收，人体所需营养物质大部分是在小肠被吸收进入血液的。小肠含有大量消化液，如胆汁、胰液、肠液，可使食物中的营养物质被分解为可吸收的营养素。

婴幼儿小肠总长度是身长的6倍，而成人的小肠只有身长的4.5倍。小肠通透性好，吸收能力较强，但也容易发生中毒及肠道功能紊乱。婴幼儿肠道的肌肉组织发育差，肠蠕动能力弱，内容物通过肠道时间长，提高了食物的吸收率，但也容易发生便秘。婴幼儿体内脂肪少，小肠在腹腔中固定差，容易发生肠套叠和脱肛。

（5）大肠。大肠包括盲肠、阑尾、结肠和直肠。大肠的主要功能是吸收水分、无机盐和少量维生素，并将食物残渣形成粪便排出体外。儿童乙状结肠和直肠相对较长，粪便停留时间长，水分被吸收，粪便变干，故容易发生习惯性便秘。

2. 消化腺

消化腺包括唾液腺、胰、肝等。消化腺分泌各种消化液，帮助肠道消化食物。

（1）唾液腺。唾液腺（图2-12）分泌唾液，唾液中含有的淀粉酶可分解食物中的淀粉。成人每天分泌1.0~1.5升的唾液，起湿润口腔、溶解食物、刺激味蕾、清洁口腔的作用。新生儿唾液腺未发育成熟，唾液少，口腔干燥；3~4个月增加辅食后，唾液分泌增加；6~7个月唾液分泌更旺盛。婴儿口腔浅，不会吞咽过多的唾液，因而出现生理性流涎。

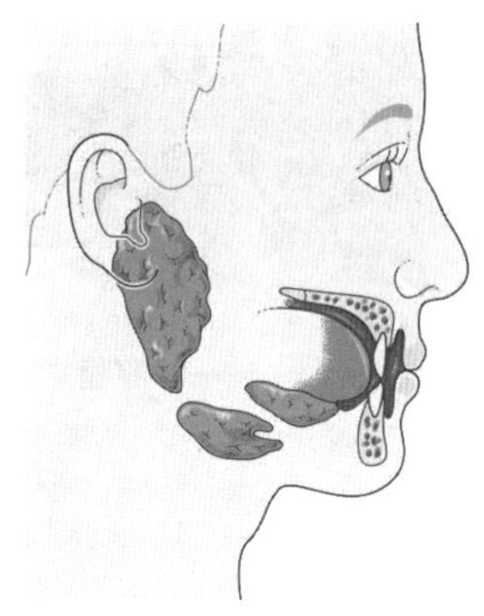

图2-12　唾液腺

（2）胰。胰位于胃后方，横于腹后壁（图2-13）。胰既是外分泌腺，又是内分泌腺，具有分泌胰液和胰岛素的功能。胰分泌的胰液通过导管开口于十二指肠，胰液含有多种消化酶，参与蛋白质、脂肪、淀粉等营养素的分解。学前儿童的胰发育尚未成熟，故消化脂肪、蛋白质的能力弱，容易出现消化不良。

笔记

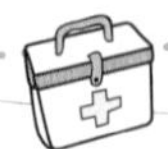

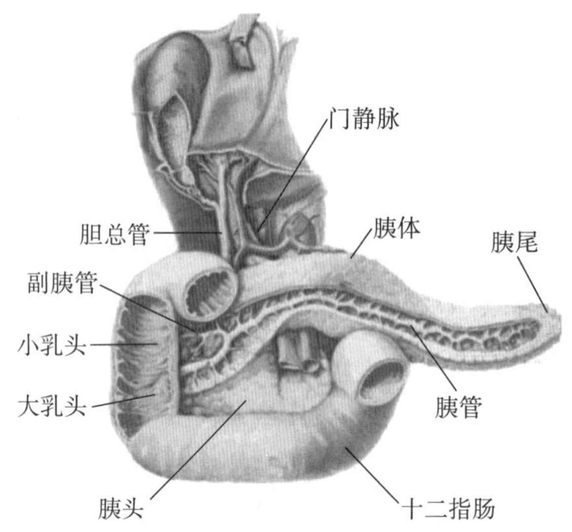

图 2–13　胰

（3）肝。肝是人体内最大的腺体，也是最大的实质性器官。肝的大部分位于腹腔右上部，肝借韧带分左、右两叶，并被固定（图 2–14）。肝的血液供应丰富，再生能力强。肝的主要功能是分泌胆汁，胆汁经胆管开口流入十二指肠，参与脂肪的消化，促进脂溶性维生素吸收。肝也是人体最重要的物质代谢“加工厂”，经小肠吸收的各种物质通过门静脉进入肝，在肝中进行加工处理，合成蛋白质、脂肪与胆固醇等。肝还具有造血、解毒、分泌肝素防止血液凝固等功能。学前儿童肝脏的重量占体重的比例比成人大，5 岁前在右肋缘下 1~2 厘米处可触及；肝糖原储备少，解毒能力差；胆汁分泌较少，对脂肪的消化吸收能力相对较差。

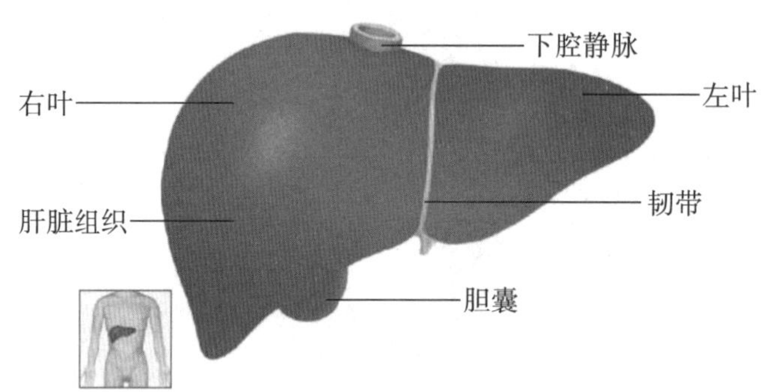

图 2–14　肝

（三）学前儿童消化系统的保健要点

（1）注意牙齿的保护。每年定期检查牙齿，发现问题及时处理。掌握正确的刷牙方法，早晚刷牙，饭后漱口（进餐后 3 分钟食物残渣和细菌就有产酸作用，会腐蚀牙齿）。

（2）合理饮食。避免过冷、过热、过硬食物对牙齿的影响；定时、定量吃饭，吃饭时要细嚼慢咽，不暴饮暴食；早饭吃饱；不吃过多的脂肪性食物；多吃含钙丰富的

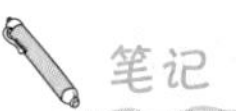

食物；饭前饭后不做剧烈运动；让儿童保持愉快的情绪进餐。

（3）注意饮食卫生，防止病从口入。

（4）培养学前儿童定时排便的习惯，预防习惯性便秘。要让儿童多吃蔬果，多喝水，多运动。

五、泌尿系统、生殖系统

（一）泌尿系统概述

泌尿系统是一组重要的泌尿排泄器官，主要功能是排出机体在新陈代谢过程产生的水溶性废物、多余的无机盐及水分，维持机体内环境稳定，还可以分泌某些重要激素。泌尿系统由肾、输尿管、膀胱和尿道组成。肾是机体生成尿液的器官，输尿管、膀胱和尿道是排尿的管道，膀胱还有暂时储存尿液的作用。

（二）学前儿童泌尿系统组成及特点

1. 肾

肾位于腹腔后上部，左、右各一。肾实质由皮质、髓质构成。肾皮质由 100 多万个肾单位（肾小体和肾小管）组成。肾小体具有过滤血液的作用，肾小管重吸收尿液中的有用物质和排尿。当血液流经肾时，除血液中蛋白质等大分子物质外，其他物质都被过滤为原尿。原尿流经肾小管，部分有用物质和部分水被重吸收进入血液循环，剩下的尿素、尿酸、部分无机盐等进入肾盂形成尿液。

学前儿童肾脏的重量占体重的比例比成人大，发育尚未成熟，肾小管短，肾小球滤过率、肾小管重吸收及浓缩尿的能力相对成人较弱，故容易发生水、电解质及酸碱平衡紊乱。年龄越小，尿量越多。

2. 输尿管

输尿管是一对细长的肌性管道，左、右各一，起自肾盂，终于膀胱。

学前儿童的输尿管长而弯曲，管壁肌肉及弹力纤维发育不良，易发生尿潴留，引发尿路感染。

3. 膀胱

膀胱位于盆腔内，是一个肌性囊状器官。成人膀胱容量为 350~500 毫升。膀胱中尿液充盈到一定程度，膀胱壁的感受器将刺激上传到大脑，产生尿意。人体排尿控制能力随神经系统的发育逐渐形成。

学前儿童的膀胱具有几个特点。①储尿功能差。膀胱容量小，膀胱肌肉层较薄，弹性组织发育不好，储尿功能差。年龄越小，排尿次数越多。②对排尿的调节功能差。神经对排尿的调节功能差，婴儿不能控制排尿，1~3 岁儿童排尿主要通过控制尿道外括约肌和会阴肌，而非通过膀胱逼尿肌来控制。若 3 岁后仍保留这种排尿机制，不能控制膀胱逼尿肌收缩，则易发生遗尿。

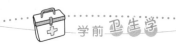

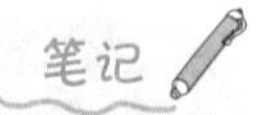
笔记

4. 尿道

尿道是膀胱通向体外的排尿管道。

学前儿童的尿道较成人短，女婴尿道更短，易发生逆行感染，男婴常因包皮过长易积垢而并发尿路感染。

（三）学前儿童泌尿系统的保健要点

（1）注意学前儿童排尿规律，以便提醒排尿。培养学前儿童定时排尿的习惯，防止遗尿。集体活动前或睡觉前，均应提醒学前儿童排尿。有尿意时，要及时排尿，以免长时间憋尿造成膀胱肌弹性下降。

（2）保证饮水。不要限制学前儿童饮水，充足的水分有利于代谢产物的排泄，同时大量排尿也可清洁尿道、膀胱和输尿管，预防感染。

（3）注意外阴清洁卫生，特别是女孩，以免引起尿路感染。不要穿开裆裤。

生殖系统包括生殖器官和性腺，主要功能是生殖和形成性别特征。由于学前儿童的生殖系统尚未发育，此处不再赘述。

六、内分泌系统

（一）内分泌系统概述

内分泌系统（图 2–15）由内分泌腺、内分泌组织和内分泌细胞组成，主要功能是对机体的新陈代谢、生长发育、生殖活动进行调节，保持机体内环境平衡和稳定。内分泌腺分泌的激素直接释放到血液中，经血液运输到全身各器官、组织，从而发挥调节作用。人体主要的内分泌腺有松果体、垂体、甲状腺、甲状旁腺、胸腺、肾上腺、胰岛、性腺等。内分泌系统的调节作用具有持久、广泛、缓慢的特点。

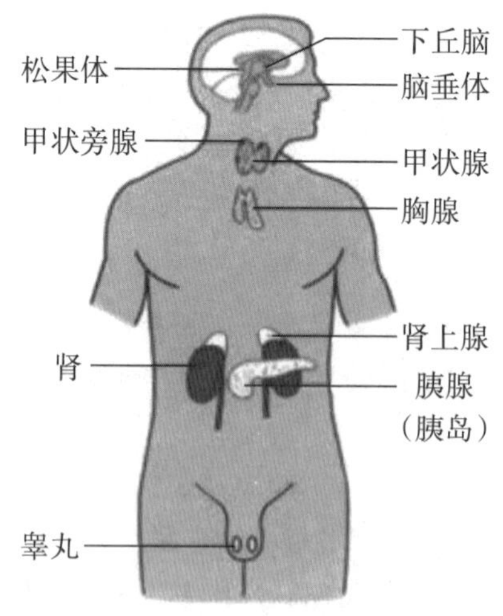

图 2–15　内分泌系统

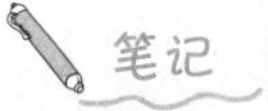

(二) 学前儿童内分泌系统组成及特点

1. 垂体

垂体又称为脑垂体，位于颅腔底部，是人体最重要的内分泌器官。脑垂体受下丘脑控制，可分泌多种激素，如生长激素、促肾上腺皮质激素、促性腺激素、抗利尿激素等，影响其他许多内分泌腺（甲状腺、肾上腺、性腺）的活动。

垂体在儿童出生时已经发育良好，4 岁前和青春期功能最为活跃。垂体分泌的生长激素在婴幼儿时期具有重要影响。脑垂体分泌生长激素不足，会导致儿童生长发育缓慢，出现侏儒症；脑垂体分泌生长激素过量，会导致儿童生长发育过快，出现巨人症，在成人则表现为肢端肥大症。生长激素主要在夜间分泌，且与睡眠深度有关。

2. 甲状腺

甲状腺是人体最大的内分泌腺，位于气管上端，甲状软骨两侧。甲状腺分左、右两叶，呈“H”状。甲状腺分泌甲状腺素和降钙素。甲状腺素可调节新陈代谢，影响生长发育；提高神经系统的兴奋性；影响骨骼和大脑发育。碘是合成甲状腺素的重要原料，缺碘会导致甲状腺素合成减少，甲状腺体出现代偿性肿大，表现为颈部粗大。甲状腺发育障碍或甲状腺激素合成障碍导致甲状腺激素分泌减少，可导致体格和脑发育障碍、智能落后，引起先天性甲状腺功能减退，患克汀病（呆小病），表现为身材异常矮小、智力低下。甲状腺素分泌过多，可引起甲状腺功能亢进，将加快基础代谢，使中枢神经兴奋，出现心跳加快、多汗、情绪易激动、身体消瘦等表现，儿童少见。

3. 胰岛

胰岛是散在胰内的近百万个内分泌细胞团块。胰岛细胞分泌的胰岛素是机体调节糖、蛋白质和脂肪代谢，维持血糖正常水平的重要激素。当胰岛素分泌不足时，血液中的葡萄糖不能被分解，血糖浓度升高，出现糖尿病。当胰岛素分泌过多时，血液中的葡萄糖迅速被分解，血糖浓度快速下降，出现低血糖，严重的会影响大脑功能。

(三) 学前儿童内分泌系统的保健要点

（1）保证充足的睡眠。养成良好的睡眠习惯，以保证夜间生长激素的正常分泌，促进儿童生长发育。

（2）食用碘盐。有效防止因碘不足而影响甲状腺素的分泌。

七、神经系统

(一) 神经系统概述

神经系统的结构和功能非常复杂。神经系统分为中枢神经系统和周围神经系统。中枢神经系统包括脑和脊髓，分别位于颅腔和脊柱的椎管内。周围神经系统包括脑神经和脊神经，周围神经分布于全身，连接脑、脊髓与身体各器官、组织（图 2-16）。

神经系统的主要功能调节人体各系统的活动，并与学习、记忆和思维等高级神经

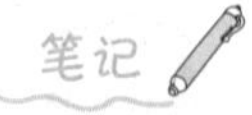

笔记

活动密切相关，是人体生理功能最重要的调节系统。机体在神经系统的统一指挥、协调下完成各项活动。

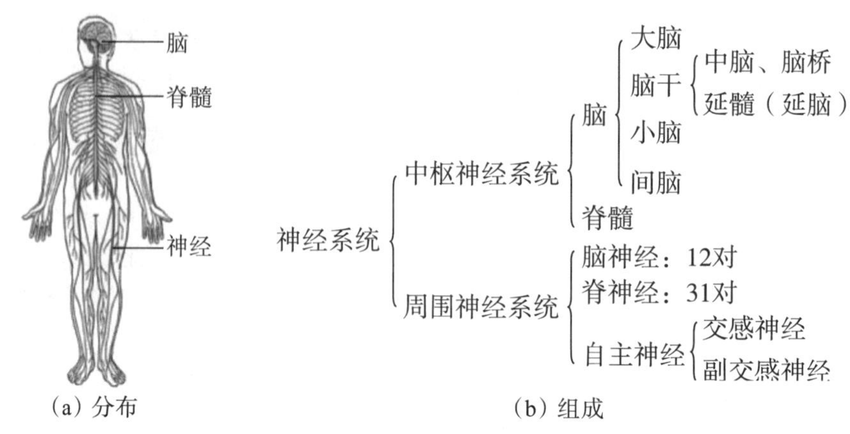

图 2–16 神经系统

（二）学前儿童神经系统组成及特点

脑是人体高级指挥中枢，由大脑、小脑、间脑和脑干组成。

1. 脑的生长变化

（1）脑细胞数量的增长。妊娠 3 个月时，胎儿的神经系统已经基本形成。出生时已有 100 亿 ~180 亿个脑细胞。出生 1 年后是脑细胞数目增长的重要时期，出生后 1~2 年，脑细胞的数量可增加到几百亿个甚至 1000 亿个，以后不再增加。3 岁时脑细胞分化基本完成，3 岁后儿童脑发育主要表现为脑细胞体积增大，神经细胞之间突触连接增多。出生时人有 50 万亿个突触，1 岁时增至 1000 万亿个，神经细胞之间通过突触传递信号。

（2）脑重量的增长。出生后儿童脑重量增加主要是因为神经细胞体积增大和树突增多、增长。初生足月儿脑重量为成人（1500 克）的 25%，平均 370 克；2 岁时达 900~1000 克，达成人脑重量的 60% 左右；4~6 岁时达到成人脑重量的 85%~90%，小脑发育基本完成，身体平衡性和动作准确性增强。

（3）脑的体积。出生半年后儿童脑的体积为出生时的 2 倍；2 岁时为出生时的 3 倍，达到成人的 3/4；4 岁时为出生时的 4 倍，已十分接近成人。神经纤维不断加长、增粗，这也是突触连接的基础。经常受刺激、训练的脑神经细胞的突触传导通道被保存下来并得到加强，反应灵敏；而没有受刺激的突触传导通道逐渐萎缩，这些脑神经细胞也随之萎缩。

（4）神经髓鞘化。神经髓鞘化是指神经元、神经纤维被一层蜡质的磷脂包裹，是神经系统发展必不可少的过程。它使神经冲动传导免受外界干扰，传导速度快而准确。随年龄的增长，髓鞘逐渐形成，儿童的动作更加迅速、准确。4 岁时神经髓鞘基本形成。4 岁之前，尤其在婴儿期，各种刺激引起的神经冲动传导缓慢，且易于泛化、疲劳，故儿童的注意力较难集中。到 5~7 岁时，髓鞘化过程接近完成，儿童从最初的动

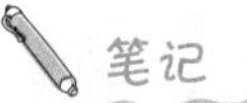

作反应慢、不准确发展到反应迅速、准确。

2. 脑的代谢

（1）氧气代谢。儿童脑的重量占体重的比例较成人高，儿童神经细胞耗氧量占全身的 50%，成人占 20%。由此可以看出儿童对氧气的需要、依赖程度。

（2）能量代谢。神经细胞的能量来源于葡萄糖，而其他器官的能量可源自三大产能营养素。因此，神经系统对血糖的变化反应敏感，低血糖会导致人眩晕甚至休克、注意力不集中、出汗、无力等。一个人脑内葡萄糖的储备仅能维持 3~4 分钟的正常活动，因此，保证体内有充足的葡萄糖和糖原是必要的。儿童需氧量大，对血糖的变动很敏感。脑对蛋白质的需要量也很大。据相关统计，婴幼儿脑组织中蛋白质占 48%，而成人脑组织中的蛋白质只占 27%，脑的活动与脑组织中蛋白质的构成关系密切。

3. 脑活动的调节和特点

（1）容易兴奋。学前儿童对外界的许多事物感兴趣，这也使他们的兴奋点（注意力）容易转移，任何外部的情境都容易引发他们的兴奋。

（2）容易疲劳，也容易恢复。大脑因过度兴奋而出现疲劳，大脑皮质反馈性进入抑制状态，以避免大脑因过度使用而出现功能衰竭。学前儿童年龄越小，大脑皮质的兴奋越占优势，越容易出现疲劳。睡眠是一种彻底的休息状态，可使神经细胞和组织得到恢复，学前儿童需要更长时间的睡眠以消除疲劳。

（三）学前儿童神经系统的保健要点

（1）建立合理的生活制度，使儿童生活规律化，以保持神经系统的正常发育。

（2）保证足够的睡眠，有利于调节神经系统的功能。

（3）保证足够的营养和新鲜的空气，以促进神经系统的发育。

（4）多开展体育锻炼和有趣的游戏活动，以促进神经系统的发育。

八、感觉器官

（一）感觉器官概述

人体的感觉器官包括眼、耳、鼻、舌、皮肤等，主要功能是感知外部的各种刺激，并将其转化为神经冲动传到中枢神经系统。

感觉器官具有三种特性：①不可取代性；②相互协同性，如视、听协同增强了对材料的记忆和理解；③代偿性，如听觉、触觉功能在视觉丧失时进一步提高。

（二）学前儿童感觉器官组成及特点

1. 眼

（1）眼的构成。眼是人体接受外界信息的重要感觉器官，由眼球和眼副器（图 2-17）组成。

眼球由眼球壁及内容物组成。眼球壁为三层膜结构，从外向内依次为眼球纤维

笔记

膜、眼球血管膜和视网膜。眼球纤维膜前部 1/6 部分为无色、透明的角膜，后 5/6 部分为乳白色的巩膜；眼球血管膜含有丰富的血管和色素，分为虹膜、睫状体、脉络膜；视网膜上分布着大量感光细胞，可感受光线刺激形成物象。眼球内容物包括房水、晶状体、玻璃体。它们与角膜共同构成眼的屈光系统，使光线聚焦到视网膜上。眼球能够感受光、颜色的刺激，产生视觉冲动。

眼副器包括眼睑、结膜、泪器（泪腺和泪道）和眼肌，具有营养、保护、润滑、杀菌、支配眼球运动的作用。

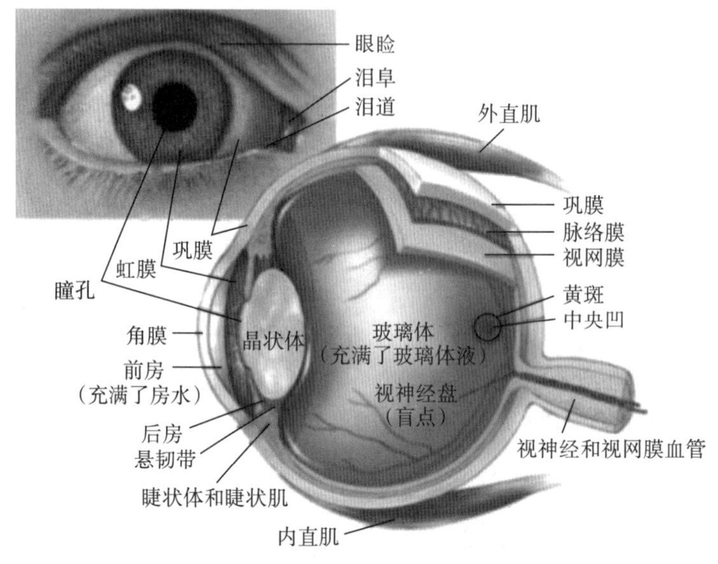

图 2–17　眼的构成

（2）学前儿童眼的特点。学前儿童眼发育不成熟，眼球前后径短，呈生理性远视。95% 的新生儿远视，只能看清 20 厘米以外的物品；3 个月左右能对物体聚焦，1 岁时辨别物体的精细程度接近成人水平；6 岁左右儿童视力从远视逐渐变为正视。学前儿童的晶状体弹性大，晶状体的调节能力较成人好，故通过晶状体的收缩仍能看清近物。随着年龄的增长，晶状体弹性下降，睫状肌易疲劳，导致近视。学前儿童的玻璃体透明度大，视力敏锐，视物清晰。学前儿童辨色能力较差，但 3 岁时能辨认红、黄、蓝、绿等基本颜色，只是还难以区分相近颜色。

（3）学前儿童眼的保健要点。①提供各种视觉刺激，促进学前儿童视觉发展。学前儿童视觉发展的敏感期为 1~3 岁，此时给学前儿童提供各种视觉刺激，以及可自由探索的空间环境，可促进其视力的发展。②注意科学采光。儿童用眼时，光线不能太强也不能太弱，避免强光直射，光线最好从左上方射入，以免产生阴影。③注意用眼卫生。阅读时保持正确坐姿；视物时间不宜过长，控制儿童看电视和计算机的时间；应与书本保持 30 厘米左右的距离；经常做眼保健操、远眺；不用手揉眼睛，不用别人的毛巾洗脸等。④定期检查视力，注意预防近视。学前期是儿童视觉发展的重要时期，外界因素容易导致视觉受损，因此有必要定期检查，及时发现问题、及时干预，从而减少和矫治视觉缺陷。

笔记

2. 耳

耳既是听觉器官又是位置觉器官。耳不但具有听觉、辨音功能，而且内有感受头部位置变化、重力变化和运动速度的感受器。

（1）耳的结构。耳由外耳、中耳、内耳组成（图 2–18）。

1）外耳包括耳郭、外耳道和鼓膜，具有收集和传导声波的作用。

2）中耳包括鼓室、咽鼓管、乳房窦和乳突小房。中耳向外借鼓膜与外耳相隔，内侧与内耳毗邻，向前经咽鼓管与鼻咽部相通。鼓室内有 3 块听小骨。当声波振动鼓膜则带动听小骨，听小骨把声音放大并传向内耳。

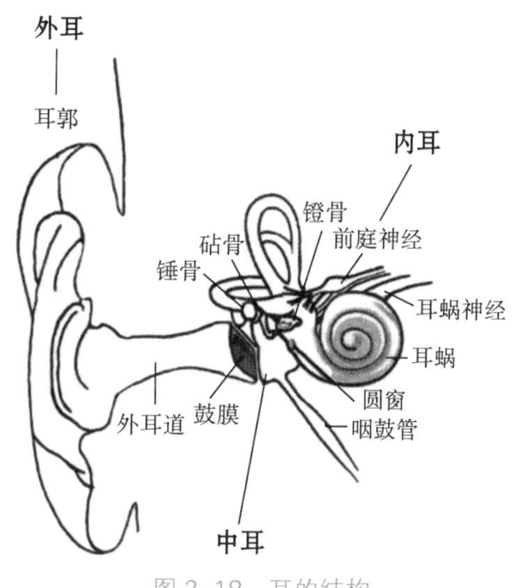

图 2–18　耳的结构

3）内耳由半规管、前庭和耳蜗组成。内耳可传导并感受声波刺激。半规管、前庭是位置觉感受器。学前儿童耳蜗内的听觉感受器敏感，听觉较成人敏锐。婴儿一出生就具有与成人类似的听觉能力，能对不同声音做出反应。刚出生几天的婴儿就能区别几种不同声音之间的差别，喜欢听母亲说话的声音。

（2）学前儿童耳的特点。①耳郭易生冻疮。学前儿童耳郭皮下组织少，血液循环差，易生冻疮。虽天气暖和后可自愈，但到冬季不加保护又会复发。②保护外耳道。外耳道皮肤下的皮脂腺分泌黄褐色的耵聍（俗称耳屎），具有黏附灰尘和异物以保护外耳道的作用，大部分耵聍会自行脱落。学前儿童外耳道较狭窄，易患中耳炎。脏水流入外耳道，或掏耳屎会损伤鼓膜和外耳道，可使外耳道皮肤长疖，引起的疼痛可影响睡眠，张口和咀嚼时疼痛会加剧。③学前儿童的咽鼓管比较短，管腔宽，走行平直，鼻咽部的细菌易经咽鼓管进入中耳，引起急性化脓性中耳炎。④学前儿童耳蜗内的听觉感受器敏感，感受能力较强，对噪声敏感。音量太大、尖利、缺乏节奏感的噪声，可导致听觉损伤。

（3）学前儿童耳的保健要点。①冬天注意头部保暖，预防耳朵生冻疮；②禁止用锐利的工具为学前儿童挖耳；③保持鼻、咽部的清洁，预防中耳炎；④减少噪声，听到过大的声音要指导学前儿童捂耳或张口，以防强音震破鼓膜；⑤慎用有损听力的抗生素，如链霉素、卡那霉素、庆大霉素等。

3. 皮肤

（1）皮肤概述。皮肤为人体面积最大的器官，成人皮肤总面积为 1.5~2.0 平方米，婴儿为 0.21 平方米。皮肤总重量约占体重的 16%。不包括皮下脂肪层，皮肤厚度为 0.5~4 毫米，因部位和年龄不同而异。

皮肤由表皮、真皮、皮下组织和附属结构组成（图 2–19）。表皮主要由复层扁平

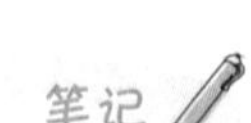

上皮组织构成，分角质层（有保护作用）和生发层（分裂产生新细胞）。真皮主要由结缔组织构成，含有大量的弹性纤维和胶原纤维，以及丰富的毛细血管和感觉神经末梢，有弹性和韧性。皮下组织由疏松结缔组织和脂肪组织组成，具有缓冲、保温和贮存能量的作用。附属结构包括毛发、汗腺、皮脂腺、指（趾）甲等。

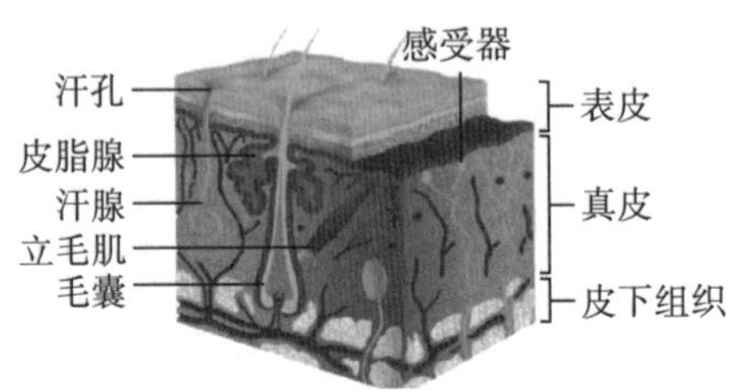

图 2-19　皮肤的组成

皮肤具有多种生理功能：①皮肤能感受触觉、压觉、痛觉、温觉、冷觉等；②皮肤覆盖在人体表面，柔韧而有弹性，具有屏障保护作用；③皮肤还是排泄器官，在分泌汗液的同时将一些代谢的废物（水、无机盐、尿素）排出体外并调节体温；④皮肤参与维生素 D 的合成。

（2）学前儿童皮肤的特点。①皮肤的保护功能差。皮肤薄嫩，易受损伤。②皮肤调节体温的功能差，保湿和保温功能不及成人。皮下脂肪相对较少，容易生冻疮；皮肤中的毛细血管丰富，散热快。③皮肤渗透性、吸收性强，因此要防止外用药物过量导致的中毒。④触觉和痛觉不及成人敏感；但温度觉十分敏感，尤其是寒冷刺激。

（3）学前儿童皮肤的保健要点。①养成良好的卫生习惯，保持皮肤的清洁；②选择儿童适用的护肤品，滋润皮肤，防止干裂；③穿着质地柔软、透气、不掉色的衣物；④多运动，促进血液循环，增强机体对寒冷的适应能力。

第二节　学前儿童生长发育基本问题

问题导入

圆圆，男，3 周岁，身高 80 厘米，体重 15 千克。除身高外，其他方面发育良好，好动，活动量大；记忆力强，能分辨各种不同汽车品牌；语言发育良好，能准确表达自己的想法。饮食正常，胃口好，经常补充钙剂，每天都会到户外晒太阳。可是与其他同龄儿童相比，圆圆的身高明显不足。

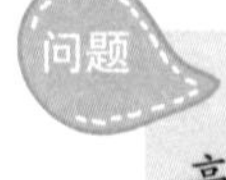

问题

如何判断儿童身高发育异常？出现异常应该怎么办？

笔记

问题分析

新生儿身高在50厘米上下是正常的，12个月时一般能增高约25厘米。医学数据显示，儿童1~2岁，还能再长高10~12厘米，2~3岁增长速度略有减缓，但也会长5~8厘米。正常3周岁男童身高为91.1~98.7厘米，身高在这个标准上下浮动10%都属于正常。

临床上，诊断矮小症有严格的标准，即身高必须低于同年龄、同性别正常儿童标准身高减2个标准差（$\bar{x}-2s$）或第3百分位数以下。具体数值请参见正常儿童身高标准曲线表。家长们若发现自己孩子的身高低于$\bar{x}-2s$或明显偏矮，特别是3岁以后，每年的身高增长不足4厘米，就一定要警惕了，应及时带孩子去医院就诊，做相应检查(每半年去做1次体检)，寻找导致孩子矮小的病因，并给予针对性治疗。

什么是生长发育？学前儿童的生长发育可以分为哪几个阶段？学前儿童生长发育的一般规律是什么？评价学前儿童生长发育的指标有哪些？有哪些评价方法？让我们带着这些问题一起进入这一节的学习。

一、生长发育概述

生长是指有机体的细胞繁殖（数量增多）、体积增大及细胞间质的增加，表现为全身各系统、组织、器官的大小、长短、重量和形态的变化，属于量变范畴，如身高和体重的增长。

发育是指身体各系统、组织、器官在功能（包括心理及智力）方面的不断分化和成熟过程，属于质的变化，如消化功能的增强、注意力持续时间的延长等。

生长发育是儿童不同于成人的基本特点，是反映个体和群体健康状况的重要内容。人从一颗受精卵到发育成熟，是一个长达20多年连续、复杂的过程。在这个过程中生长和发育相辅相成、相互依存，无法明确区分。

从群体发育过程来看，儿童的生长发育存在一些共性特征，遵循一定的规律。儿童生长发育过程中所表现出来的个性和共性特征，是预测儿童发展、制订各种保健措施、促进学前儿童健康发展的依据。定期测量与评价个体和群体儿童的生长发育水平和速度，可及时了解个体和群体儿童当前发展水平、健康状态及存在的问题，以便有效实施干预和保健措施。

二、学前儿童生长发育的阶段

生长发育是一个连续的动态过程，在这个过程中，既有量变又有质变，量变和质变往往同时发生。在不同时期，生长发育表现出一定的特点，呈现出阶段性。根据儿童不同时期生长发育的特点，可将儿童的生长发育划分为以下五个阶段。

（1）胎儿期。从受孕到分娩共280天为胎儿期。胎儿期以组织和器官的迅速生长和功能逐渐成熟为特点。

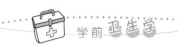

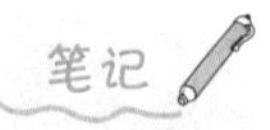
笔记

（2）新生儿期。从出生到28天为新生儿期。出生不满7天为新生儿早期。新生儿期是婴儿出生后适应环境的阶段。

（3）婴儿期。从出生后28天到12个月为婴儿期，是出生后生长发育最迅速的阶段。在这一阶段，婴儿从乳类获得营养，体格生长迅速。12个月时，身高约为出生时的1.5倍，体重可达出生时的3倍。脑发育也很快。12个月时，动作发育已达到能接触周围人或物的水平，如能坐、开始学走等。

（4）幼儿前期。1~3岁为幼儿前期。在这一阶段，儿童生长速度稍减慢，前囟闭合，乳牙出齐；神经系统发育开始减慢，脑的大小已达到成人的80%；体格发育减慢，与周围环境接触增加，促进了动作、语言、思维的发展。儿童对外界的适应能力随年龄的增长而逐渐加强，但自我控制能力差，个人卫生习惯正在养成，生活还缺乏经验，对外界危险事物没有识别能力，需要防止发生中毒或损伤等意外事故。

（5）幼儿期（学龄前期）。3~6岁为幼儿期。在这一阶段，儿童体格发育减慢，但神经系统功能发育更为完善，智力发展加快，理解能力逐渐增强，求知欲强，好奇、好问、好模仿，可使用较正确而连贯的语言表达自己的思维和感情，可以学习简单文字、图画或歌谣，运动的协调能力逐渐完善，可以从事一些较细致的手工和轻微的劳动。因此，这一时期应特别重视儿童的早期教育和智力开发。

三、学前儿童生长发育的基本规律

（一）生长发育是从量变到质变的复杂过程

学前儿童的生长发育是由细小的量变到根本的质变的复杂过程，不仅表现为身长、体重的增加，而且表现为全身各器官、组织逐渐分化、功能逐渐成熟。

量变和质变通常是同时进行的，但各有缓急。例如，新生儿生长发育过程中，消化系统各器官在不断长大、增重的同时，结构和功能也逐渐复杂和完善起来。新生儿的胃容积小，胃腺数目少，分泌液量少，胃酸的浓度和胃蛋白酶的效能都比较低；随年龄增长，胃容积不断变大，胃腺数目增多，分泌液不断增加，同时也发生了质的变化，效能迅速提高（新生儿只能接受少量流质食物，随着消化器官的发育、结构和功能的加强，逐渐能消化固体食物）。

由此可见，儿童不是成人的缩影。儿童不仅身体比成人小，而且功能比较简单。儿童动作粗大，情感简单，他们对环境的适应和对自身的保护，以及各种能力都在不断地发展和加强。因此，在对儿童进行卫生保健时，必须结合儿童生长发育的特点，绝不能脱离儿童的实际，以成人的标准来安排儿童的生活和教育。

（二）生长发育遵循一定程序，既有连续性又有阶段性

学前儿童的生长发育是以既定的发育顺序和时间顺序进行的。一般遵循由上到下、由近到远、由粗到细、由低级到高级、由简单到复杂的规律。

0~6岁儿童的发育有两个规律，一是头尾发展律，二是发展正侧律。头尾发展律是指人体的生长发育先从头部开始，然后逐渐延伸到尾部（下肢）。从生长速度看，胎

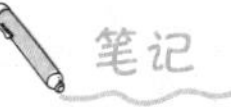

儿期头颅生长最快，婴儿期躯干增长最快，2~6 岁期间下肢增长幅度超过头颅和躯干。正因为如此，儿童的身体比例不断变化，由胎儿 2 个月时特大的头颅（占全身 4/8）、较长的躯干（3/8）、短小的下肢（1/8），发展到 6 岁时较为匀称的比例（头占 1/8、躯干占 4/8、下肢占 3/8）。从动作发育看，先出现头部的运动（抬头、转头），然后发展到上肢的活动（取物），再发展到躯干的活动（翻身与直坐），最后发展到下肢的活动（爬、立、行）(图 2–20）。

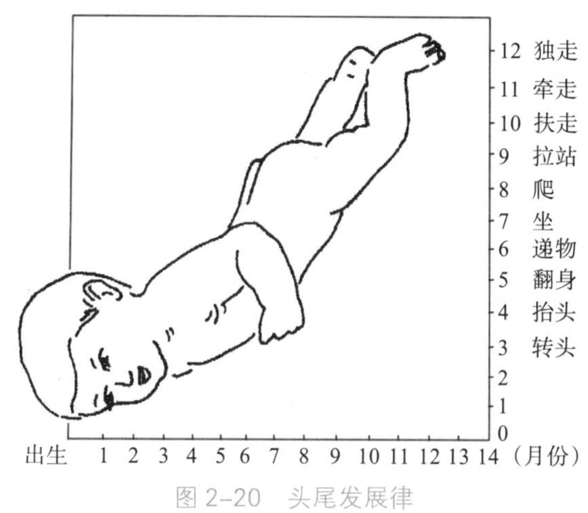

图 2–20　头尾发展律

正侧发展律是指人体的生长发育由身体中部向边缘延伸。例如，新生儿只会上肢无意识乱动；4~5 个月时开始有取物动作，但只能全手一把抓；10 个月时才会用手指拿东西；2 岁左右手的动作更准确，会用勺子吃饭；手部精细动作（如写字、画图等）要到 6~7 岁才基本发育完善。

儿童的生长发育是一个连续的过程，不是间歇式、跳跃式的过程。同时，儿童的生长发育又由不同的发育阶段组成，每一阶段都有其特点，并且每一阶段与它的前后阶段彼此有规律地交替衔接着。前一阶段的发育为后一阶段的发育打好必要的基础，任何一个阶段的发育受到阻碍，都会对后一阶段的发育起到不良影响。对于婴儿动作发育的过程，民间总结为“二抬四翻七会坐，八爬九立周会走”，即 2 个月能抬头，4 个月会翻身，7 个月会坐，8 个月会爬，9 个月会站，1 周岁会走。这些动作是婴儿动作发育这一连续过程中的几个阶段，如果没有让婴儿在爬、站的阶段得到锻炼，婴儿就较难掌握走路的方法，走路时容易摔倒。

（三）生长发育速度呈波浪式，身体各部分生长发育速度不均衡

在整个生长期，儿童身体各部分生长发育是快慢交替的，速度不均衡，因此生长发育速度曲线并不是随年龄呈直线上升，而是波浪式上升的。

以身高、体重为例，在整个生长发育期间，有两个突增阶段。第一突增阶段为胎儿 4 个月至出生后 2 年。胎儿中期（4~6 个月），身长增加最快，在短短 3 个月的时间里，增加约 27.5 厘米，超过整个胎儿期身长增加的 1/2，是人一生中身长增加最快的阶段。胎儿后期（7~9 个月），皮下脂肪积累很快，体重增加约 2300 克，超过整个

笔记

胎儿期体重增长的 2/3，是一生中体重增加最快的阶段；儿童出生后头 2 年的身体增长速度仍比后几年快些。1 岁时，体重增加 6~7 千克，身高增加 20~25 厘米。2 岁后，增长速度急剧下降，直到青春发育期前，一直保持平稳的、较慢的发育速度。第二突增阶段为青春发育早期，女孩比男孩早 2 年左右。在这个阶段，男孩每年长高 7~9 厘米，最多可达 10~12 厘米，女孩每年可长高 6~8 厘米。

在生长发育的过程中，身体的不同器官或系统的发育不是同时进行的。身体各部分的生长发育速度不完全相同，因此身体各部分的增长幅度也不一样。例如，一个人从出生到发育成熟，头部增大 1 倍，躯干增长 2 倍，上肢增长 3 倍，下肢增长 4 倍（图 2-21）。

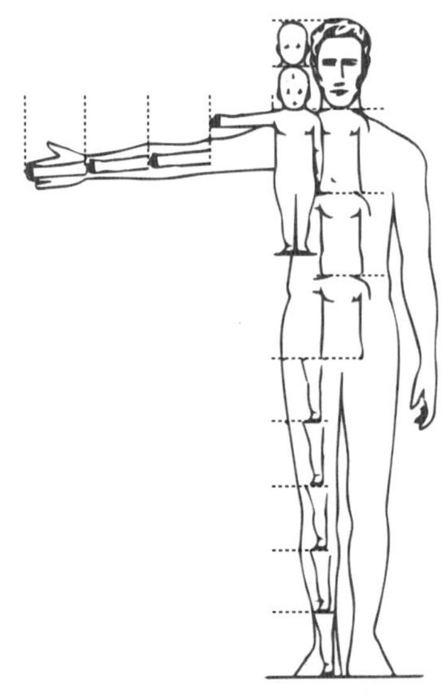

图 2-21　由婴儿到成人身体各部分的比例

根据不同组织、器官的不同生长发育时间进程，可将全身各系统的生长发育归纳为四类不同的生长模式（图 2-22）。

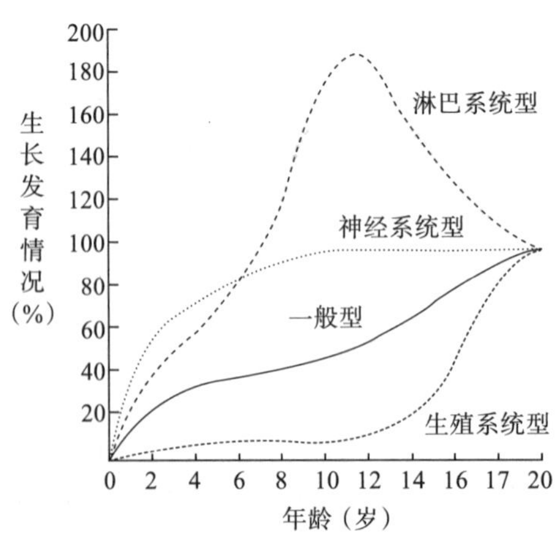

图 2-22　四种生长模式

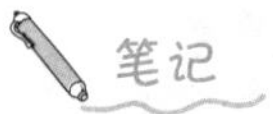

（1）一般型。包括全身的肌肉、骨骼、主要脏器和血流量等的生长发育，生长模式和身高、体重基本相同，先后出现胎儿—婴儿期和青春期两次生长突增，其余时间稳步增长。青春发育的中期、后期增长速度减慢，直到成熟。

（2）神经系统型。神经系统优先发育。神经系统的发育，尤其是大脑的发育，在胎儿期和出生后一直是领先的，它只有一个生长突增期，主要出现在胎儿期至 6 岁前。由于神经系统优先发育，出生时脑重量已达成人的 25%，而此时体重仅为成人的 5% 左右；6 周岁时脑重量约 1200 克，达到成人脑重量的 90%。头围测量在评价学前儿童（尤其 3 岁前）的神经系统发育有着特殊的、重要的意义。在神经系统生长突增期，伴随着大脑的迅速发育，儿童的各种身体功能、语言和动作也快速发展。

（3）淋巴系统型。淋巴系统发育最快。儿童时期机体对致病因子的抵抗力弱，需要淋巴系统的保护，因此出生后淋巴系统的发育特别迅速（12 岁左右达到高峰，几乎达到成人水平的 200%）。12 岁以后随着免疫系统的逐渐成熟和对致病因子的抵抗力增强，淋巴系统逐渐萎缩。

（4）生殖系统型。生殖系统的发育较晚。从出生到 10 岁左右，生殖系统几乎不发育；10 岁之后，特别是在进入青春期后，生殖系统迅速发育，并很快达到成人水平，同时，通过分泌性激素促进机体全面发育成熟。

身体各系统的发育时间和速度虽然各有不同，但机体是统一的整体，各系统的发育并非孤立地进行，而是互相联系、互相影响、互相适应的。因此，任何一种对机体起作用的因素，都可能影响到多个系统。例如，适当的体育锻炼不仅促进骨骼肌肉的发育，也促进呼吸系统、循环系统和神经系统的发育。

（四）生长发育存在个体差异性

儿童的生长发育有一般的规律，但受遗传因素与环境条件的影响，儿童身体的形态和生理功能都存在着明显的个体差异。每个儿童的生长发育有其自身的特点，儿童的体型、生理功能和心理特点各不相同，没有两个儿童的发育水平和发育过程完全一样，即使在一对同卵双生子之间也存在微小的差别。遗传因素决定一个儿童发育的可能性，环境因素则决定了儿童发育的现实性。

在外环境无特殊变化的条件下，个体儿童的发育过程比较稳定，总是沿着一定的轨道生长，呈现一种轨迹现象。该轨迹受动态的、复杂的调控系统调控，其中遗传因素起关键作用。生长轨迹现象又称为生长管道现象，是指在正常环境下，儿童生长过程将按遗传潜能所决定的方向、速度和目标发育，在发育过程中虽有波动，但波动在一定幅度内。如果生长发育过程中出现疾病、内分泌障碍、营养不良等不利因素，会出现明显的生长发育迟滞；一旦这些阻碍因素被克服，儿童会表现出加速生长，并恢复到正常的生长轨迹的现象，称为“赶上生长”。

人体中一些重要的器官和组织都有关键生长期，如果此时的正常发育受干扰，又没有得到及时治疗，即便出现“赶上生长”，也不能完全恢复到原有的生长轨道，常导致永久性的缺陷或功能障碍。

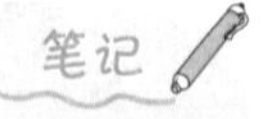

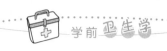

在评价某个儿童的生长发育状况时，不能简单地将其指标数据同标准平均数比较，并由此得出片面的结论，而应考虑到个体发育的差异性，将他们以往的情况与现在的情况进行比较，观察其发育动态，这样才更有意义。托幼机构应尽可能改善儿童的后天环境条件，使每个儿童都能充分发挥他们的遗传潜能，使他们的生长发育达到应有的水平。

（五）生理的发育和心理的发展密切联系

儿童的生长发育既包括生理发育，又包括心理发育，二者相辅相成、相互影响，生理和心理的发育在儿童身上是统一的。生理发育，尤其是神经系统的发育，为心理发育奠定了物质基础，而心理的正常发展又保证和促进儿童生理的正常发育。

生理上的缺陷会引起儿童心理活动的不正常。例如，儿童斜视没有得到及时纠正，常受到他人的嘲笑，就会感到自卑，于是经常闭上斜眼来掩盖自己的缺点，结果会造成一只眼大，一只眼小；耳聋的儿童听不到别人清楚的语言，易造成发音不正确，若经常受到教师或家长斥责，在说话时就会犹豫不决，容易出现口吃现象；有的儿童明显矮小体弱，学习和活动能力都比较低，容易产生自卑感，形成信心不足、惧怕集体活动等不正常的心理状态。因此，对有生理缺陷的儿童，不能歧视他们，而应热情地关心和帮助他们，鼓励他们克服困难，树立奋发向上的信心，使儿童身心都能得到正常、健康的成长。

反过来，心理的状态也会影响生理发育。情绪影响人的生理功能，当儿童情绪不好时，消化液分泌会减少，直接影响儿童的消化和吸收。如果经常这样，会引起消化功能紊乱，影响儿童获得营养，阻碍生长发育。相反，当儿童精神愉快时，食欲旺盛，消化吸收也好，有利于生长发育。心理的正常发展能保证和促进儿童身体的正常发育。国外学者研究认为，家庭破裂的子女和再婚家庭的子女遭受虐待歧视，会影响正常的生理发育，严重的可导致身材矮小，骨龄落后，性发育迟缓，成为心理社会侏儒。

总之，要想使儿童生长发育达到最高水平，就必须认识和掌握儿童生长发育的规律，以及影响儿童生长发育的因素，才能有的放矢地采取措施，保证儿童在各方面都得到发展。

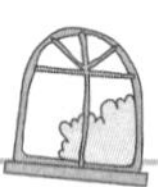

知识窗

早期活动对婴儿心理发展的意义

赫尔德（Held）与海因（Hein）在 1963 年设计了一个精巧的实验，显示了自身位移运动对心理发展的作用。他们设计了一个类似“旋转木马”的装置，将双胞胎猫 A、B 在暗室中养育到能够行走后，在 A 猫脖子上套上枷锁（但四脚可走动），B 猫固定在篮子里（身体无法运动）。它们被放在同一屋子里的旋转平台上，A 猫动的时候会带动旋转平台那头的 B 猫动。A、B 两猫看到的和听到的刺激都一样，唯

笔记

一的不同是A猫的感知经验是靠自身运动获得的，而B猫的感知经验是被引起的。实验结束后，发现A猫的空间经验和解决问题能力远远大于B猫。

婴儿躯体位移运动能力的发展对婴儿心理发展的影响是显而易见的，包括对认知、情绪和社会行为的发展都有重要影响。在婴儿躯体动作的发展中，坐和爬给婴儿的生活带来了巨大的变化。

（1）坐。坐着观看物体有利于形成物体的主体像，对婴儿视觉、知觉的发展更为有利。因为仰卧时，婴儿只能看到屋顶，或者从侧面位置感知物体，这时婴儿的视线与外界物体处于斜位方向；坐位视物时，婴儿的视线与物体处在相对平行的位置，有利于婴儿捕捉立体像，即物体的近端和远端。

坐对婴儿听觉的发展也有类似的作用。因为当人处在直立位置时，双耳对外界声源也大体上处于对称位置，这有利于对音调的感知。此外，坐位能使头部自由转动，声音进入双耳的时间差更有利于婴儿形成方位知觉。

坐位的另一个重要作用是解放婴儿的双手，这对双手的协调动作和手指精细动作的发展极为有利。

（2）爬。爬比坐对婴儿心理的发展有更为显著的意义。首先，婴儿爬行可以让婴儿的身体位置随意移动，这就扩大了婴儿的活动空间，增加了他们认识周围事物和与人交往的机会，促进认知能力、思维和解决问题能力的发展。其次，爬行可以使婴儿逐步将自己和其他事物区分开，认识自己的身体，认识自己的能力，认识自己同周围人的关系等，帮助婴儿建立起最初的主客体概念，促进婴儿“去自我中心化”。最后，婴儿爬行能促进其情感和社会性发展。有实验表明，有爬行经验的婴儿在遇到不确定情境时，产生迟疑，他们学会利用情境信息（从母亲的面孔表情和声音中）决定自己的行动。

爬行对婴儿大脑的发育和空间概念的建立具有特殊意义。动作训练可用于对智力落后者进行康复治疗。

另外，独立行走也是婴儿发展的一个里程碑。独立行走使婴儿的躯体运动从被动转为主动，使活动具有一定主动性；主动行走扩大了认知范围，增加了与周围人交往的机会，使婴儿获得更多的物理经验和社会经验。

（六）生长的长期变化

19世纪，西方学者通过观察发现儿童生长发育速度加快、生长水平提高及性发育提前等现象，并将这种现象称为生长发育的长期加速。但这一术语忽略了负向趋势，而后有学者将这一现象改称为生长长期趋势。近些年又用生长长期变化描述这一现象。

生长长期变化包括：①达到某一特定身高、体重的年龄提前或滞后，表现为儿童生长发育水平和生长发育速度的变化；②成熟度发育到某一特定指征的年龄提前或延迟，包括青春期开始和结束的年龄变化；③身体比例的变化；④成人身高的变化等。这些变化往往是联合在一起发生的。

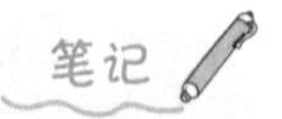

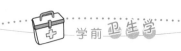

四、学前儿童生长发育的评价

（一）学前儿童生长发育的评价指标

学前儿童生长发育的评价指标，有形态指标、生理功能指标、生化指标等。

1. 形态指标

形态指标也称为体格指标，是指身体各部分在形态上可测量的各种指标（长、宽、围度、厚度、重量等），如代表重量的指标有体重，代表长度的指标有身高（长）、坐高、足长等，代表围度的指标有头围、胸围、腹围、上臂围等。其中体重、身高为最常用的指标。

（1）体重。体重是指人体的总重量，在一定程度上反映儿童的骨骼、肌肉、皮下脂肪和内脏重量及其增长的综合情况。体重常用作计算药量的重要依据。体重是一项敏感指标，易受健康、营养等因素影响，与身高相结合可用以评价机体的营养状况和体型特点。定期测量体重可了解儿童的生长发育状况和营养状况，并作为指导儿童喂养及早期发现疾病的依据。

体重测量需使用专门的人体测量杠杆秤（图 2–23）。测量时脱去外衣、鞋帽、排空大小便，站在秤中央（1~3 岁采用坐位，3 岁以上采用站位）。1 月以内的婴儿用特制的婴儿磅秤，让儿童卧于秤盘中进行测量。测量值以千克为单位，记录小数点后两位。使用前先校正零点，测量误差不得超过 0.1 千克。

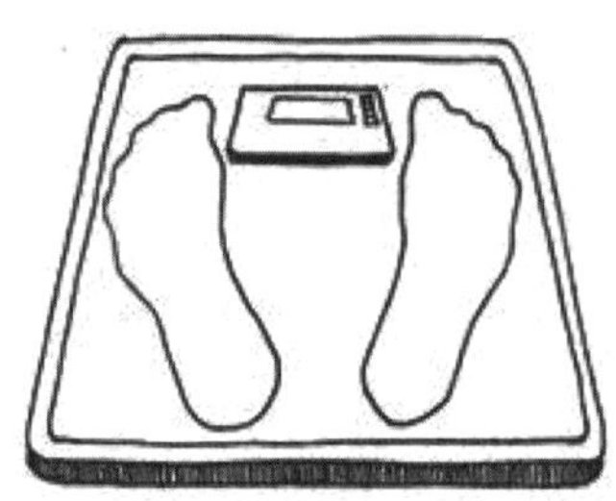

图 2–23　人体测量杠杆秤

正常足月新生儿出生平均体重约为 3 千克，出生后 3~4 个月体重达到 6 千克，1 岁时达到 9 千克。

1 岁内婴儿的体重估算公式为：

1~6 个月体重（千克）≈出生体重（千克）+ 月龄 ×0.7 千克

7~12 个月体重（千克）≈ 6 千克 + 月龄 ×0.25 千克

2 岁时，儿童平均体重约为 12 千克，此后平均每年增加 2 千克，2~12 岁儿童体重计算公式为：

体重（千克）≈年龄（周岁）×2+8

（2）身高（身长）。身高（3 岁前称为身长）是指人体站立时颅顶到脚跟的垂直高度，是最基本的形态指标之一，常被用来评估儿童的生长发育水平和速度。身高方面

笔记

表现出的个体差异，比体重所表现的个体差异更大。身高方面的异常，大多是先天性的骨骼发育异常与内分泌疾病导致的。一日之内人的身高有一定的波动变化，清晨起床时最高，晚上睡觉时最矮。

儿童出生时身长平均为 50 厘米，1 岁时身长约为 75 厘米，2 岁时身长约为 85 厘米。2 岁以后身高每年增长 7 厘米。2~12 岁身高粗略估计公式为：

身高 = 年龄 ×7+75（厘米）

3 岁以下的儿童可用量床测身长（卧位时颅顶到脚跟的垂直长度）(图 2–24)，测量时受测儿童应脱去鞋袜和帽子，仰卧于量床底板中线上，头轻触头板，双腿伸直，双足接触移动足板，读量床两侧的刻数，测量以厘米为单位，记录小数点后 1 位。

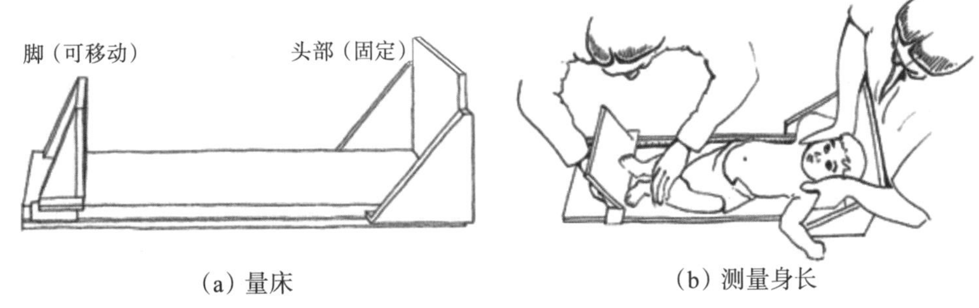

(a) 量床　　(b) 测量身长

图 2–24　用量床测量身高

3 岁以上的儿童可用身高计测身高（站立时颅顶到脚跟的垂直高度）。在使用身高计测量时，受测儿童应脱去鞋帽，取立正姿势立在身高计的底板上，上肢自然下垂，足跟并拢，足尖分开，足跟、骶骨部和肩胛间三点靠在身高尺上，躯干自然地挺直，两眼平视前方，头部保持正直。测量者将滑测板轻压受测儿童颅底顶，测量者的眼睛与滑测板呈水平位。读数时，测量以厘米为单位，记录小数点后 1 位。每次测量安排在相对固定的时间，如午睡后。

（3）坐高（顶臀长）。坐高是坐位时从颅顶至臀部接触底座平面的垂直高度，可反映躯干的生长情况，与身高比较时可说明下肢与躯干的比例关系。

3 岁以下儿童卧位测量，称为顶臀长。测量时，使受测儿童平卧于量板上，身体伸直、两腿并拢，头贴紧固定于正中位置。测量者用左手将儿童双足提起，使小腿与大腿成直角，右手将活动板贴于臀部，测得值即为顶臀长。

3 岁以上儿童坐位测量，称为坐高。受测儿童坐于高度适宜的矮凳上，上身前倾，骶部紧贴至身高尺或墙壁，然后坐直，头、肩的位置与测身高时相同，两大腿与上身成直角且与地面平行，两腿靠拢，两足平放在地面，足尖向前。测量者移动滑测板轻压受测儿童颅顶。读数时以厘米为单位，记录小数点后 1 位。

（4）头围。头围即头颅的围长。头围能间接反映颅内容物的大小及脑发育情况，尤其是 3 岁前儿童头围增长变化明显。因此，头围测量常用于 3 岁前儿童脑发育的评价，是诊断脑发育障碍，如脑积水、头小畸形等的主要依据。

儿童出生时，头围约为成人头围的 65%，10 岁时头围约为成人头围的 95%。新生

笔记

儿头围约为 34 厘米，1 周岁时为 45 厘米，2 周岁时为 47 厘米，3~4 岁共增长 1.5 厘米，以后增长得更少。所以对头围的监测在出生后头 2 年特别重要。

头围的测量采用软尺。测量头围时，受测儿童取立位、坐位或仰卧位，测量者面对受测儿童，将软尺的始端（0 点）固定于眉弓上缘（眉间最突出点），紧贴头皮环绕头部，经过枕骨粗隆，再向眉间围拢，卷尺在头两侧的水平位置要一致。读数时，以厘米为单位，记录小数点后 1 位。

（5）胸围。胸围是胸廓的围长，可以间接反映胸腔的容积，胸部骨骼、胸肌、背肌和脂肪层的发育情况，并在一定程度上显示身体形态及呼吸器官的发育状况，以及体育运动的效果。

新生儿胸围约为 32 厘米，出生后第一年平均增加 12 厘米，第二年约增加 3 厘米，以后每年约增加 1 厘米。1 岁左右胸围等于头围，1 岁后胸围超过头围（胸围大于头围的厘米数 = 年龄 –1）。胸围与头围大小相同的交叉时间可以间接反映儿童的营养和胸廓的发育状况。

测量胸围时，3 岁以下儿童取卧位，3 岁以上儿童取立位，均不取坐位。要让儿童的呼吸处于平静状态再测量胸围。在取立位测量时，受测儿童自然站立，两足分开与肩同宽，双肩放松，两上肢自然下垂。测量者面对儿童，将带尺上缘经背部肩胛骨下角绕至胸前，带尺下缘经过乳头上缘。读数时以厘米为单位，记录小数点后 1 位。

2. 生理功能指标

生理功能指标是反映身体各系统、器官功能状况的指标，如体温、握力、背肌力、肺活量、脉搏、血压等。本节简要介绍肺活量、脉搏和血压。

（1）肺活量。肺活量是指一次尽力吸气后，再尽力呼出的气体总量，是机体一次呼吸的最大通气量。肺活量在一定程度上反映了机体呼吸系统的潜在能力，体育锻炼可以改善肺活量。

肺活量的测量一般采用肺活量计。

（2）脉搏。脉搏是指体表较浅处动脉的搏动，可反映心血管功能状况。脉搏的频率因年龄和性别不同而异，婴儿为 120~140 次 / 分钟，幼儿为 90~120 次 / 分钟，学龄期儿童为 80~110 次 / 分钟，成人为 70~80 次 / 分钟。正常人脉搏和心率一致，如果脉搏太快、太慢或不规则，可能提示心脏功能不正常。

脉搏的测量在平静状态下进行，测试者将示指、中指和无名指并拢放在被测者手腕桡侧动脉上方，测 10 秒钟的脉搏数，记录一分钟的脉搏数。

（3）血压。血压是指血液在血管中流动时对血管壁造成的侧压力，是反映心血管功能的重要指标。血压容易受活动、情绪、体位等因素影响。

血压的测量采用血压计。

3. 生化指标

生化指标可以反映机体的各种代谢活动。学前儿童生长发育评价常用的生化指标是反映机体血液代谢情况的血红蛋白和血糖。

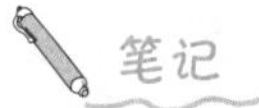

（1）血红蛋白。血红蛋白是机体运载氧和二氧化碳的载体蛋白，血液中血红蛋白的含量反映机体铁的含量和携带氧的能力。学前儿童正常的血红蛋白含量应该在 110 克 / 升以上。

（2）血糖。血液中葡萄糖的浓度被称为血糖。葡萄糖是机体各组织器官活动所需能量的主要来源。血糖水平通常反映体内的糖代谢状况。

（二）学前儿童生长发育的评价方法

生长发育评价在儿童卫生工作中应用广泛，主要用于：①评价个体、群体儿童的生长发育水平及处于什么等级；②筛查、诊断生长发育障碍，评估营养和生活环境因素对生长发育的影响，提供保健咨询建议；③通过观察指标变化检查各项学校卫生措施的实效，为学校卫生监督提供依据。根据这些需要，生长发育评价的基本内容包括生长发育水平、生长发育速度、各指标相关关系三个方面。

选择合理的评价方法，是进行正确评价的关键。迄今尚没有一种方法能完全满足对个体、群体儿童的发育进行全面评价的要求。因此，应根据评价目的选择适当的方法，力求简单易行，直观而不需要附加计算；结合体格检查、生活环境条件、健康和疾病状况进行综合分析，以得出较全面、准确的评价结果。

1. 指数法

指数法是利用数学公式，根据身体各部分的比例关系，将两项或多项指标相关联，转化成指数进行评价。该方法计算方便，便于普及，所得结果直观，应用广泛。常用指数如下。

（1）身高体重指数。身高体重指数表示单位身高的体重，体现人体充实度，也反映营养状况。

（2）身高胸围指数。身高胸围指数反映胸廓发育状况，同时反映体型。

（3）身高坐高指数。身高坐高指数通过坐高和身高比值，反映人体躯干和下肢的比例关系，反映体型特点。可根据该指数将体型分为长躯型、中躯型和短躯型。

（4）身体质量指数。身体质量指数（body mass index，BMI）又称为体重指数。该指数近年来受到国内外学者高度重视，认为它不仅能较敏感地反映身体的充实度和胖瘦，且受身高的影响较小，与皮下脂肪厚度、上臂围等反映体脂累积程度指标的相关性也高。

（5）体重握力指数和体重背肌力指数。这两个指数利用肌力与体重的密切关系，借助单位体重的握力和背肌力校正体重的影响，分别显示上臂和腰背部的肌肉力量，比原指标更具可比性。

（6）体重肺活量指数和身高肺活量指数。这两个指数分别利用肺活量和体重、身高的密切关系，利用单位体重或身高校正肺活量，以更确切地反映肺通气的能力。

由于身体指数存在显著的种族、城乡、性别、年龄和身高等差异，评价时应结合专业知识，注意克服指数的机械性弱点。制定和应用评价标准时应注意以下问题。①不能忽视身高因素。同性别、同年龄而身高不同的儿童，身材高大而粗壮者和身

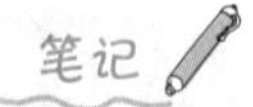

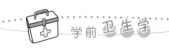

材矮小而瘦弱者可同样被评价为体形匀称，克服方法是利用年龄—身高标准，先筛出那些生长发育迟滞者。②充分注意指数（尤其是来自形态指标的指数）鲜明的种族、地区差异。③大多数指数呈非正态分布。因此，最好依据百分位数法先将指数分若干等级，确定各等级的含义。

2. 等级评价法

等级评价法是离差法（用于评价个体、群体儿童生长发育现状的常用方法）中最常用的一种。它利用标准差与均值的位置远近划分等级。评价时将个体该发育指标的实测值与同年龄、同性别相应指标的发育标准比较，以确定发育等级。国内常用五等级评价标准（表 2–1）。

表 2–1　五等级评价标准

等　　级	标　　准	占总体百分比（%）
下等	$\bar{x}-2s$ 以下	2.3
中下等	$<\bar{x}-s\sim\bar{x}-2s$	13.55
中等	$\bar{x}\pm s$	68.3
中上等	$>\bar{x}+s\sim\bar{x}+2s$	13.55
上等	$\bar{x}+2s$ 以上	2.3

生长发育评价中，身高和体重是最常用的指标。个体的身高、体重值在 $\bar{x}\pm 2s$ 范围内（约占儿童总数的 95%）均可视为正常。但在 $\bar{x}\pm 2s$ 范围外的儿童，不能据此定为异常，需定期连续观察，结合其他检查，慎重做出结论。

等级评价法也可用于群体儿童发育评价，称为等级百分数法。评价时先将两个班或两所学校所有学生的测量资料与各指标相应的等级评价标准对照，确定各个体的等级。然后，分别统计每项指标中各发育等级的人数占各班、各校整体的百分数。最后，可通过比较两班间、两校间在某一指标上发育“好”或“差”的等级百分数，了解学生的发育状况。

等级评价法的优点是方法简单，易掌握，可较准确、直观地反映个体儿童的发育水平。评价群体儿童时，所得结论不受两个群体内部成员性别、年龄等差异限制。这是因为尽管两个群体的成员组成不同，但都是按该指标各自的年龄、性别评价标准评价个体的。换言之，群体的等级百分数建立在个体等级评价的基础之上。等级评价法的不足之处是只能对单项指标进行评价，无法准确判断发育匀称度，而且其变化趋势在动态观察中不够直观。

笔记

3. 曲线图法

曲线图法是离差法中另一个常用评价方法。制作曲线图时，将某地不同性别—年龄组某项发育指标的均值及 $\bar{x} \pm s$、$\bar{x} \pm 2s$ 分别标在坐标图上（纵坐标为指标值，横坐标为年龄），然后将各年龄组位于同一等级上的各点连成曲线，即制成该指标的发育标准曲线图。若连续几年测量某儿童的身高或体重，将各点连成曲线，则既能观察出该儿童的生长发育现状，又能分析其发育速度和趋势。

以身高为例，若个体的测量值在 $\bar{x} \pm s$ 内可评价为发育中等；在 $\bar{x}+s$~$\bar{x}+2s$ 内可评价为发育中上等；在 $\bar{x}-2s$~$\bar{x}-s$ 内可评价为发育中下等；在 $\bar{x}+2s$ 以上可评价为上等；而在 $\bar{x}-2s$ 以下可评价为下等。如上所述，在 $\bar{x} \pm 2s$ 外的儿童，不能一概评价为不正常，应连续观察其发育动态，判断其发育曲线是趋向好转还是趋向恶化，再做出正确判断。

用曲线图来评价群体儿童的发育现状也简便易行。评价时，在同一坐标纸上将该群体各年龄组的某指标均值和该地区同年龄—性别发育的标准均值都绘成曲线，比较两条曲线的位置。同理，曲线图法也可用于比较某地不同年代某指标的均值曲线。

曲线图法使用广泛，有以下优点：①方法简单，结果直观，使用方便；②能反映儿童的发育水平等级；③能追踪观察儿童某指标的发育趋势和速度；④能比较个体和群体儿童的发育水平。曲线图法的不足之处是不同性别的每一指标都要做一张图，不能通过同时评价几项指标来比较分析发育的匀称度。

4. 百分位数法

百分位数法有多种表示方法，其中以百分位数曲线图法使用最广泛，其制作原理、过程与离差法相似，但基准值（P50）和离散度（P3、P25、P75、P97 等）均以百分位数表示。百分位数法的优点是无论指标是否呈正态分布，都能准确显示其离散程度。

目前，结合百分位数法和曲线图法制成的身高、体重、BMI 等指标的百分位数曲线图，已成为世界卫生组织和许多国家用以评价儿童生长发育状况及发展趋势的主要标准。评价时只需找到个体身高或体重在图上的位置，即可评价发育现状。根据所处范围描述结果，如位于 <P3、P3~P25、P25~P75、P75~P97 或 >P97 范围内，分别相当于“下等”“中下等”“中等”“中上等”和“上等”。百分位数法形象直观，反映发育水平准确，便于动态观察。评价群体儿童时，可单用各指标 P50，配合 P10、P25、P75、P90 等少量曲线，反映同时期不同地区群体发育水平的差异，或者比较同群体不同年代的变化趋势。发育水平 <P3 和 >P97 者应重点追踪观察，比较他们在图上的位置变化，配合临床检查，排除侏儒症、生长发育迟滞、营养不良或巨人症、肥胖和其他疾病。

百分位数法的缺点与离差法曲线图相同，制定标准时对样本量的要求较高。若各性别—年龄组人数不足 150 人（青春期不足 200 人），制成的标准曲线两端（P3、P97）的值浮动较大，直接影响标准的应用价值。

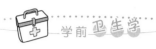

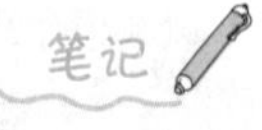
笔记

本章小结

学前儿童处于身体和心理不断变化发展的生长发育过程，身体各器官、系统在不同的年龄阶段表现出不同的特征，与成人相比有其特有的变化和发展特点。本章根据学前儿童身体发育的特点和发展水平，提出有针对性的保健要点。同时从学前儿童各器官、系统的生长发育的变化中找到其生长发育的一般规律，揭示学前儿童生长发育的总体趋势及个体儿童发展的多种可能性。通过学前儿童身体的形态指标与生理功能指标，利用各种评价方法对学前儿童的生长发育进行多方位评价，确定不同年龄儿童个体与群体的生长发育水平，依此制订有效的学前儿童保健措施，促进学前儿童的身体健康。

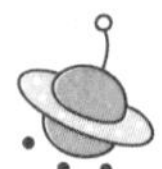

理论知识练习

一、简答题

1. 简述生长发育的概念。
2. 学前儿童运动系统有什么特点？
3. 简述学前儿童呼吸系统的保健要点。
4. 简述儿童内分泌系统疾病的表现形式。

二、论述题

1. 结合儿童大脑皮质的功能特点，谈谈学前儿童的用脑卫生及保健要点。
2. 在评价个体儿童生长发育水平时，你会选择什么参照标准进行评价？为什么？

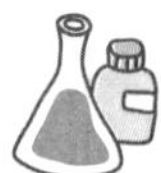

实践能力提升

1. 了解见习幼儿园儿童的生长发育状况，观察记录所在班级中代表性儿童的生长发育，进行个案研究，寻找影响儿童发育的因素。

2. 参加幼儿园儿童身体发育状况的测量活动，运用所学的生长发育评价方法评价一个班级儿童的发育状况。

拓展阅读

其他有关儿童生长发育的评价方法

1. 生长速度评价法

生长速度是评价儿童生长发育和健康状况的重要指征，常用指标有身高、体重和头围（尤其3岁以下儿童）等，身高最常用。遗传、环境因素综合作用于机体所产生

笔记

的影响，可通过生长速度的加快或减慢反映出来。即使是同时出生的同性别个体，其生长速度变异也很大，尤其在青春期生长突增阶段。因此，评价生长发育速度，可敏感地反映生长的动态变化。有些儿童由于疾病，生长出现障碍，但根据本节所述评价方法，其生长水平可能仍处于正常范围，此时只能依据其生长速度的减慢或停滞来判断是否出现生长发育异常。

评价个体的生长速度，所用标准需根据追踪资料获得，包括同性别年龄组的早熟、平均、晚熟等不同类型的增长期望值及其范围，从而能准确、全面地评价生长速度及其变异。长期追踪调查应以有代表性的同一批儿童为对象，每年至少两次定期测量身高。不同季节生长速度不同，故任何年龄的生长速度正常值，都应以一整年的速度及其变异程度表示。评价群体的生长速度，主要利用前述的半追踪性调查，甚至横断面调查资料，来制定发育速度的参考标准。后者是以年增加值、年增长率为指标所获得的生长速度的近似值。计算方法如下。

（1）年增加值。以身高为例，连续测量个体身高，把前后两个不同时期测量的身高值相减，除以时间（以年为单位）可得年增加值。

（2）年增加率。仍以身高为例。因不同年龄个体的基础身高不同，故身高增加率必然受身高基数的牵制。身高基数不同的儿童，尽管增长值相同，增长率却不一样。这种情况下，基数越小，生长速度越快。因此，需将年增加值除以身高基数，这样得出的年增加率才具有可比性。

2. 发育年龄评价法

发育年龄又称为生物年龄或生理年龄。发育年龄评价法是指用身体的某些形态、功能、第二性征指标的发育平均水平及其正常变异，评价个体的发育状况。发育年龄有形态年龄、性征年龄、齿龄、骨龄四类，其中最实用、结果最精确的是骨龄。

骨龄是根据儿童的骨骼发育（钙化）程度同骨发育标准进行比较求得的发育年龄。骨龄是反映个体发育水平和成熟程度较精确的指标，能比较客观、精确地反映从出生到成熟过程中各阶段的发育水平，应用最广泛。骨龄在探讨生长发育规律、判断生长发育障碍性疾病、运动员选材、预测女孩月经初潮、预测儿童的成年身高等方面都发挥着重要作用。

通过观察 X 线摄片儿童手腕部各骨化中心的出现、骨块的大小、外形变化、关节面出现及干骺愈合程度等，并和作为正常值的“骨龄标准”比较，即可判断个体的骨龄。

理论上，人体各部分骨骼均可用于判定骨骼的成熟程度，但以手腕部最为理想。主要原因：①手骨、腕骨数目、种类和形状多样，包括长骨、短骨、不规则骨和籽骨，对全身骨骼有很好的代表性；②手骨、腕骨等各继发性骨化中心的出现，以及掌指骨、尺桡骨的干骺愈合有明显的时间顺序，不同发育阶段界限明确，易发现差别；③摄片方便，投照条件易控制，受检者接受的 X 射线剂量小，对保护儿童健康有利。

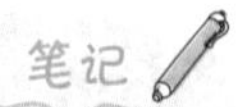

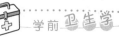

3. 营养状况评价法

营养状况评价是指对儿童个体或群体的营养状况所获资料进行综合分析，在此基础上评价儿童生长发育情况，是儿童卫生工作的重要内容。观察指标主要有身高、体重、皮下脂肪厚度等。制定营养状况评价标准，一般应以那些生活环境适宜、膳食摄入合理、生长发育良好、可获得良好保健服务的儿童为参照人群。根据这类样本制定的标准高于一般儿童的发育水平，属“理想标准”，其积极意义是可促进对儿童生活状况和保健服务的改善。

4. 相关回归评价法

相关回归评价法利用身高、体重和胸围等指标间的密切关系，以其中某项指标为因变量，求得回归方程并编制成回归评价表，进行发育评价。根据回归方程中变量的多少可以有一元回归方程、二元回归方程等。该评价法的优点是能将多个指标结合起来，全面反映发育水平和身体匀称度，直观性强。但标准图制作烦琐限制了其应用。

第三章

出生缺陷预防与新生儿护理

关键词

出生缺陷；遗传；染色体；DNA；基因；遗传病；优生；新生儿

学习目标

1. 了解遗传学的基本知识。
2. 掌握常见遗传病的种类及病因。
3. 熟悉优生的含义及优生的措施。
4. 掌握新生儿的特点及护理的基本要求。

内容结构图

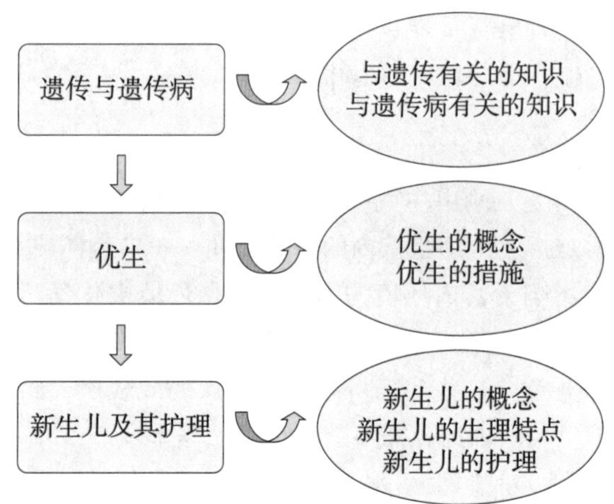

本章第一节主要介绍出生缺陷的遗传因素，介绍有关遗传学的基本知识，以及导致出生缺陷的遗传病的知识。第二节从环境因素出发，介绍优生的基本知识，以及优生的各项措施。第三节介绍新生儿的一般生理特点和特殊生理状态，阐述新生儿护理的要点。

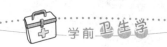

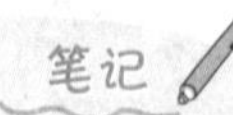
笔记

第一节 造成出生缺陷的遗传因素

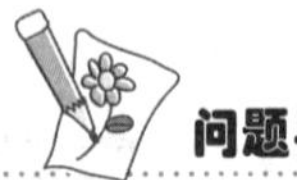

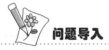

问题导入

据《湖南日报》2010年1月11日报道，湖南省郴州市桂东县有一个“寿星世家”，祖母活到了118岁无疾而终，母亲104岁健朗如昔，女儿年近80岁，儿子也已经74岁了。三代人都如此健康长寿，这其中究竟有何“长寿秘诀”呢？

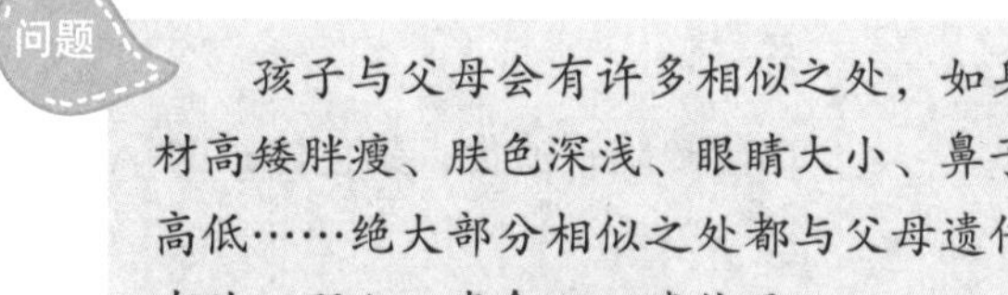
问题

孩子与父母会有许多相似之处，如身材高矮胖瘦、肤色深浅、眼睛大小、鼻子高低……绝大部分相似之处都与父母遗传有关。那么，寿命可以遗传吗？

问题分析

寿命是有遗传基础的。有些家族中的成员个个长寿，有的家族中的成员却个个短寿。寿命的长短有家族聚集的倾向性。如果你的家族中有长寿的先例，那么你的孩子长寿的可能性是很大的。

最有说服力的是对同卵双生子的调查。资料统计，60~75岁死去的双胞胎，男性双胞胎死亡的时间平均相差4年，女性双胞胎仅差2年。不过，寿命也受到环境因素的影响，如饮食习惯、生活环境、工作环境等。①

出生缺陷是指新生儿刚出生就有的疾病。引起出生缺陷的原因包括遗传因素和环境因素。遗传因素是指生殖细胞核内的遗传物质——染色体或染色体上的基因有缺陷。环境因素主要是指影响子宫内环境的因素，包括环境中化学污染物、放射线、微生物感染和致畸药物等，还包括宫腔、产道的机械性压迫和损伤。严重的出生缺陷可导致死亡，而对于存活儿童，这些缺陷将导致儿童疾病或残疾，给患儿、家庭和社会带来沉重的精神和经济负担。因此，需要进行出生缺陷干预。

随着科学的发展、人们生活水平的不断提高，人们越来越关注新生儿的健康问题，对遗传与优生的研究也越来越多，使遗传学及优生学得到了大发展。

遗传的物质基础是什么？什么是孟德尔遗传定律？遗传病有哪些特点？常见的遗传病分哪几类？遗传病有哪些危害？让我们带着这些问题一起进入这一节的学习。

① 哪些特征会百分百遗传？[EB/OL]. 2009-09-24 [2021-11-21]. https://baobao.sohu.com/20090924/n266944407_1.shtml.

一、与遗传有关的知识

自然界生物的繁殖是一个复杂的过程。遗传是指通过生殖细胞内遗传物质的垂直传递，使子代与亲代在形态结构、生理功能、血型、行为、对疾病免疫功能等方面具有相似性。亲代与子代之间存在相似性的同时，又存在差异性，这种由遗传物质自发诱发或由环境因素诱发而产生的变异称为遗传变异。生物只有通过变异才能不断进化和发展。遗传可使生物物种得以延续；变异则可为物种进化、生物多样性提供物质基础。但如果变异超过了正常生理范畴，影响了机体正常生理平衡，就是一种病理现象，称为遗传病。

（一）遗传的物质基础

人类的新个体是由生殖细胞（即精子和卵子）结合形成受精卵后发育而成的。亲代的遗传信息存在于生殖细胞的细胞核中，通过生殖过程传递给子代。

1. 染色体

染色体存在于细胞核中，是传递遗传信息的载体。从物种特征来看，每种生物的体细胞中都有一定形态和数量的染色体；从生殖过程来看，染色体在生物的性状传递过程中保持一定的稳定性和连续性。染色体主要由脱氧核糖核酸（DNA）和蛋白质组成，其中 DNA 含量稳定。约有 98% 的 DNA 分布在染色体中，是主要的遗传物质。因此，染色体是遗传信息的主要载体。此外，线粒体和叶绿体中还有少量 DNA，是遗传信息的次要载体。

正常人体的体细胞核中，有 46 条染色体，匹配成 23 对。其中 1 对是决定性别的，称为性染色体（女性为 XX，男性为 XY），其余 22 对为常染色体。匹配成对的常染色体形态相同，1 条来自父亲，1 条来自母亲，因此染色体所载的遗传信息来自父母双亲。

2. DNA

在生物界，绝大多数生物的遗传物质是 DNA——凡是有细胞结构的生物，无论是原核生物还是真核生物，它们的遗传物质都是 DNA；无细胞结构的生物，它们的遗传物质是 DNA 或 RNA，如少数病毒的遗传物质是 RNA。DNA 的基本构成单位是脱氧核苷酸，核苷酸是由一个脱氧核糖、一个磷酸和一个碱基分子构成。DNA 分子结构中，两条多脱氧核苷酸链围绕一个共同的中心轴盘绕，构成双螺旋结构（图 3–1）。DNA 分子中只有部分脱氧核苷酸参与基因组成。

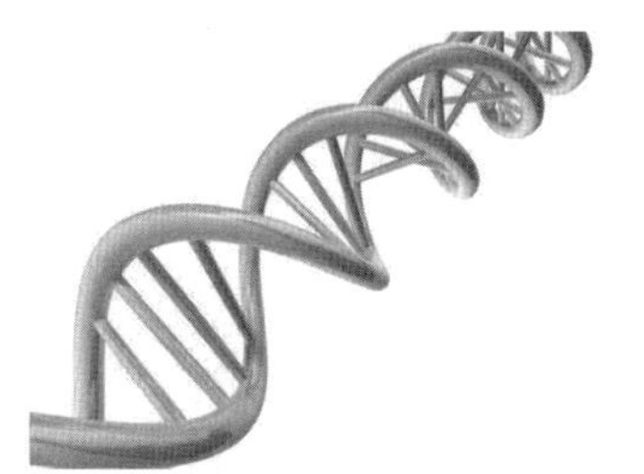
图 3–1 DNA 的双螺旋结构

3. 基因

基因是遗传物质的结构和功能的基本单元，是具有遗传效应的 DNA 片段，是一小段携带信息的 DNA。一个 DNA 上有 3 万多个基因。每个基因控制着一种生物性状。

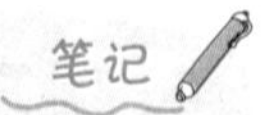

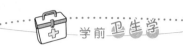

染色体、DNA 和基因的关系如图 3–2 所示。

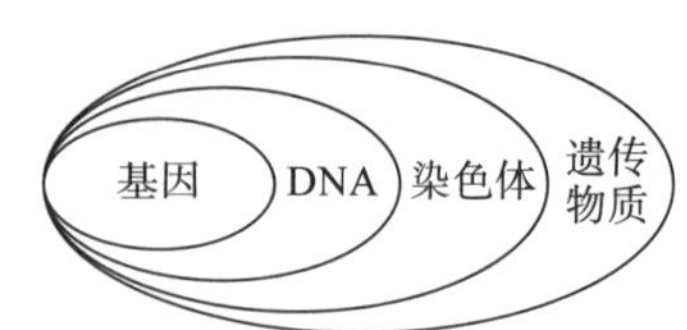

图 3–2　染色体、DNA 和基因的关系

（二）遗传原理——孟德尔遗传定律

奥地利遗传学家格里哥·孟德尔于 1865 年发表了催生遗传学诞生的两个基本著名定律——分离定律和自由组合定律，统称为孟德尔遗传定律。

1854 年夏天，孟德尔注意到豌豆有高茎和矮茎的区别，并且由此着手开始了研究。他首先将高茎的豌豆种子收集起来进行培植，又将培育出来的植株中的矮茎剔除而将高茎筛选出来，留下的高茎种子，称为第一子代。第二年再播种培植，如此重复筛选几年，最终种下的种子完全都能长成高茎。以同样的手段，经多年努力又筛选出了绝对长成低茎的种子。

此后，孟德尔又进行杂交实验。他将高茎种子培育成的植株的花朵上，授以矮茎种子培育成的植株的花粉；与此相反，在矮茎植株的花朵上授以高茎植株的花粉。实验结果是，高茎豌豆植株与矮茎豌豆植株杂交，子代都是高茎品种，高茎对矮茎是显性。由此，他发现了显性法则。

接下来，孟德尔将这批高茎品种的种子再进行培植，第二年收获的植株中，高茎∶矮茎比例约为 3∶1（图 3–3）。他还对豌豆的几种不同的特征指标进行了杂交实验，也得出了同样的结果。因此，孟德尔认为，遗传性状是由成对的遗传因子决定的，在生殖细胞形成时，成对的遗传因子要分开，分别进入两个生殖细胞中去，这就是孟德尔第一定律，即分离定律（图 3–4）。

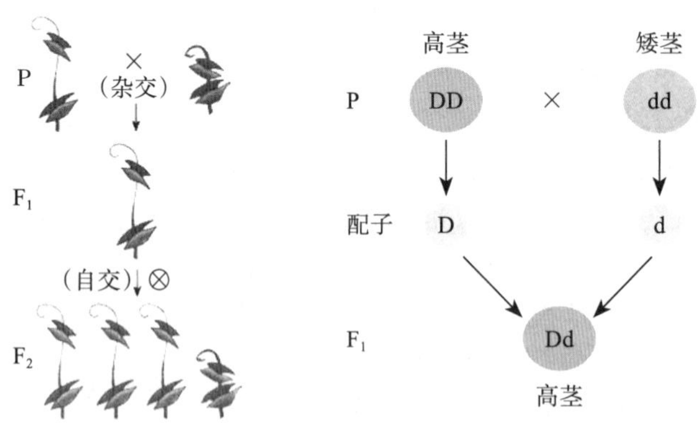

图 3–3　杂交实验

图 3–4　分离定律演示

孟德尔将豌豆高矮茎、有无皱纹等包含多项特征的种子杂交，发现种子各个特点的遗传方式没有相互影响，每一项特征都符合显性原则及分离定律。因此，孟德尔认为具有两对（或更多对）相对性状的亲本进行杂交，在 F_1 产生配子时，在等位基因分

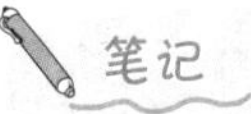

离的同时，非同源染色体上的非等位基因表现为自由组合，这就是自由组合规律的实质。也就是说，一对等位基因与另一对等位基因的分离与组合互不干扰，各自独立地分配到配子中，这就是孟德尔第二定律，即自由组合定律（图 3–5）。

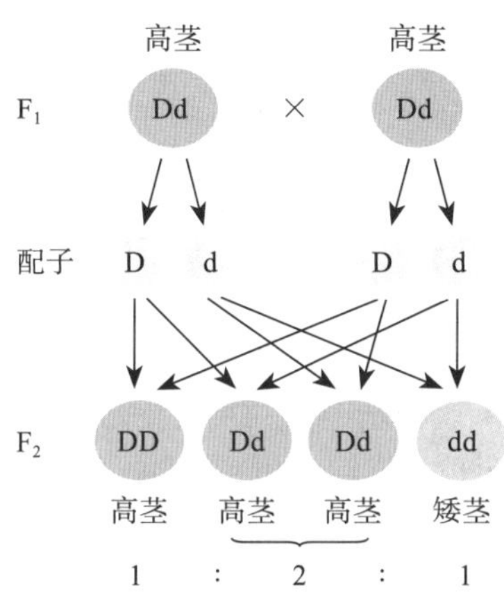

图 3–5　自由组合定律演示

此后，人们发现人体许多遗传性状都符合孟德尔遗传定律，孟德尔遗传定律常被用来解释一些与人类疾病有关的遗传现象。

值得一提的是，在孟德尔死后，其他学者发现这一定律只在一定的条件下成立。而子代的性状是由细胞质内的基因控制的细胞质遗传（也称为母系遗传、核外遗传、母体遗传、非孟德尔式遗传），其特点是子代的性状不会像细胞核遗传那样出现一定的分离比，而是随机地、不均等地分配到子细胞中去。

二、与遗传病有关的知识

遗传病是指人体细胞内的遗传物质发生突变（基因突变或染色体畸变），使遗传物质结构或功能改变而导致的疾病。

（一）遗传病的特点

（1）遗传病与传染病传播方式不同，它在亲代与子代间“垂直传递”，不会波及无亲缘关系的个体。

（2）遗传病有先天性的特点，但不是所有的遗传病都是先天的，也有些遗传病在成人中发病。同时，不是所有先天性疾病都是遗传病，也有获得性的，如妊娠早期风疹病毒感染，导致胎儿患有先天性心脏病或先天性白内障。

（3）遗传病在亲代与子代中以一定数量的比例出现。

（4）遗传病常表现为家族性，在亲祖代及子孙中代代相传。但并非所有的遗传病都有家族性，如白化病在家族中可能是偶发；同样，不是所有家族性疾病都是遗传病，如夜盲症，家族中多成员发病是家族饮食中长期缺乏维生素 A 引起的，而非遗传因素引起的。

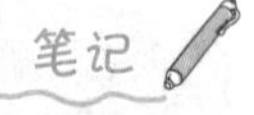

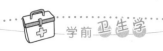

（二）遗传病的分类

遗传病通常按病因分为五类：单基因遗传病、多基因遗传病、染色体病、线粒体遗传病和体细胞遗传病。本节重点介绍前三类。

1. 单基因遗传病

单基因遗传病是指单个基因突变引起的疾病，主要是指一对等位基因突变导致的疾病，可由显性基因或隐性基因突变所致。显性基因是指等位基因（在一对同源染色体的相同位置上控制相对性状的基因）中只要其中之一发生了突变即可导致疾病的基因。隐性基因是指只有当一对等位基因同时发生了突变才能致病的基因。

单基因遗传病的遗传方式遵循孟德尔遗传规律，也称为孟德尔遗传病，分常染色体遗传病和伴性遗传病。如果这种基因突变发生在两条染色体中的一条，由此引起的疾病称为常染色体（或性染色体）显性遗传病。如果这种基因突变同时存在于两条染色体上，由此引起的疾病称为常染色体（或性染色体）隐性遗传病。

（1）常染色体遗传病。包括常染色体显性遗传病和常染色体隐性遗传病。

1）常染色体显性遗传病。该病患者双亲之一为患者，绝大多数为杂合子，纯合子极少见。致病基因由患病亲代传来，双亲都未患病，子女一般不发病。患者子代中约有1/2为患者，而且每次生育都有1/2的概率为患儿。如果双亲同为患者（杂合子），则子代患病的概率为3/4。其遗传特点为连续遗传、无性别差异、家族性聚集等。常染色体显性遗传病有软骨发育不全、成骨不全、并指（趾）、多指（趾）、多发性神经纤维瘤、家族性多发性结肠息肉、成人多囊肾等。

2）常染色体隐性遗传病。患者双亲不发病而是致病基因携带者，子女中出现患者、携带者、健康人的概率分别为1/4、1/2和1/4。患者同胞中约有1/4患病，且男女患病概率均等。患者表型正常的同胞，有2/3的概率为携带者，这种携带者又被称为可能携带者。患者子女中，一般不发病，不出现连续传递现象，多为散发或隔代遗传。近亲结婚时，子女发病的风险增加。其遗传特点为隔代表现、无性别差异。常染色体隐性遗传病有白化病、苯丙酮尿症、先天性聋哑、镰刀型细胞贫血病、半乳糖血症、神经节苷脂沉积病等。

（2）伴性遗传病。包括X连锁显性遗传病、X连锁隐性遗传病、Y连锁遗传病。

1）X连锁显性遗传病。遗传系谱中女性患者多于男性患者，比例约为2∶1，但女性患者的病情常较轻。患者双亲中必有一方患病。如果双亲都无病，则该患者来源于新发生的基因突变。由于交叉遗传，男性患者的女儿全部患病，儿子都正常；女性患者的子女，将有1/2的概率患病。常见到连续几代中都有患者，即连续传递现象（图3-6）。其遗传特点为连续遗传、交叉遗传，女性发病率高于男性，男性患者的女儿均为患者。X连锁显性遗传病有遗传性肾炎、抗维生素D性佝偻病等。与常染色体显性遗传病一样，X连锁显性遗传病也可出现不完全显性现象，表现为女性杂合子的症状较男性患者轻，这时有可能会误判为X连锁隐性遗传病。

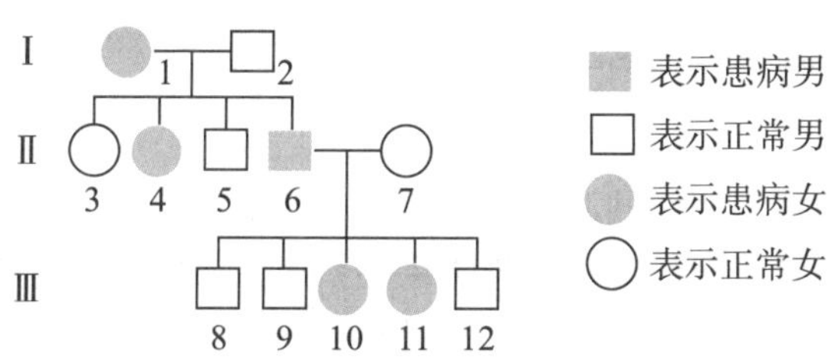

图 3–6　X 连锁显性遗传病系谱

2）X 连锁隐性遗传病。遗传系谱中男性患者远多于女性患者，甚至极少见到女性患者。双亲无病，即父亲正常，母亲为携带者时，儿子有 1/2 的概率患病，女儿无患病风险，但有 1/2 的概率为携带者。由于交叉遗传，患者兄弟、姨表兄弟、舅父、外甥有患病风险。由于一些 X 连锁隐性遗传病是致死性的，患者一般于婚育前死亡，这时很少见到连续传递现象。系谱中经常见到几代由女性携带者传递的方式。另外，一些致死性、散发性 X 连锁隐性遗传病中，1/3 病例是由母亲卵子形成中新发生的基因突变引起的。近亲结婚通常能增加 X 连锁隐性遗传病的患病风险，根据近婚系数计算，舅表兄妹或姨表兄妹婚配后 X 连锁基因的遗传风险较常染色体大，但姑表兄妹或堂兄妹的婚配不会将该病遗传给他们的子女。其遗传特点为隔代遗传、交叉遗传，男性发病率高于女性。X 连锁隐性遗传病有血友病、进行性假肥大性肌营养不良、色盲等。

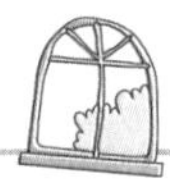

知识窗

X 连锁隐性遗传病女性患病原因

X 连锁隐性遗传病在女性患者中少见，出现女性患者可能属于以下几种情形之一。

（1）患者为隐性基因的纯合子。这可能出现在母亲为携带者，父亲为患者时；也有可能出现在父方或母方正常，但发生了新的突变，而另一方为携带者或患者时。

（2）女性携带者中，带有正常基因的 X 染色体选择性失活，使该携带者两条 X 染色体上的同一等位基因都不表达而患病。

（3）核型为 45，X 的女性，只有一条 X 染色体，同时发生了某种 X 连锁遗传病。

（4）X 染色体易位的 X 连锁隐性遗传致病基因携带者中，如果断裂点破坏了正常 X 染色体上的基因，则表现为患病。

3）Y 连锁遗传病。当控制某种性状或疾病的基因位于 Y 染色体上且随 Y 染色体传递时，称为 Y 连锁遗传。这种遗传表现出全男性遗传、连续遗传的特点。具有 Y 连锁基因者均为男性，父亲致病基因仅传递给全部儿子，女儿全部正常，即只出现男传男现象，称为全男性遗传。Y 连锁基因较少，大多与睾丸形成、性别分化有关，如性

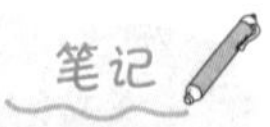

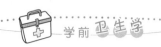

别决定基因 SRY、无精症基因 AZF 等。

2. 多基因遗传病

多基因遗传病由多对基因共同控制，呈家族聚集倾向，所以患者亲属的患病率高于群体患病率，但患者亲属的患病率随亲缘关系递减而剧减。与单基因遗传病不同的是，这些基因没有显性和隐性的关系，每对基因只有微效累加的作用，因此同样的病不同的人由于涉及的致病基因数目不同，病情严重程度、复发风险均可有明显的不同。

较常见的如哮喘、精神分裂症、无脑儿、风湿病、癫痫、胃及十二指肠溃疡、冠心病、动脉粥样硬化、先天性心血管疾病、腭裂、脊柱裂、原发性高血压、糖尿病（青少年型）等均为多基因遗传病。多基因遗传病是最常见、最多发的遗传病。

值得注意的是，多基因遗传病除与遗传因素有关外，环境因素的影响也相当大，故又称为多因素疾病。一个人是否容易患病，受遗传基因和环境因素的共同作用。其中，遗传因素所起的作用大小程度称为遗传度。各种多基因遗传病的遗传度是有差别的（表 3-1）。

表 3-1　常见多基因遗传病的遗传度

疾病名称	群体患病率（%）	遗传度（%）
哮喘	4.0	80
精神分裂症	1.0	80
原发性高血压	4~8	62
消化性溃疡	4.0	37
糖尿病（青少年型）	0.2	75
冠心病	2.5	65
先天性幽门狭窄	0.3	75
先天性髋关节脱位	0.07	70
无脑儿	0.2	60
脊柱裂	0.3	60
唇裂 + 腭裂	0.17	76
腭裂	0.04	76
先天性畸形足	0.1	68
先天性心脏病	0.5	35

3. 染色体病

染色体病是染色体数目或结构异常引起的疾病。遗传物质的改变在染色体水平上可见，表现为数目或结构上的改变。由于染色体病累及的基因数目较多，故症状通常比较严重，造成多器官、多系统的畸变和功能改变。这类疾病涉及一个或多个基因结构或数量的变化，常表现为多发的先天性异常或畸形，对个体的危害往往大于单基因

笔记

遗传病和多基因遗传病。

染色体病又分为两类：①染色体结构异常引起的染色体病，如猫叫综合征；②染色体数目异常引起的染色体病，包括常染色体数目异常（如唐氏综合征、18-三体综合征、13-三体综合征）和性染色体数目异常（如性腺发育不良）。

（1）猫叫综合征。猫叫综合征是5号染色体短臂部分缺失引起的遗传病，1963年由杰罗姆·勒热纳（Jerome Lejeune）等首次报道。该综合征的发生率为十万分之一，在国内外均很少见。猫叫综合征最明显的特征是患者在婴幼儿期的哭声类似猫叫，可能由患儿喉部发育不良所致，也可能与脑损害有关。其他临床表现有生长发育迟缓、小头、满月脸、眼距较宽、外眼角下斜、斜视、内眦赘皮、小颌、耳低位、肤纹异常等特点，并伴有严重智力低下。

（2）唐氏综合征。唐氏综合征又称为21-三体综合征、先天性愚型，病因是多了一条21号染色体。唐氏综合征患儿的临床表现：①面容特殊，如眼裂小、眼距宽、双眼角上斜、鼻梁低平、低耳位、外耳小、硬腭狭小、张口伸舌；②绝大部分患儿都有不同程度的智力发育障碍，随年龄的增长日益明显；③生长发育迟缓，如患儿出生时身长和体重均较正常儿低，出生后体格发育、动作发育迟缓，身材矮小，骨龄落后于实际年龄；④手掌出现猿线（俗称通贯手）；⑤常伴发其他畸形，约50%的患儿伴有先天性心脏病，其次是消化道畸形，甲状腺功能减低及白血病的发生率也明显高于正常人群。

（3）特纳综合征。特纳综合征又称为性腺发育障碍综合征，是女性少一条X染色体导致的，核型为45, X。单一的X染色体来自母亲，失去的染色体是由父亲的精子细胞性染色体不分离造成。特纳综合征患儿的临床表现有身高增长缓慢、颈短而宽、有蹼颈、后发际低，以及两乳头距离过宽等。

第二节 控制环境因素提倡优生

问题导入

英国博物学家查尔斯·罗伯特·达尔文是进化论的奠基人。他的《物种起源》和《进化论》几乎改变了人们对自然世界的看法。

> 问题
> 为什么他们生育的孩子会有如此后果？

达尔文从小就对表姐艾玛·韦奇伍德情有独钟。艾玛·韦奇伍德是达尔文舅舅的女儿，也是著名陶器设计家和制造者乔赛亚·韦奇伍德的孙女。她长得非常漂亮，而且聪明伶俐，有学识和教养。

尽管达尔文事业上取得了辉煌的成就，与表姐艾玛的婚姻也十分甜蜜，但是结的

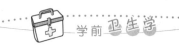

笔记

“果”却是苦涩的。婚后，艾玛生了6男4女，共10个孩子。然而没有一个孩子身体健康，两个大女儿未长大就夭折了，三女儿和两个儿子都终生不育，其余的孩子也都被病魔缠身，智力低下。

创立了基因学说的20世纪美国著名遗传学家摩尔根，也有一场不该出现的婚姻。他与表妹玛丽结婚后，科研工作取得了杰出的成就。后人写的《摩尔根传》一书中说：“摩尔根在事业上的成功，与玛丽的帮助是分不开的。”但是他们的两个女儿都是“莫名其妙的痴呆”，而且过早地离开了人世。他们养育的唯一的男孩也有明显的智力残疾。

问题分析

达尔文晚年在研究植物进化过程中发现，异花授粉的个体相比自花授粉的个体，结出的果实又大又多，而且自花授粉的个体非常容易被大自然淘汰。这时他才恍然大悟：大自然讨厌近亲婚姻。这就是他与表姐婚姻的悲剧所在。

摩尔根夫妇以后再也没有生育。他提出：“没有血缘亲属关系的民族之间的婚姻，才能制造出体质上和智力上都更为强健的人种。”他大声疾呼：“为创造更聪明、更强健的人种，无论如何也不要近亲结婚。”

出生缺陷受遗传因素与环境因素的双重影响。为预防出生缺陷，提倡优生势在必行。那么，什么是优生？优生的主要措施有哪些？让我们带着这些问题一起进入这一节的学习。

一、优生的概念

“优生”一词由英国人类遗传学家高尔顿（Galton）于1883年首次提出，其原意是“健康的遗传”，即运用遗传学原理改善人类遗传素质的科学。他认为要“研究在社会控制下能改善或削弱后代遗传素质的动因，这种遗传素质既包括体格，也包括智力”。他主张通过选择性的婚配减少不良遗传素质的扩散和劣质个体的出生，从而达到逐步改善和提高人群遗传素质的目的。

优生学是研究并利用遗传学的原理和方法以改善人类遗传素质的科学，即主要研究如何用有效手段降低胎儿缺陷发生率，如何提高出生婴儿体质水平的科学。

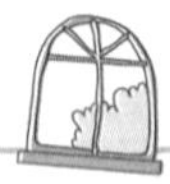

知识窗

优生学分类

优生学研究可分为基础优生学、临床优生学、环境优生学、社会优生学。基础优生学是指从生物科学和基础医学等方面对优生进行研究的科学，包括遗传学、分子生物学、畸胎学、流行病学等；临床优生学是研究如何通过临床措施改进和提高出生人口素质的科学，包括胎儿生理学、病理学、遗传学、营养学、新生儿学、产

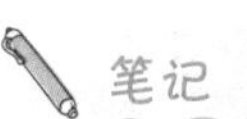

科学等；环境优生学研究环境因素与优生的关系；社会优生学是从社会科学和社会运动等方面对优生进行研究，包括优生立法、优生政策、优生宣传及优生教育等。

1960 年，美国遗传学家斯特恩（Stern）将优生学划分为正优生学和负优生学两类。

1. 正优生学

正优生学也称为积极优生学，主要研究如何增加有利表现型的基因频率，研究如何维持和促进人群中有利（优良）基因频率的增长，提倡优生优育。近些年来兴起的人工授精、体外受精及胚胎移植、单性生殖、遗传工程、DNA 重组等技术，为正优生学研究开辟了广阔的前景。

2. 负优生学

负优生学也称为消极优生学，主要是研究如何降低人群中不利表现型的基因频率，减少或消除有严重遗传病和先天性遗传病的个体出生。负优生学的具体内容包括遗传咨询、产前诊断、宫内治疗等。

二、优生的措施

现代优生学的各种研究为优生提供理论和防治技术措施，防止和减少有遗传病和先天性缺陷儿童的出生。

（一）禁止近亲结婚

近亲（或称亲缘关系）是指三代或三代以内有共同的祖先。如果近亲之间通婚，称为近亲婚配。近亲婚配的夫妇有可能从他们共同祖先那里获得同一基因，并将之传递给子女。如果这一基因通过常染色体隐性遗传方式传递，其子女就可能因为是突变纯合子而发病。因此，近亲婚配增加了某些常染色体隐性遗传病的发生风险。近亲婚配使子女中得到这样一对相同基因的概率增加，这个概率称为近婚系数。

据世界卫生组织估计，人群中每个人携带 5~6 种隐性遗传病的致病基因。在随机婚配（非近亲婚配）时，由于夫妇两人无血缘关系，相同的基因很少，他们所携带的隐性致病基因不同，因而不易形成隐性致病基因的纯合体（患者）。而在近亲结婚时，夫妇两人携带相同的隐性致病基因的可能性很大，相同的隐性致病基因容易在子代相遇，使后代遗传病的发病率升高。

《中华人民共和国婚姻法》规定禁止近亲结婚，为了减少遗传病的发生，应特别注意避免与直系血亲或三代以内的旁系血亲（图 3–7）结婚。

笔记

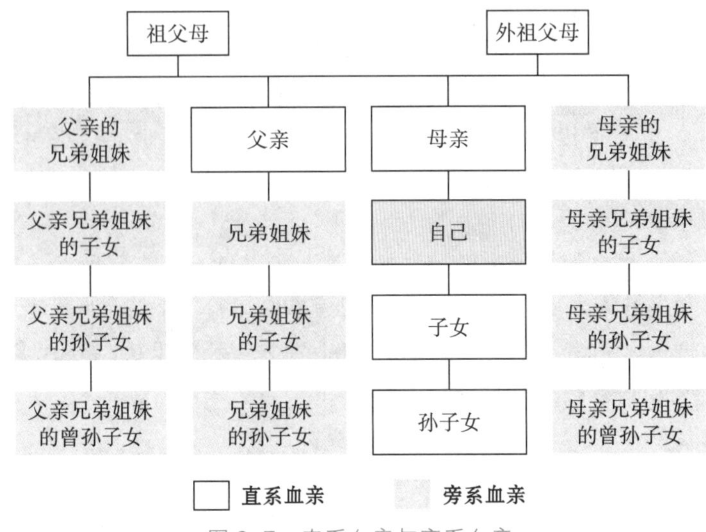

图 3-7　直系血亲与旁系血亲

（二）遗传咨询

遗传咨询是应用遗传学和临床医学的基本原理和技术，与遗传病患者、亲属及有关社会服务人员讨论遗传学的发病原因、遗传方式、诊断、治疗和预后等问题，解答提出的有关遗传学方面的问题，给予婚姻、生育、防治、预防等方面的医学指导。医师通过询问、检查、收集家族史来解答遗传病患者或其亲属提出的有关该病病因、遗传方式、诊断、治疗及预后等问题，估计子代的再发风险率。

1. 婚前咨询

（1）本人家属或对方家属中有某种遗传病能否结婚，以及后代健康估测。

（2）本人或对方有某种遗传病能否结婚，结婚后是否传给后代。

2. 产前咨询

（1）双方中一方或家属有遗传病或先天畸形，生育子女患病的概率。

（2）已生育过患儿再妊娠是否会再生育同样患儿。

（3）妊娠期接触过放射线或某些化学物质，会不会影响胎儿健康。

3. 一般遗传咨询

（1）本人有遗传病家族史，这种病是否会累及本人或子女。

（2）某种畸形是否与遗传有关，会不会影响后代。

（3）习惯性流产、夫妻多年不孕的原因及生育指导。

（4）已诊断的遗传病能否治疗。

（5）接触过放射线、化学物质会不会影响后代等。

不同种类的遗传病，其子代的再发风险率各有其规律，通过分析确定遗传方式，估计遗传病再发风险，提出对策和措施。

对已婚的遗传病“危险者”（包括一些致病基因携带者和已明确严重接触致畸因素

者），最好动员其绝育。如果母亲已怀孕则应进行产前诊断，确定胎儿的性别和疾病情况，进行选择性流产。例如，已知孕妇为血友病携带者，可知女胎表型正常（其中50% 为杂合体），但男胎是患儿的概率为 50%。在无法确定胎儿是否为患儿时，最好选择男胎流产。

（三）提倡适龄生育

大量研究表明，人的一生中生命力最旺盛的时期为 25~29 岁。一般认为，这也是生育的最佳年龄。生育过早，女性全身器官，尤其是生殖器官和骨盆还处于发育阶段，尚未完全成熟，妊娠和分娩的额外负担对母子双方的健康均不利，难产或造成一些并发症和后遗症的可能性大。生育过晚，年龄超过 35 岁，妊娠、分娩过程中会发生一些并发症，如宫缩乏力、产程延长、产道异常、产后出血等。表 3–2 为母亲生育年龄与唐氏综合征发病率之间的关系。

表 3–2　母亲生育年龄与唐氏综合征发病率之间的关系

母亲生育年龄（岁）	唐氏综合征发病率
<29	1/15000
30~34	1/800
35~39	1/270
40~44	1/100
>45	1/50

此外，35 岁以后，卵巢功能开始衰退，容易造成流产、死胎、畸胎等。同时，临床认为，男性的最佳生育年龄为 25~35 岁，因为这时的男性大多体力和精力充沛，身体各方面情况都比较好，精子质量和活性也处于最佳状态。精子活力随着男性年龄增长而逐步下降，源于精子的染色体突变造成的胎儿先天疾病发生率也会有所增加。

（四）产前诊断

产前诊断是在出生前对胚胎或胎儿的发育状态、是否患有疾病等方面进行检测诊断。遗传疾病的产前诊断主要采用羊膜腔穿刺和绒毛取样等技术获取胎儿来源细胞，对胎儿的染色体和基因进行分析诊断，是预防遗传病患儿出生的有效手段。遗传病诊断是产前诊断的一个重要方面，在减少遗传病患儿的出生、提高人口素质方面具有重要意义，尤其在目前人类对大多数遗传病还不能进行有效治疗的条件下，在诊断患有遗传病后用终止妊娠来防止遗传病患儿的出生更具有突出的意义。

胎儿结构异常的产前诊断主要通过影像学技术，包括超声和磁共振成像。目前胎儿镜也开始应用于产前诊断。

1. 产前诊断的对象

（1）夫妇之一有染色体畸变，或者生育过染色体病患儿的夫妇。

（2）35 岁以上的孕妇。

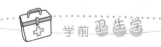

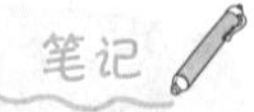
笔记

（3）夫妇之一有开放性神经管缺陷，或者生育过这种患儿的孕妇。

（4）夫妇之一有先天性代谢缺陷，或者生育过这种患儿的孕妇。

（5）孕妇为 X 连锁遗传致病基因携带者。

（6）有习惯性流产史的孕妇。

（7）羊水过多的孕妇。

（8）有致畸因素接触史的孕妇。

（9）有遗传病家族史，又近亲结婚的孕妇。

2. 产前诊断的方法

产前诊断的方法有无创性和有创性两类。无创性方法有 B 超检查、孕妇血液与尿液检测和磁共振成像等；有创性方法有羊膜腔穿刺、绒毛取样和胎儿镜等。

产前诊断主要从四个方面来检测胎儿是否患有先天性 / 遗传性疾病。

（1）观察胎儿的外表结构及器官发育。应用超声、磁共振成像、胎儿镜等检查观察胎儿有无先天性畸形，如唇腭裂、肢体畸形、先天性心脏病、先天性幽门狭窄、肛门闭锁等。当前在产前诊断中应用最为广泛的是 B 超检查。超声检查对孕妇和胎儿都无创伤而且无明显的不良影响，因此产前超声检查在产前影像诊断中的地位是最高的，是其他任何一种技术都不能替代的。

（2）胎儿染色体核型分析。利用羊水、绒毛细胞或胎儿血细胞培养，进行染色体核型分析，可用于诊断胎儿染色体数目和结构异常疾病，如 21- 三体、18- 三体、13- 三体、染色体易位、性染色体异常。大多数染色体异常患者伴有生长发育迟缓、智力低下、畸形、性发育障碍等多种先天缺陷。近年发展起来的荧光原位杂交（FISH）技术使胎儿染色体分析得到进一步发展。

（3）生物化学分析。利用羊水、羊水细胞、绒毛细胞或胎儿血液等进行蛋白质、酶和代谢产物的分析，可以检测发现某些先天性代谢性疾病、血红蛋白分子病等。在产前诊断时，必须对代谢性疾病的生化本质有充分的认识。只有生化本质完全明确的代谢性疾病才能进行胎儿产前诊断，否则无法进行。以往诊断代谢性疾病的标本主要用经过培养的或未经培养的羊水细胞和羊水上清液，只有在羊水或羊水细胞中得到表现的代谢性疾病才有可能进行产前诊断。近年来，基因诊断的兴起和发展，使先天性代谢性疾病有了更直接和有效的诊断手段。

（4）基因检测分析。产前基因诊断是在胎儿出生以前，采用聚合酶链式反应（PCR）、DNA 序列分析、限制性片段长度多态性（RFLP）分析、多重连接探针扩增（MLPA）技术、变性高效液相色谱（DHPLC）分析等现代分子生物学技术对疾病相关基因进行分析，判断胎儿是否有某种单基因遗传病。目前，血友病 A、血友病 B、进行性假肥大性肌营养不良、脊肌萎缩症、经典型苯丙酮尿症、地中海贫血等遗传病的产前诊断技术已经非常成熟，准确率也很高。如进行性假肥大性肌营养不良，患儿常在 10 岁左右发病，至 20 岁左右死于并发症，以往只能告知家系携带者只能生女孩，不能生男孩。目前通过产前基因诊断可以检测出进行性假肥大性肌营养不良患儿，极大地减轻了家庭和社会负担。

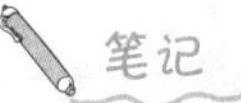

第三节 新生儿护理

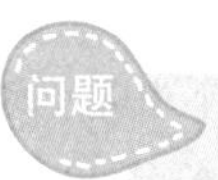

问题导入

“妈，你看宝宝嘴巴长了白白的东西，是不是牙齿啊?”“我看看……这是马牙，得挑!”宝宝的奶奶说着就去房间找她的绣花针了。这个场景不知你们有没有经历过，如果宝宝长“马牙”了，老人常常会建议你用毛巾擦，用牙签、绣花针来挑……重庆市一名1个月大的宝宝口腔上颚及下牙床长了几颗软软的“牙齿”，宝宝的妈妈听老人说这种“牙齿”不能留，于是用缝衣针把“牙齿”挑破了。没想到第二天宝宝就出现了发热、拒食、精神状态不好的症状，医师检查后发现，宝宝因挑“马牙”而导致感染，患上了败血症，后经治疗，宝宝的情况才有所好转。

问题

为什么会出现挑“马牙”导致宝宝受伤害的情况?

问题分析

“马牙”，又称“板牙”“小米牙”，常在宝宝出生4~6周时形成（有些宝宝会长，有些则不会），看起来有点像刚萌出的乳牙，但实际上由上皮细胞堆积而成，不是真正的乳牙，在医学上叫作“上皮珠”。长“马牙”对宝宝来说既没有疼痛感，也不会影响宝宝吃奶及长乳牙，“马牙”一般在宝宝出生几个月后脱落，是一种正常的生理现象。除了挑“马牙”，还有很多育儿传统，表面上看是为了宝宝能发育得更好，实际上是育儿陋习。

新生儿有哪些特殊的生理现象？如何对新生儿进行护理？让我们带着这些问题一起进入这一节的学习。

一、新生儿的概念

新生儿是指胎儿娩出母体并自脐带结扎起，至出生后满28天的婴儿。新生儿在生长发育和疾病方面具有非常明显的特殊性，且发病率高，死亡率也高，因此新生儿期是婴儿期中的一个特殊时期。

在此期间，新生儿刚刚脱离母体转而独立生存，所处的内外环境发生根本的变化，而其适应能力尚不完善。此外，分娩过程中的损伤、感染在此期延续存在，先天畸形也常在此期表现。

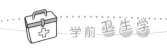

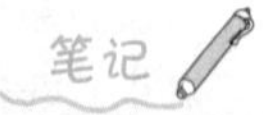
笔记

1. 按胎龄分类

（1）足月儿。指胎龄 37~42 周（259~294 天）的新生儿。

（2）早产儿。指胎龄 <37 周（<259 天）的新生儿，又称为未成熟儿。

（3）过期产儿。指胎龄 >42 周（>294 天）的新生儿。

2. 按出生体重分类

（1）低体重儿。指出生体重（出生 1 小时内的体重）<2500 克者，大多数为早产儿，也有足月或过期小于胎龄儿，其中出生体重 <1500 克者称为极低体重儿；出生体重 <1000 克者称为超低体重儿。

（2）正常体重儿。指出生体重为 2500~4000 克（≥ 2500 克，<4000 克）的新生儿。

（3）巨大儿。指出生体重≥ 4000 克的新生儿，包括正常和有疾病者。

二、新生儿的生理特点

（一）新生儿的一般生理特点

一般正常足月新生儿为胎龄 37~42 周、体重≥ 2500 克、身长在 47 厘米以上（平均约 50 厘米）、无畸形和疾病的活产婴儿。

1. 外观

皮肤红润，胎毛少，有胎脂；头发可多可少；耳郭软骨发育良好；乳晕清楚，有乳房结节；四肢屈曲，指（趾）甲长到或超过指（趾）尖，足跖纹理遍及足底；男婴睾丸下降，女婴大阴唇完全覆盖小阴唇；头长占身长的 1/4，四肢短，头颈短；肌肉力量小，头大而沉。

皮肤表皮薄，易擦伤、抠烂；皮下脂肪少，易受凉；汗腺未完善，易受热；出生后 1 小时，体温下降 2~3℃，应注意保暖；鼻子上有黄白色小点，头皮上形成厚厚的痂皮，是皮脂腺。

新生儿有 305 块骨，软骨没有完全钙化；前囟门为 2 厘米 ×2 厘米，没有骨头覆盖；脊柱没有生理弯曲，支撑能力差；四肢屈肌力大于伸肌力，常常蜷曲；关节不牢固，易脱臼。

2. 生理功能

脑相对较大，重 350~400 克，相当于成人的 25%；神经髓鞘化未完成，易出现泛化反应；具有先天反射，如拥抱、握持、觅食、吸吮、吞咽、踏步。每天睡眠时间为 16~22 小时。视觉（生理性远视，20 厘米左右才看得见，有闭目反应）、听觉（喜欢心跳声）、触觉、温度觉、味觉、嗅觉（1 周后可以辨别母乳）等感觉器官灵敏。呼吸较浅快，频率为 40~45 次 / 分钟，为腹式呼吸。

红细胞计数和血红蛋白量较高，以胎儿血红蛋白为主，总血量均为 300 毫升。血液循环由胎儿循环转为生后循环；血流多分布于躯干和内脏而四肢较少；心率快，心率波动较大，平均为 120~140 次 / 分钟，可有心脏杂音。

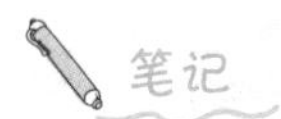

消化道面积相对大（肠为身长的 8 倍，在成人为 4.5 倍），肠壁较薄，通透性高，有利于营养物质的吸收；食管下部括约肌松弛，胃呈水平位，幽门括约肌发达，故易发生溢乳和呕吐；吞咽功能较完善；胃容积小（30~60 毫升），排空快，蠕动快。

皮肤、黏膜屏障作用差，胃酸分泌少，白细胞吞噬能力低下，血清补体少，对真菌的杀灭能力较低，细胞免疫功能不完善。被动免疫在 6 个月后丧失。

一般出生后 24 小时开始排尿，出生 1~2 天为 4~5 次 / 天，一周后可达 20 次 / 天。新生儿浓缩、排钠能力较差，酸碱平衡能力有限，需水量为成人的 2 倍。尿道短，女婴只有 1 厘米，易受污染。

胎粪在出生后 12 小时内排出，呈墨绿色或棕褐色，黏稠，无臭味。过渡便（出生后 1~2 天）为黄绿色。母乳喂养婴儿的粪便较稀、呈金黄色、有酸味、次数多；人工喂养婴儿的粪便硬、呈淡黄色、较臭、次数少。

新生儿体温调节中枢功能不完善，皮下脂肪薄，体表面积相对较大，易出现体温不升或“脱水热”。正常体温为 36.4~ 37.2℃。

（二）新生儿的特殊生理状态

1. 生理性体重下降

新生儿出生后 3~4 天，由于胎粪的排出、胎脂的吸收及丧失水分较多，加上新生儿吸吮能力弱、吃奶少，可能出现暂时性的体重下降，甚至比出生时的体重还低，临床上称为生理性体重下降。7~10 天后，随着新生儿吃奶量的增多，机体对外界环境的适应性逐步调整，体重会逐渐增加，恢复到出生时的水平。

2. 生理性黄疸

新生儿时期，由于胆红素代谢异常，引起血中胆红素水平升高，出现以皮肤、黏膜及巩膜黄染为特征的病症，是新生儿中最常见的临床问题。正常足月新生儿多在出生后 2~3 天出现黄疸，4~5 天达高峰，7 天左右消退，一般不超过 2 周。生理性黄疸属于正常生理现象，不需要治疗。

3. 新生儿红斑和粟粒疹

新生儿出生后 1~2 天，头面部、躯干、四肢出现大小不等的多形斑丘疹，称为“新生儿红斑”；鼻尖、鼻翼、颊面部因皮脂腺堆积而出现小米粒大小的黄白色皮疹，称为粟粒疹。新生儿红斑和粟粒疹为正常生理现象，几天后自然消退。

4. 新生儿假月经

部分女婴出生后 5~7 天阴道流出少许血性分泌物，可持续 1 周，称为新生儿假月经。这是由于母体的雌激素通过胎盘进入胎儿体内，并维持在一个较高水平，使新生儿的阴道上皮增生，阴道分泌物增多，还可能使子宫内膜增生。婴儿出生后，雌激素水平就会下降，这时子宫内膜就会脱落，使阴道出血。这种情况不必处理，几天后自行消失。

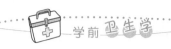

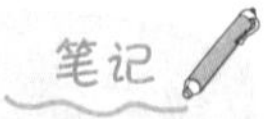
笔记

5.“马牙”或“板牙”

新生儿在口腔黏膜上颚中线和齿龈部位常有黄白色小点，是由上皮细胞堆积或黏液腺分泌物积留形成的，称为“马牙”或“板牙”。这种情况不需要处理，多于数周后消退，切勿挤压“马牙”，以免引起感染。

6. 新生儿乳房肿大

新生儿的乳房在出生后第 4~5 天出现轻度肿胀，并有少许乳汁溢出，7~10 天达高潮。这是因为母亲在妊娠后期分泌雌激素（孕激素及催乳素），雌激素通过胎盘进入胎儿体内，造成乳房肿胀，无论男孩、女孩都可有，属于正常生理现象。这种现象在出生 2~3 周后即可消失，切勿挤压乳房，以免引起乳腺组织炎症。

7. 皮肤青斑

新生儿出生后背部、腰骶尾部及臀部皮肤有浅灰蓝色或暗褐色的色素斑，也称为“蒙古斑”。这其实是先天性真皮黑色素细胞增多症，组织学上可见黑素细胞停留在真皮深部，故又称为真皮黑变病。这种青斑一般见于黄种人或黑种人新生儿。

皮肤青斑可发生于身体的任何部位，以腰骶部及臀部多见，呈灰青、蓝或蓝黑色，圆、卵圆或不规则形，边缘不很明显，直径可从仅数毫米到十余厘米，多为单发，偶见多发，不高出皮肤表面，压之不褪色。随着年龄的增长，特殊色素细胞沉着减少，色逐渐转淡，最后消失，常于 5~7 岁自行消退而不留痕迹，极少数可持续到成年。皮肤青斑对机体无任何危害，所以不需要治疗。

三、新生儿的护理

（一）注意保暖

新生儿体温过低会影响代谢和血液循环，故保暖很重要。新生儿期环境室温应保持在 20~22℃，洗澡时室温应在 26℃以上，相对湿度应保持在 60%~65%。要保证室内阳光充足，空气新鲜。

（二）保持呼吸道通畅

在新生儿娩出后，开始呼吸前，迅速清除口、鼻部的黏液及羊水，经常检查其鼻孔是否通畅，清除鼻孔内的分泌物。新生儿适宜的体位一般为右侧卧位。避免随意用物品阻挡新生儿口鼻腔或按压其胸部。

（三）严格进行消毒与隔离，预防感染

每天开窗通风，保持室内空气新鲜，地面随时拖擦，保持干净。护理新生儿前应注意手卫生，用消毒剂洗手或喷手，尤其在喂奶前及换尿布后。严格探视制度，避免患感冒和其他各种传染病的亲属探视。

笔记

（四）注意皮肤清洁

每天给新生儿沐浴一次，沐浴时应注意保暖，室温26℃、水温38℃为宜。新生儿皮肤娇嫩，容易损伤，因此洗浴和接触动作要轻柔，衣着要宽松，质地柔软，不宜钉扣子或用别针，以棉布衣物为最好，衣物应经常洗晒。要用温水擦洗皮肤皱褶处，每次大小便后要用清水清洗臀部和外阴，并用毛巾擦干。使用的尿布也要柔软，及时更换，预防尿布皮炎。

（五）预防脐部感染

分娩后1~2分钟内进行脐部结扎，遵守无菌操作。在脐带残端未脱落时，每天用0.5%聚乙烯醇醚络碘溶液擦拭脐部一次，然后覆盖消毒纱布，不要放盆内洗澡。脐带残端脱落后，可以不用纱布，但必须保持脐部干燥清洁。尿布也要在脐部以下，以免污染脐部。脐带残端脱落后可开始盆浴。如果脐部有红肿、有异味血性分泌物等应请医务人员处理。发现脐部发红或有脓性分泌物，则应进行消炎处理。

（六）五官护理

出生后即用0.5%新霉素或0.25%氯霉素滴眼，以防新生儿眼炎。眼睛分泌物多时，可用0.9%的氯化钠溶液或2%硼酸棉球拭净后再滴眼药。新生儿出现鹅口疮时可用2%碳酸氢钠水溶液清洁口腔。洗澡、洗头时勿让耳朵进水。注意预防新生儿鼻塞，及时用棉签清理鼻腔分泌物。

（七）注意全身检查

观察新生儿的呼吸、心跳、皮肤、四肢活动和肌张力、反应、哭声，检查有无畸形、产伤、窒息、感染、脐带出血、皮肤色变、大小便性状和颜色。

（八）提倡母乳喂养

出生后母乳喂养越早越好，一般为出生后半小时左右。初乳是指产后2天或3天内分泌的乳汁。初乳颜色较黄，比较清淡，营养价值很高，含有丰富的蛋白质、脂肪、乳糖、矿物质，同时含有大量的分泌型免疫球蛋白，它能杀死破伤风梭菌、百日咳杆菌、肺炎链球菌及引起腹泻的大肠埃希菌，且能抵抗麻疹病毒、脊髓灰质炎病毒。实践证明，产后开奶时间越早，乳汁分泌越好；吸吮越勤越早，产乳越多。

当母亲有传染病不能授乳时，可采用配方乳喂养。对于无法母乳喂养的新生儿可先试喂5%~10%葡萄糖水，如无消化道畸形、吸吮吞咽功能良好，可给予配方乳。人工喂养器具应严格消毒，预防感染。

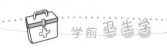

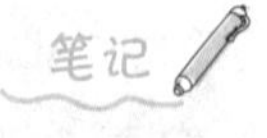

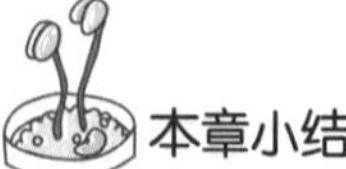

本章小结

遗传病是指遗传物质发生突变，使遗传物质结构和功能改变而导致的先天性疾病，它包括单基因遗传病、多基因遗传病、染色体病、线粒体遗传病和体细胞遗传病。

遗传病会降低人口素质，给社会、家庭、患者造成严重的经济及精神负担，其危害显而易见。为降低遗传病发生率，预防出生缺陷，首先要采取优生措施，包括禁止近亲结婚、进行遗传咨询、提倡适龄生育、开展产前诊断等。此外，新生儿在生长发育和疾病方面具有非常明显的特殊性，且发病率高，死亡率高，因此需要特别关注新生儿的护理问题，包括新生儿的保暖、保持其呼吸通畅、严格进行消毒与隔离等，以保证新生儿的健康生长发育。

理论知识练习

一、简答题

1. 简述遗传病的分类。
2. 简述优生的措施。
3. 简述孟德尔遗传定律。
4. 新生儿有哪些特殊的生理状态？

二、论述题

1. 新生儿有哪些特点？如何进行新生儿护理？
2. 论述产前诊断的对象及方法。

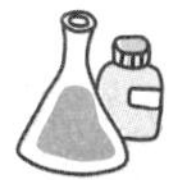

实践能力提升

1. 小组讨论活动：查阅相关文献，对周围的同学、亲友、幼儿园教师、家长进行调查，了解遗传病的发生概率，以及人们对遗传病的了解程度，设计一个有关普及遗传病知识的宣传计划。

2. 小组活动：通过观看视频、到医院参观，了解新生儿护理基本程序，掌握新生儿护理技术，进行实际演练。

拓展阅读

多基因遗传病与遗传度的关系

多基因遗传病的发病风险与遗传度密切相关。根据群体患病率、遗传度和患者一级亲属患病率之间的关系，可以估计多基因遗传病的发病风险。当群体发病率为

笔记

0.1%~1% 时，遗传度如果是 70%~80%，则患者一级亲属的发病率接近群体发病率的平方根；当遗传度低于该值，患者一级亲属的发病率低于群体发病率的平方根；当遗传度高于该值，患者一级亲属的发病率高于群体发病率的平方根。

亲缘关系的远近与发病率也有关系。患者一级亲属与患者发病率相同，二级亲属［叔、伯、舅、姑、姨、侄（女）、外甥（女）］患病的危险性较一级亲属患病的危险性明显下降，但其后远亲患病的危险性下降得较慢。例如，唇裂患者一级亲属发病率为 4%，二级亲属为 0.7%，三级亲属为 0.3%。这一遗传特性有别于常染色体遗传病，在常染色体显性遗传中，每一代的危险性都较前一代降低一半，危险性固定且容易推测。常染色体隐性遗传病中只有同胞患病，其他亲属不患病。

家庭中若有一个以上的成员患病，那么再发风险率会升高。例如，在一个家庭中双亲之一患神经管缺陷，再发风险率为 4.5%；若双亲之一再加一个子女患病，再发风险率增加到 12%；若双亲之一再加两个子女患病，再发风险率增加到 20%。而单基因遗传病不管有一个、两个或更多个患儿出生，再发风险率对下一个孩子是不变的。

病情越严重，亲属的再发风险率越高。患病严重的个体表明其家庭具有更多的易感基因，所以再发风险更大。如单纯性唇裂患儿，其同胞再发风险率为 4.0%；若患者患双侧唇裂和腭裂，其同胞再发风险率增加到 5.6%。这一点也与单基因遗传病不同，在单基因遗传病中，不论病情如何，一般都不影响其再发风险。

当某种疾病在一种性别的发病率高于在另一种性别的发病率时，在发病率低的性别，其后代再发风险率升高；相反，在发病率高的性别，其后代再发风险则降低。这是因为发病率低的性别，发病阈值高，一旦发病，则意味着其带有较多的致病基因。例如，先天性幽门狭窄的男性发病率是女性的 5 倍，女性患者的儿子中，发病率为 20%，男性患者的儿子中，发病率为 5%。

双亲近亲婚配，子女再发风险率高。这是因为近亲婚配的双方带有更多相同的从共同祖先那里遗传来的致病基因。

第四章

学前儿童营养与膳食

关键词

营养素；能量；糖类；脂肪；蛋白质；合理膳食；膳食卫生

学习目标

1. 了解营养素和能量的内涵。
2. 掌握学前儿童生长发育所需的各种营养素及其生理功能。
3. 熟悉妊娠期、婴儿喂养、幼儿膳食的营养要求。
4. 熟悉膳食搭配的原则，学会制订学前儿童膳食计划。
5. 掌握托幼机构的膳食卫生管理要求。

内容结构图

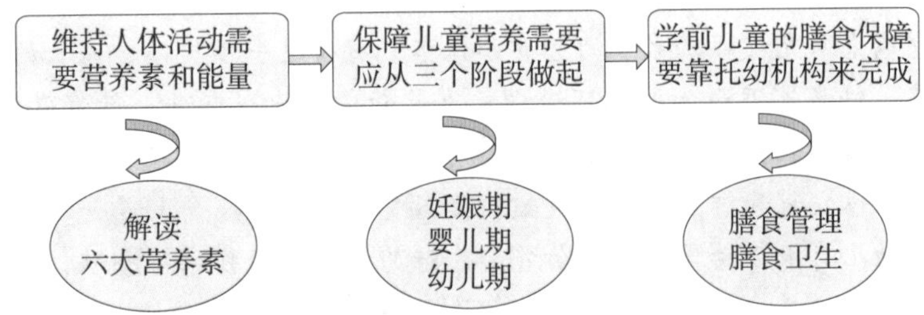

本章第一节详细介绍学前儿童需要的六大类营养素（蛋白质、脂肪、糖类、维生素、矿物质、水）的生理功能、营养价值等，为学前儿童的合理膳食提供营养学支持。第二节根据学前儿童饮食的特点，结合学前儿童需要的营养素，分别从妊娠期营养、婴儿喂养、幼儿膳食三个阶段介绍如何满足学前儿童的营养需求。第三节对托幼机构的膳食管理与膳食卫生进行梳理，对托幼机构的膳食搭配、膳食计划、食品卫生、厨房和炊事人员卫生、婴幼儿进食卫生进行解读。本章学习重点是掌握学前儿童所需营养素及其生理功能和食物来源，合理搭配学前儿童的膳食，严格制定和执行托幼机构膳食管理制度，确保学前儿童膳食卫生，与家长配合培养儿童良好的饮食习惯。

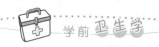

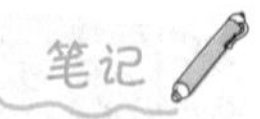

第一节 营养学基础

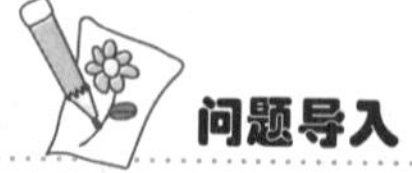

有研究团队对幼儿家长的膳食营养知识、态度、行为现状进行调查研究，为有针对性地开展幼儿膳食营养健康教育工作提供科学依据。该调查研究随机抽取河南省开封市某区6所幼儿园的幼儿家长1200名进行“家长膳食营养知识—态度—行为”问卷调查，回收有效问卷1098份。结果发现，家长的营养知识、态度、行为得分和总分良好率分别为56.4%、42.4%、33.3%、31.5%，说明家长营养知识水平有限，不良膳食行为广泛存在，膳食结构不合理，每周摄入薯类、鱼和海鲜类、坚果类、粗粮、动物内脏、蔬菜的频率不足；家长的文化程度、职业和家庭角色是营养知识、态度、行为得分的影响因素，文化程度越高，各项指标的得分也越高；家长膳食行为得分与幼儿膳食行为得分存在正相关（r=0.521，P<0.05），家长的不良膳食习惯会对幼儿产生不良影响①。

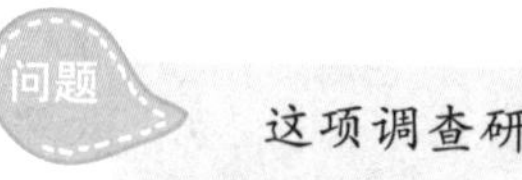

这项调查研究告诉了我们什么？

问题分析

此项调查研究发现，家长的营养知识水平有待进一步提高，家长的不良膳食行为广泛存在，许多家庭膳食结构不合理；家长营养知识、态度、行为得分与文化程度、职业和家庭角色相关；家长膳食行为与幼儿膳食行为之间存在一致性和相关性。而幼儿正处于身体发育和智力发育的关键时期，全面均衡的膳食营养是其健康成长的前提和保障。幼儿有很强的学习和模仿能力，行为习惯有很强的可塑性，学龄前期是幼儿学习营养知识、养成良好饮食习惯的关键时期。在这个关键期，家长营养知识缺乏、随意的饮食态度和不良的膳食行为往往影响幼儿的健康。为提高幼儿的营养水平，必须提高幼儿家长的营养知识水平，强化其对膳食营养重要性的认识，纠正其不良的饮食习惯。

为了促进儿童的健康成长，我们需要掌握哪些营养知识？学前儿童需要哪些营养素？如何才能保证学前儿童获取足够的营养？带着这些问题，我们一起进入这一节的学习。

① 殷锋科，赵云清，王少光，等. 1098例幼儿家长膳食营养知识—态度—行为调查[J]. 中国儿童保健杂志，2013（3）：321-324.

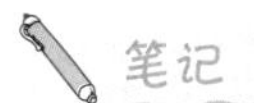

一、营养素

营养学将食物中含有的能维持人体正常生理功能、促进生长发育和健康的化学物质称为营养素。来自食物的营养素种类繁多，根据化学性质和生理作用分为六大类：蛋白质、脂类、糖类、维生素、矿物质和水等。

根据人体对各种营养素的需要量或体内含量多少，可将营养素分为宏量营养素和微量营养素。人体对宏量营养素需求量较大，包括糖类、脂类和蛋白质，这三种营养素可以释放热量，被称为产能营养素。相对于宏量营养素来讲，人体对微量营养素的需求量较少，包括矿物质和维生素。根据在体内的含量不同，矿物质又可分为常量元素和微量元素。维生素则可分为脂溶性维生素和水溶性维生素。除宏量营养素和微量营养素外，营养素还包括其他膳食成分，如膳食纤维、水、生物活性物质（如酶、激素、抗体、载体等）。

二、能量

人类的一切生命活动，如心跳，呼吸，细胞的生长、繁殖和自我更新，营养物质的运输、代谢，废物的排出等都需要能量。即使在睡眠时，呼吸系统、消化系统、内分泌系统、循环系统的生命活动也需要消耗能量。可以说没有能量，任何器官都无法工作，也就没有生命。

能量是遵循能量守恒定律来进行转换的。当能量的摄入量与消耗量相当时，人的体重保持恒定。当能量的摄入量大于消耗量时，则会在体内贮存。由于人体内糖类的储备很少，能量的主要贮存方式是脂肪。所以长期摄入过多能量，会使人发生异常的脂肪堆积。当能量的摄入量小于消耗量时，机体会动用自身的能量储备甚至消耗自身的组织以满足生命活动能量的需要，人若长期处于饥饿状态则将导致生长发育迟缓、消瘦、活力消失，甚至生命活动停止。学前儿童处于生长期，能量的摄入量应大于消耗量，才能保证其正常的生长发育。

（一）能量的来源

人体所需要的能量主要来源于食物中的糖类、脂类和蛋白质分解所释放的化学能。单位重量的产能营养素在体内发生生物氧化时所释放的能量，被称为营养素的生热系数。糖类、脂肪和蛋白质的生热系数分别为 16.7 千焦 / 克（4 千卡 / 克）、37.7 千焦 / 克（9 千卡 / 克）和 16.7 千焦 / 克（4 千卡 / 克）。三种产能营养素在体内代谢，既各具生理功能，又相互影响，如糖类与脂肪可以相互转化，能减少蛋白质被作为能量消耗。在婴幼儿膳食中这三种产能营养素供给的能量应有一个适当的比例。一般建议，婴幼儿每日膳食中，蛋白质所供给的能量应占总能量的 10%~15%，脂肪占 25%~30%，糖类占 55%~60%。

能量供给量不同于营养素供给量，它是根据不同人群的平均需要量确定的，而营养素供给量则是不同人群营养素需要量的高限。在一般情况下，机体的能量需要与食

笔记

欲相适应。当正常食欲得到满足时，能量需要一般也得到满足，对儿童来说则表现为生长发育和身心活动正常。还应注意能量的供给和消耗平衡。能量供给不足可能导致儿童营养不良，生长发育停滞，对疾病抵抗力降低，还可影响学前儿童智力和行为的正常发育。能量供应过量，体内脂肪贮存过多，可引起婴幼儿肥胖症。

三种产能营养素普遍存在于食物中。动物性食物一般比植物性食物含有较多的蛋白质和脂肪。植物性食物中，油料作物含有丰富的脂肪，粮食中以糖类和植物蛋白为主，蔬菜水果含热量较少。

（二）能量的消耗

人体的能量消耗主要保证基础代谢、体力活动、食物生热效应和生长发育四个方面的需要。其中正常成人的能量消耗主要满足基础代谢、体力活动、食物生热效应的需要，而孕妇、乳母、婴幼儿、儿童、青少年的能量消耗还要满足生长发育的能量需要。

1. 基础代谢

基础代谢是维持机体最基本的生命活动所必需的能量消耗，是指人体在清醒、平静状态下、在适宜的室温（18~25℃）环境中，平卧并全身放松半小时（排除肌肉活动和高级神经活动的影响）、空腹12~14小时（排除消化系统活动的影响），用以维持体温和人体必要的生理功能（心跳、循环、呼吸、肌肉张力、胃肠蠕动、神经和腺体活动等）所需的能量消耗。

基础代谢受多种因素的影响，主要包括遗传、体型与机体构成、性别、年龄与生理状态、环境温度、应激状态等。由于学前儿童体表面积与体重的比值大于成人，热量的散失相对较多，加上儿童生理活动较为活跃，因此儿童年龄越小，相对基础代谢率越高。随年龄的增长，基础代谢率逐渐降低。一般成人基础代谢率比儿童低，老年人又比青壮年低。一切应激状态，如发热、创伤、心理应激等均可使基础代谢率升高，寒冷、大量摄取食物及体力过度消耗也会提高基础代谢水平。而禁食、饥饿或少食时，基础代谢能量消耗相应降低。儿童的基础代谢率比成人高10%~12%，婴幼儿期基础代谢需要的能量约占总能量需要量的60%。

2. 体力活动

体力活动的能量消耗也称为运动的生热效应，除基础代谢外，体力活动的能量消耗是人体总能量消耗的重要部分，也是人体控制能量消耗、保持能量平衡和维持健康的重要部分。随着人体活动量的增加，能量消耗也大幅度增加。从事各种活动消耗的能量，主要取决于活动的强度和持续时间。不同的人进行相同的活动，能量消耗也不尽相同。

学前儿童生活活动消耗的能量存在个体差异。活动量越大，活动时间越长，动作越不熟练，消耗的能量越多，反之则相对较低。一般情况下，喜欢舞蹈、体育运动的儿童会比喜欢画画、写字的儿童能量消耗多。在生活活动中，好哭、好动的婴幼儿消

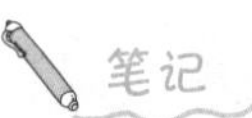

耗的能量比同年龄安静的婴幼儿高 3~4 倍。

3. 食物生热效应

食物生热效应也称为食物特殊动力作用，是指人体在摄食过程中额外增加的能量消耗，是摄食后发生的一系列消化、吸收活动及营养素和其代谢产物之间相互转化过程所消耗的能量。食物生热效应的高低与食物营养成分、进食量和进食频率有关。不同食物或营养素的生热效应不同，其中蛋白质的生热效应最大，约为蛋白质自身产量的 30%，脂肪为 4%~5%，糖类为 5%~6%。

膳食的食物生热效应与膳食结构有关。摄入普通混合膳食时，食物的生热效应约为人体每日基础代谢的 10%。食物生热效应在进食后 2 小时左右达到高峰，3~4 小时恢复正常。一般来讲，摄食越多，能量消耗越多；吃饭速度快的儿童比速度慢的儿童食物生热效应高，吃饭速度快时中枢神经系统更活跃，激素和酶分泌的速度快、数量多，吸收和贮存的速率更高，能量消耗也相对更多。

4. 生长发育

处于生长发育期的儿童还要额外消耗能量以维持机体的生长发育，主要包括机体生长发育中形成新的组织及新生成的组织进行新陈代谢所需要的能量。新生儿按每千克体重计算时，比成人相对多消耗 2~3 倍的能量。3~6 个月的婴儿，摄入的能量中有 15%~23% 用于生长发育的需要。孕妇的子宫与胎盘发育、胎儿生长及体脂储备、乳母的乳汁合成与分泌，均会消耗能量。

处于生长发育期的儿童额外消耗的能量与其需要量和生长发育的速度呈正比。在生长发育期内，如膳食中供给的能量不能满足需要，生长发育就会迟缓甚至停滞。据估计，婴幼儿每增加 1 千克体重，大约需消耗 20.9 千焦（5 千卡）的能量，此项所需约占总能量消耗的 25%。

此外，排泄废物也会丢失一些能量。正常情况下，丢失的这部分能量不到总能量消耗的 10%。

三、学前儿童需要的营养素

（一）蛋白质

蛋白质是机体的主要组成物质之一，是一切生命活动的基础，机体中的每一个细胞和所有器官组织都有蛋白质的参与。蛋白质是由 20 多种氨基酸按不同顺序和构型组成的高分子化合物，其中有些氨基酸人体不能合成或合成速度过慢，不能满足机体需要，必须由食物供给，这些氨基酸称为必需氨基酸。在组成蛋白质的 20 多种氨基酸中，有 8 种是必需氨基酸，包括亮氨酸、异亮氨酸、赖氨酸、蛋氨酸、苯丙氨酸、苏氨酸、色氨酸和缬氨酸。除以上 8 种氨基酸外，婴儿还需要组氨酸和精氨酸。其他氨基酸可以由机体自身合成或由其他氨基酸转化而成，不一定通过食物供给，称为非必需氨基酸。

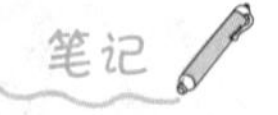

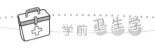

1. 生理功能

（1）构成和修补人体组织。在机体的生长发育过程中，各组织器官的生长都需要蛋白质。人体的神经、肌肉、内脏、血液、骨骼甚至指甲和头发，无不含有蛋白质。人体的瘦组织（非脂肪组织），如肌肉、心、肝、肾等器官含大量的蛋白质；骨骼和牙齿中含有大量的胶原蛋白；指（趾）甲中含有角蛋白；细胞从细胞膜到细胞内的各种结构中均含有蛋白质。蛋白质约占人体重量的 18%，相当于人体干重的 42%~45%。人体的蛋白质始终处于合成和分解的动态平衡中，每天约有 3% 的蛋白质被更新，这就需要每人每天都必须摄入一定量的蛋白质作为构成和修复组织的材料。机体的生长发育、衰老组织的更新、损伤后组织的修复，都离不开蛋白质。

（2）调节生理功能。人体的许多生理功能都是在激素和酶的作用下完成的。机体的新陈代谢是通过无数种化学反应来实现的，而这些反应的进行都是通过各种酶来催化的。酶是活细胞中最重要的蛋白质之一，单个细胞中就有成千上万个酶，每一个酶都是一种催化剂。它参与了机体内环境的各项生命活动，如肌肉收缩、血液循环、呼吸、消化、神经传导、感觉功能、能量转换、信息加工、遗传、生长发育、繁殖等活动。如果没有酶，生命活动将无法进行，而这些具有特殊功能的酶就是由蛋白质构成的。此外，人体内的某些激素本身就是蛋白质或由蛋白质参与构成。这些激素对各种生理活动进行调节并维持着内环境的稳定，如生长激素、胰岛素、甲状腺素等。

（3）维持人体正常渗透压和酸碱平衡。正常人的血浆与组织间液的水不断进行交换，保持着动态的平衡，这主要是血浆蛋白能协助维持细胞内外的正常渗透压。如果体内缺乏蛋白质，血浆蛋白特别是白蛋白的含量就会降低，导致血液内的水分过多地渗入周围组织，造成临床上的营养不良性水肿。因此，蛋白质具有维持人体正常渗透压的作用。此外，机体内细胞必须处于合适的酸碱度范围内，才能完成其正常的生理活动。人体维持酸碱平衡的能力是通过肺、肾脏及血液循环系统来实现的，所以蛋白质还参与维持机体的酸碱平衡。

（4）供给能量。蛋白质虽不是热量的主要来源，但也是供给人体能量的营养素之一。当糖类和脂肪供给不足或摄入氨基酸过多，超过体内需要时，蛋白质才向人体提供能量。当膳食中有足够的糖类和脂肪时，蛋白质不用产热，而用于建造和修补组织，使蛋白质用到更重要的地方。因此，在食用蛋白质食物的同时，应摄入足够的糖类与脂肪来供给能量，以减少蛋白质的消耗。

（5）运输氧气及营养物质。血液里的血红蛋白，可以携带氧气到身体的各个部位，供组织细胞代谢使用。血红蛋白是珠蛋白与血红素的复合物。细胞代谢过程中的某些物质，也往往和蛋白质形成复合物，如血液中的脂肪酸、胆固醇、磷脂等与蛋白质结合成脂蛋白。体内营养物质的吸收、运输、储藏则需要各种载体蛋白，如运铁蛋白、钙结合蛋白、视黄醇结合蛋白等，营养素只有通过它们才能正常运转。

（6）其他功能。胶原蛋白是人体结缔组织的组成成分，在人的皮肤中，胶原蛋白含量高达 71.9%。长期缺乏蛋白质会导致皮肤的生理功能减退，皮肤失去光泽，弹性降低，出现皱纹。此外，蛋白质的质和量与神经系统的功能密切相关，可显著影响大

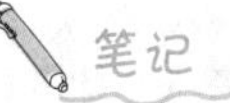

脑皮质的兴奋和抑制过程。在学前儿童大脑发育时期，蛋白质供给不足，会使脑细胞数量减少，影响智力发育。人的记忆过程也与脑内蛋白质的合成有关。

2. 营养价值

食物中蛋白质的营养价值取决于食物中蛋白质的含量及蛋白质在体内的消化吸收率和利用率。

（1）食物中蛋白质的含量。食物中蛋白质的含量是衡量和评定一种食物蛋白质营养价值的基础。食物中蛋白质含量测定一般可用凯氏定氮法。蛋白质中氮的含量相对恒定，每 100 克蛋白质中含氮量为 16 克，所以将测得的食物含氮量乘以 6.25（即蛋白质换算系数），就可以得到食物的蛋白质含量。

从膳食中得到的蛋白质的量取决于食物摄入量及食物中蛋白质的含量，不可能脱离蛋白质含量去单纯考虑食物蛋白质的营养价值。因为，即使某种蛋白质的质量很高，但在食物中的含量却很低，仍不能满足机体的需要，无法发挥优质蛋白质的作用。各类食物中蛋白质的含量差异很大（表 4–1）。

表 4–1　部分食物蛋白质含量（克 /100 克）

食　物	蛋白质含量	食　物	蛋白质含量
豌豆	24.6	花生仁（生）	26.0
绿豆	23.8	代乳粉	17.1
赤小豆	21.7	代乳膏	18.8
黄豆	36.3	黄酱	10.4
蚕豆	28.2	芝麻酱	20.0
芝麻	21.9	茶叶	25.9
瘦猪肉	16.7	油豆腐	24.6
猪肉松	54.1	豆腐干	19.2
猪肝	21.3	豆腐丝	21.6
牛肉	20.1	腐竹	50.5
牛肝	21.8	血豆腐	14.6
羊肉	11.1	黄豆芽	11.5
羊肝	18.5	金针菜	14.1
牛乳粉（全脂）	26.2	冬菇	16.1
鱼松	59.5	木耳	10.6
牛奶巧克力	10.0	紫菜	28.6
黄豆粉	40.0		

笔记

评价一种食物蛋白质的营养价值时应以 8 种必需氨基酸的构成比例为依据。但在实际应用中，常用氨基酸评分评价食物蛋白质的营养价值。蛋白质的氨基酸评分越接近 100，表示该食物的蛋白质营养价值很高。不同食物蛋白质的氨基酸评分差异很大（表 4–2）。

表 4–2　部分食物蛋白质氨基酸评分

食　　物	氨基酸评分	食　　物	氨基酸评分
全蛋	100	人乳	100
玉米	49	牛奶	95
小米	63	大豆	74
大米	67	花生	65
全麦	53		

（2）蛋白质的消化率。蛋白质的消化率是指蛋白质在机体消化酶作用下分解的程度。蛋白质消化率越高，表示其被机体吸收利用的蛋白质数量越多，蛋白质的营养价值越高。食物蛋白质的消化率受人体和食物两方面因素的影响。人体因素包括消化功能、人的精神状态、饮食习惯和对食物的适应性等；食物因素包括食物本身的属性、食物纤维、烹调加工方式等。例如，不少植物性食物蛋白质被纤维素包围，不易与消化酶接触，其消化率就比动物性食物蛋白质要低，但经过加工，其纤维素被破坏，消化率即可得到提高。以大豆为例，如整粒食用，消化率仅为 60%；但是加工成豆浆或豆腐，消化率可达 90%。各种食物蛋白质的消化率不同，但中国混合膳食中的蛋白质消化率达到 96%（表 4–3）。

表 4–3　部分食物蛋白质的消化率（%）①

食　　物	消化率	食　　物	消化率
鸡蛋	97	小米	79
牛奶	95	黑小麦	90
肉、鱼	94	大豆粉	86
玉米	85	菜豆	78
豆子	78	花生酱	95
大米	87	花生	94
面粉（精制）	96	中国混合膳食	96
燕麦	86		

① 资料来源：Joint WHO/FAO/UNU Expert Consultation. Protein and amino acid requirements in human nutrition[J]. World Health Organ Tech Rep Ser，2007，935:1–265，back cover.

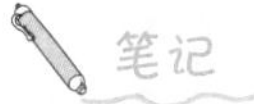

（3）蛋白质的利用率。蛋白质利用率是指食物蛋白质被消化吸收后在体内被利用的程度。衡量蛋白质利用率最常用的指标是蛋白质生物学价值（简称生物价），它表示氮在体内的储留量占氮在体内吸收量的百分比。

蛋白质的生物价 =（氮在体内的储留量 / 氮在体内的吸收量）×100

蛋类、肉类、鱼类等动物性蛋白质，其生物价较谷类、豆类、蔬菜类等植物性蛋白质要高（表 4–4）。

表 4–4　常用食物蛋白质的生物价

食　物	生物价	食　物	生物价
鸡蛋	94	玉米	60
脱脂牛奶	85	大豆	64
猪肉	74	花生	59
牛肉	76	白菜	76
虾	77	蚕豆	58
鱼	76	马铃薯	67
大米	77	甘薯	72
小麦	67	芝麻	71
小米	57	绿豆	58

（4）蛋白质的互补作用。几种营养价值较低的蛋白质混合食用，可以互相取长补短，提高营养价值，称为蛋白质的互补作用。由于蛋白质的互补作用，人们在配膳时可以把几种蛋白质混合起来食用，使食物相对不足的氨基酸相互补偿以接近人体需要，从而提高蛋白质的营养价值。例如，大米中含赖氨酸较少，含色氨酸较多；豆类含赖氨酸较多，含色氨酸较少，用大米和红小豆煮成小豆粥，可起到互补作用，比单独食用大米或红小豆的营养价值要高。“腊八粥”不仅喝起来格外香甜，还是提高五谷杂粮营养价值的好法子。“素什锦”更是充分发挥了各种植物蛋白质的互补作用。因此，在学前儿童的生长发育中，应大力提倡食物的多样化，混合膳食，粮菜混吃，荤素搭配，粗细搭配，以此来提高蛋白质的营养价值。

3. 食物来源

蛋白质广泛存在于动物和植物体内，其中各种动物性食物是蛋白质的最好食物来源。动物性食物中的必需氨基酸含量和比例接近人体组织蛋白质，营养价值较高，如肉、鱼、乳、蛋等。植物蛋白质来源于谷类、豆类和坚果等，虽缺少一些必需氨基酸、营养价值低，但也是人类膳食的重要组成部分。贝类蛋白可与肉、禽、鱼类相媲美，也是蛋白质的良好来源。

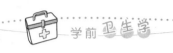

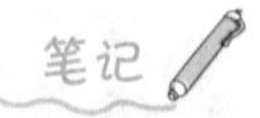

4. 需要量

人体对蛋白质的需要量，因健康状态、年龄、体重等各种因素的不同也会有相应的差异。儿童和青少年为了保证生长发育的需要，其蛋白质摄入量应占膳食供给总能量的12%~14%。

人体对蛋白质的需要量比较恒定，儿童的蛋白质需要量较成人高，摄入量不超过推荐摄入量的3倍（表4-5）。膳食中蛋白质摄入量不足，可以导致学前儿童生长发育迟缓、体重过轻、贫血、精神疲乏，甚至产生智力发育障碍、营养不良性水肿等症状。我国传统膳食中植物性食物比例较大，蛋白质质量不高，因此中国营养学会推荐的每日膳食营养素供应量中蛋白质供应量较高。

表4-5 学前儿童膳食蛋白质推荐摄入量（克/天）

年　龄	推荐摄入量
0~6个月	9
7~12个月	15~20
1~3岁	25~30
4~6岁	30~35

相反，蛋白质摄入过量，不仅会造成浪费，而且会加重肝和肾的负担。同时过多的动物性蛋白质摄入，必定会伴有较多的动物脂肪和胆固醇在体内堆积；此外，还会增加食物的生热效应，增加额外的能量消耗等。因此，在儿童的生长发育过程中，要尽可能科学地安排膳食，使蛋白质的摄入量保持在合理的水平。

（二）脂肪

广义的脂肪是指脂类，包括中性脂肪和类脂。中性脂肪是人体内重要的储能和供能物质，约占体内脂类总量的95%。类脂包括磷脂、糖脂、胆固醇等，约占全身脂类总量的5%，是细胞膜、组织器官，尤其是神经组织的重要组成成分。脂肪是人体非常重要的营养物质，也是单位产能最高的营养素。

1. 生理功能

（1）人体组织细胞的组成成分。脂肪是人体的重要组成部分，占人体体重的10%~14%。类脂中的磷脂、胆固醇与蛋白质结合成脂蛋白，构成了细胞膜、核膜、叶绿体等，也是构成脑组织和神经组织的主要成分。中性脂肪存在于皮下、腹腔内、肌肉间隙和内脏器官周围，构成体内的贮存脂肪，当机体需要时，可随时用于机体的代谢，还可起隔热保温、支持保护内脏与关节的作用。其中，内脏周围的脂肪可保护脏器不下垂或免受震动。

（2）提供和贮存能量，维持体温。每克脂肪在体内氧化可产生37.7千焦（9千卡）的能量，是等量的糖类或蛋白质产生能量的2.25倍。当人体摄入能量过多不能被利用

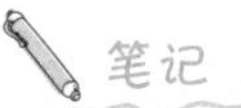

时，就转变成脂肪贮存起来。当机体需要时，脂肪细胞中的脂肪酶立即分解甘油三酯，释放甘油和脂肪酸进入血液循环，和食物中被吸收的脂肪一起被分解，释放能量以满足机体的需要。

脂肪富含能量，是一种比较浓缩的食物，体积小，可减轻肠胃负担，这是人类在进化过程中选择脂肪作为自身能量储备形式的重要原因。皮下脂肪不易导热，有助于维持体温的恒定，这也是较胖的人不怕寒、怕热的原因。

（3）供给人体不能合成的必需脂肪酸。在体内不能合成，必须依靠食物供给的不饱和脂肪酸称为必需脂肪酸。目前已经确定的必需脂肪酸为亚油酸。必需脂肪酸为生长发育所必需，体内缺乏亚油酸可导致生长发育迟缓，损害发育中的中枢神经系统。必需脂肪酸是细胞的重要组成部分，它以磷脂的形式参与细胞膜与线粒体的组成；必需脂肪酸还是合成前列腺素的必要原料，而前列腺素可控制脂肪中甘油三酯的水解，具有调节脂肪代谢的作用；必需脂肪酸与类脂质代谢有关，能促使胆固醇在体内运转，避免其在体内沉积，有降低血中胆固醇和减少血小板黏附性的作用。必需脂肪酸还可保持皮肤微血管的正常通透性，保护皮肤免遭射线照射引起的损害。

（4）促进脂溶性维生素的吸收。脂肪是脂溶性维生素的溶媒，维生素 A、维生素 D、维生素 E、维生素 K、胡萝卜素等不溶于水，只能溶于脂肪和脂肪溶剂，称为脂溶性维生素。它们只有与脂肪结合并随同脂肪在肠道中被吸收。因此，食物中如果缺乏脂肪或存在脂类消化障碍时，往往会发生脂溶性维生素不足或缺乏。

（5）提高膳食的饱腹感。食物中的脂肪进入十二指肠时，能刺激黏膜分泌肠抑胃素，使胃收缩受到抑制，造成食物由胃进入十二指肠的速度相对缓慢。这就使脂肪在胃中滞留较长的时间，延迟了胃的排空，可增加饱腹感。

（6）其他功能。充足的脂肪可保护体内蛋白质不被用作能量来源物质。在人饥饿或患病时，身体通常先消耗脂肪以保护蛋白质。同时，在烹调食物时加入含有脂肪的食材，可以改善食物的色、香、味、形，达到美观和提高食欲的作用。此外，脂肪对女性生理更具有特殊的意义。少女体内的脂肪含量，决定了女性第二性征的发育，决定了月经初潮的时间。

2. 营养价值

人体的很多疾病都与脂肪的摄入量过多有关，因此适当控制脂肪摄入量，正确选择膳食脂肪非常重要。脂肪的营养价值可从脂肪消化率、必需脂肪酸含量和脂溶性维生素含量等多方面进行衡量。

（1）脂肪消化率。脂肪主要是在小肠中通过胰脂肪酶的作用分解成甘油和脂肪酸被吸收。脂肪的消化率与它的熔点有关，熔点越低，越容易消化（表 4–6）。熔点高于 40℃的脂肪消化率较低，多见于动物脂肪，消化率为 80%~90%；而熔点接近体温或低于体温的脂肪消化率较高，多见于植物脂肪，植物油的消化率一般可达到 97%。

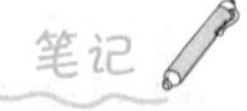

表 4–6 常用食用油脂的熔点和消化率

油　　脂	熔点（℃）	消化率（%）
羊脂	44~55	81.0
牛脂	42~50	80.0
猪脂	36~50	94.0
奶脂	28~36	93.0
椰子油	28~33	98.0
花生油	室温下液体	98.0
西瓜籽油	室温下液体	98.2
南瓜子油	室温下液体	98.2
橄榄油	室温下液体	98.0
棉籽油	室温下液体	98.0
芝麻油	室温下液体	98.0
菜籽油	室温下液体	98.0
豆油	室温下液体	98.0
向日葵籽油	室温下液体	96.5
玉米油	室温下液体	96.9
茶籽油	室温下液体	91.0
红花籽油	室温下液体	99.0
鱼肝油	室温下液体	97.7
鸡油	室温下液体	96.7
鱼油	室温下液体	95.2

（2）必需脂肪酸含量。必需脂肪酸在人体中具有重要的生理功能，但人体不能合成，只能从食物中获取，因此要衡量油脂的营养价值就要了解必需脂肪酸的含量。植物油中含有的亚油酸高于动物脂肪，故其营养价值比动物脂肪高。但椰子油中亚油酸含量很低，不饱和脂肪酸含量也少。

（3）脂溶性维生素含量。一般脂溶性维生素含量高的脂肪营养价值高。植物油中富含维生素 E，特别是谷类种子的胚芽中，维生素 E 的含量较高。日常食用油中维生素 E 的含量（按 100 克中的维生素 E 含量计）为：小麦胚油（200 毫克）、橄榄油（175 毫克）、米糠油（44 毫克）、红花油（34 毫克）、花生油（31 毫克）、大豆油（25 毫克）、玉米油（25 毫克）、芝麻油（16 毫克）。动物器官如肝脏的脂肪中含有丰富的维生素

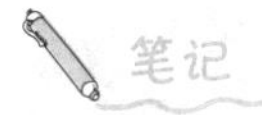

A、维生素 D，奶和蛋中的脂肪也含有维生素 A、维生素 D。这些脂溶性维生素是维持人体健康所必需的，而动物体内贮存的脂肪几乎不含维生素。

3. 食物来源

膳食中脂肪的来源主要是各种植物油和动物脂肪，包括烹调用的油脂、肉类中的脂肪及各类食物中的脂类物质。各种食物中都含有不同量的脂肪，植物性食物中的油料作物（如大豆、花生等）含油较丰富，动物性食物和坚果的脂肪含量也很高。

一般认为，植物油所含的不饱和脂肪酸较多，是必需脂肪酸的最好食物来源，其熔点低、易于吸收、营养价值较高。动物脂肪中的奶油、鱼脂、鱼肝油不仅含有各种脂肪酸和维生素，而且脂肪颗粒小，易于消化。猪油、牛油、羊油等动物脂肪含饱和脂肪酸多，熔点高，不易消化，不含维生素，必需脂肪酸含量少，因此营养价值较低。在日常膳食中，植物油和动物脂肪应搭配食用。

4. 需要量

脂肪的摄入量受饮食习惯、季节、气候等条件的影响而有所不同，而需要量均以占膳食总能量的比例为标准。我国推荐的摄入量规定，成人每日摄入脂肪量应占总能量的 20%~30%，不宜超过 30%，以 40~50 克脂肪为宜。儿童每日脂肪摄入量应占总能量的 25%~30%，其中必需脂肪酸占总能量的 1%。学前儿童每日膳食中脂肪的推荐摄入量略高（表 4–7）。

表 4–7　学前儿童每日膳食中脂肪的推荐摄入量

年　龄	脂肪（%）	年　龄	脂肪（%）
0~6 个月	48	1~3 岁	35
7~12 个月	40	4~6 岁	20~30

（三）糖类

糖类又称碳水化合物，是由碳、氢、氧三种元素组合成的一大类化合物，是构成生命体的成分，也是人类最重要的能量来源和营养素之一。按分子结构，糖类可分为单糖类（如葡萄糖、果糖）、双糖类（如蔗糖、麦芽糖、乳糖）、多糖类（如淀粉、糖原、纤维素和果胶）三种。单糖是最简单的糖类，常见的有葡萄糖、果糖、半乳糖，有甜味，易溶于水，可以不经过消化液的作用，直接被人体吸收和利用；双糖由两个分子的单糖结合在一起，在脱去一分子的水缩合而成，常见的有蔗糖、麦芽糖、乳糖等，易溶于水，经机体分解为单糖后可以被吸收利用；多糖由数百乃至数千个葡萄糖分子组成，常见的有淀粉、纤维素等，没有甜味，不易溶于水，经消化酶作用，最终分解为单糖。

1. 生理功能

（1）提供能量。富含糖类的食物资源丰富，价格低廉，能迅速地释放和供给能量，满足肌肉、心脏、神经等器官系统活动的需要，是人体最主要和最经济的能量来

笔记

源。糖类的消化和代谢较脂肪、蛋白质迅速而又完全，每克糖类可提供 16.7 千焦（4 千卡）的能量。它所提供的能量几乎能被所有的组织所利用，对骨骼肌、心肌和大脑组织更为重要。糖类在体内消化后，主要以葡萄糖形式被吸收进入血液，既可直接作为能源，也可以合成糖原贮存起来，还可以转变为脂肪贮存于体内，需要时再分解释放能量。这也是儿童吃糖发胖的原因之一。

（2）构成机体组织。糖类是构成机体的重要物质之一，存在于所有的神经细胞和细胞核中。每个细胞中的糖类含量为 2%~10%，主要以糖脂、黏蛋白、核糖和脱氧核糖的形式存在，分布在细胞膜、细胞器膜、细胞质及细胞间基质中。

（3）抗生酮和节约蛋白质的作用。人体所需的能量主要由糖类供应。如果糖类供应不足，脂肪代谢产生的酮体氧化不完全而在体内蓄积，当酮体在血液中达到一定浓度就会发生代谢性酸中毒，以致产生酮血症和酮尿症。因此，糖类具有抗生酮作用。人体内糖类充足时，机体会先利用糖类供给能量。体内贮存的糖类极少，仅能供全天需要量的 60%。因此，每餐必须供给足量的糖类，否则机体就要动用体内储备的脂肪甚至蛋白质来满足机体对能量的需要。

（4）保肝解毒。摄入充足的糖类可增加肝脏内肝糖原的贮存量，而肝糖原能加强肝脏的解毒作用。当肝脏中肝糖原储备较充足时，生成的葡萄糖醛酸对由某些化学毒物及由各种致病微生物感染引起的毒血症有较强的解毒能力，使有毒物质变为无毒物质排出体外。同时，摄入充足的糖不仅可以增加肝糖原的储备，还能促进肝细胞的再生，加强肝的功能，保护肝脏。因此，肝炎患者宜用高糖膳食，保证糖的供给，保持肝脏内含有足够的糖原，既可在一定程度上保护肝脏免受有害因素的侵害，又可保持肝脏的正常解毒功能。

（5）促进消化和排泄。含糖食物中的膳食纤维包括纤维素和果胶等。纤维素不能被人体吸收，但能刺激肠道蠕动，吸收和保留水分，使粪便柔软、体积更大，有利于消化和排便，缩短粪便和肠内代谢所产生的毒素在肠内停留的时间。存在于新鲜水果中的果胶，具有降低血浆胆固醇的作用，还可调节脂类代谢，有助于减少动脉粥样硬化的风险。研究证明，膳食纤维能延缓糖的吸收，降低血糖、减少机体对胰岛素的需要。由于膳食纤维体积大，可减少其他食物的摄入量，对控制肥胖有积极意义。但是，摄入过多的膳食纤维可引起肠胀气，且过分刺激肠黏膜，使粪便中排出的脂肪增多；膳食纤维还可影响某些矿物质（如钙、锌和铁）的吸收利用，也可影响叶酸的吸收利用。因此，摄入膳食纤维并非越多越好。

2. 营养价值

糖类根据化学结构和生理作用分为单糖、双糖和多糖三类。

葡萄糖、果糖都是单糖，易被人体吸收。葡萄糖进入人体后可迅速使血糖升高，果糖甜度很大，大量食用可以引起血清中的甘油三酯和血清胆固醇升高，因此平时应减少单糖，尤其是葡萄糖的摄入。只有在血糖降低、急需补充能量时才补给单糖。

蔗糖和乳糖都是双糖。蔗糖在体内可分解为葡萄糖和果糖，进食蔗糖过多对健康不利。乳糖只存在于人和动物的乳汁中，婴儿期肠内有分解乳糖的酶，因此婴儿对乳

笔记

糖吸收较好。

淀粉和糊精都是多糖。淀粉经过酶的消化，可逐步分解为葡萄糖被人体吸收。糊精在肠道中有利于嗜酸乳杆菌的生长，能减少肠内其他细菌的腐败繁殖，同时对儿童腹泻有抑制作用。其中烤馒头、烤面包表面的焦黄色物质，米粥表面的黏膜都是糊精，糯米中糊精含量最高。

3. 食物来源

含糖食物广泛分布于自然界中。日常所需糖类主要由膳食中的植物性食物供给，谷类、薯类、根茎类食物都是富含糖的食物（表 4-8）。婴儿所需糖类的主要来源是乳类中的乳糖、葡萄糖、蔗糖等，随着喂养中辅食的添加，淀粉也成了重要来源。

表 4-8　部分食物糖类含量（克 /100 克）

食　物	糖　类	食　物	糖　类
籼米	76.8	藕	19.8
标准粉	74.6	栗子（熟）	44.8
小米	72.8	花生仁（炒）	20.2
玉米	40.2	香蕉	19.5
高粱米	75.6	桃	10.7
黄豆	25.3	西瓜	4.2
绿豆	58.8	大白菜	2.1
小豆	60.7	鸡蛋	1.6
白薯	29.5	带鱼	1.7
马铃薯	16.6	肥瘦猪肉	0.7

4. 需要量

供给能量是糖类主要的生理功能。以三大产营养素供给的能量所占比例来看，儿童膳食中糖类供给的能量应占总能量的 55%~60%（成人为 60%~70%），每天摄入糖类不宜少于 300 克。儿童的新陈代谢比成人活跃，所以每千克体重需 6~10 克糖类。如果糖类摄入过多，能量过剩，那么体内多余的糖类就会转变成脂肪贮存起来，人就会变得肥胖。但如果饮食供应不足，不能满足机体对糖类的需要，就会引起低血糖症，出现饥饿感、身体虚弱、出汗、面色苍白，严重者会出现意识障碍。因此，对糖类的供应应该适量，不能过多，也不能过少。

（四）维生素

维生素是维持机体生命正常功能所必需的一类与人体代谢密切相关的低分子有机化合物，种类繁多，结构各异。维生素既不是机体的构成物质，也不能为机体提供能

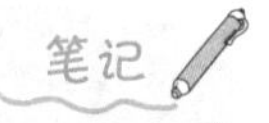

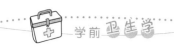

量，但它可参与体内蛋白质、脂肪、糖类等营养素的代谢，参与机体各种各样的生化反应。机体对维生素的需求量很小，但人体不能合成或合成量少，必须经常通过食物或维生素制剂补充。

维生素根据溶解性分为脂溶性维生素和水溶性维生素两大类。

脂溶性维生素不溶于水，而溶于脂肪及有机溶剂（如苯、乙醚及三氯甲烷等）中，包括维生素 A、维生素 D、维生素 E、维生素 K。它们通常在食物中与脂肪共同存在。凡是影响脂肪吸收的因素（如胆汁缺乏、长期腹泻等）均会影响脂溶性维生素的吸收。脂溶性维生素易贮存于脂肪组织和肝脏中，而不易排出体外（除维生素 K 外）。因此，脂溶性维生素摄入过多，易在体内蓄积而导致毒性作用；而若摄入过少，可缓慢地出现缺乏症状。

水溶性维生素易溶于水，包括 B 族维生素和维生素 C 等。在烹饪和清洗食物的过程中，水溶性维生素有可能溶解在水中而流失。水溶性维生素很容易被机体吸收，但由于在体内没有非功能性的单纯贮存形式，多摄入的维生素会从尿中排出。水溶性维生素在一般情况下没有毒性，但是摄入量超过生理承受量时，常会干扰其他营养素的代谢，从而产生一定的不良反应；当摄入量过少时，可较快地出现缺乏症状。

学前儿童需要的维生素有维生素 A、维生素 D、维生素 B、维生素 C。

1. 维生素 A

维生素 A，又称为视黄醇、抗干眼维生素，属于脂溶性维生素。在某些植物中含有维生素 A 的前体物质，即胡萝卜素，其中 β－胡萝卜素被人体吸收后，有一半可转变为具有活性的维生素 A，故又称为维生素 A 原。维生素 A 和胡萝卜素在无氧状态下对碱稳定，但在酸中不稳定；易氧化，尤其在高温条件下紫外线可加速其氧化，应避光低温保存。

（1）维生素 A 的生理功能。一是保护眼睛。维生素 A 被称为“眼睛保护神”，它不但与泪液的分泌有关，还能调节眼睛适应外界的强弱光线，使之在黑暗或光线中保持视力。二是维持上皮组织细胞的健康，增强机体免疫力。维生素 A 充足时，皮肤和机体保护层（如肺、肠道、泌尿道、膀胱上皮层）才能维持正常的抗感染和抵御外来侵袭的天然屏障作用。当维生素 A 缺乏时，呼吸道、消化道黏膜完整性遭到破坏，易受病原微生物侵袭而发病。三是促进生长发育。维生素 A 能使未成熟的细胞转化为骨细胞，使骨细胞数目增多，从而促进骨骼、牙齿的生长发育，因此维生素 A 对胎儿、婴幼儿尤为重要。此外，维生素 A 对空气污染导致的癌症也有一定的防治作用。

维生素 A 缺乏早期症状是暗适应能力下降，严重时可致夜盲症；维生素 A 缺乏可引起眼干燥症，进一步发展可致失明；维生素 A 缺乏也使儿童特别容易发生呼吸道炎症，严重时可引起死亡。另外，维生素 A 缺乏时，可能出现血红蛋白合成代谢障碍，免疫功能低下，儿童生长发育迟缓。儿童维生素 A 缺乏最重要的临床诊断体征是比托斑，表现为眼角膜外侧位于眼球平行线上的底边向内的三角形、椭圆形或不规则的斑点。同时，过量的维生素 A 摄入，可能在体内蓄积引起中毒，早期症状有恶心、呕吐、视觉模糊、婴儿囟门凸起，严重时会出现嗜睡、厌食、少动等。

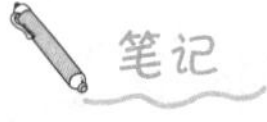

（2）影响维生素 A 吸收的因素。一是肠道内的寄生虫（如蓝氏贾第鞭毛虫、蛔虫、钩虫等）和服用矿物油不利于维生素 A 的吸收。二是膳食中脂肪含量较低会显著影响维生素 A 和胡萝卜素的吸收。三是大量服用维生素 C 会加速体内维生素 A 的排泄。所以，在大量服用维生素 C 的同时，一定要注意维生素 A 的摄入量要充足。四是抗氧化物质的缺乏会导致维生素 A 的作用降低，维生素 E 和卵磷脂等抗氧化剂有利于维生素 A 的吸收。

（3）需要量与食物来源。维生素 A 是中国膳食中缺乏的主要维生素，维生素 A 缺乏的发生率相当高，婴幼儿和儿童维生素 A 缺乏的发生率远高于成人。由于孕妇血液中的维生素 A 不易通过胎盘屏障进入胎儿体内，因此初生儿体内维生素 A 贮存量低。不同时期或生理状态下维生素 A 的推荐摄入量不同（表 4–9）。

表 4–9　维生素 A 的推荐摄入量［视黄醇当量[①]（微克 / 天）］

年龄 / 生理状态	推荐摄入量
0~6 个月	300
7~12 个月	350
1~3 岁	310
4~6 岁	310
妊娠期	700~770
哺乳期	1300

提供活性维生素 A 的食物是动物性食物，最丰富的食物来源是鱼肝油。奶和奶制品也是很好的维生素 A 来源，奶油和鸡蛋也可以提供一部分维生素 A。植物中不含维生素 A，植物性食物只能提供类胡萝卜素。胡萝卜素主要存在于深绿色或红黄色的蔬菜和水果中，如绿花菜、菠菜、蕹菜（俗称空心菜）、莴笋叶、芹菜叶、胡萝卜、红心甘薯、辣椒、杧果、杏及柿子等。

2. 维生素 D

维生素 D 属于脂溶性维生素。维生素 D 在中性溶液及碱性溶液中比较稳定，能耐高温、不易氧化，但在酸性溶液中逐渐分解，因此通常的烹调加工不会引起维生素 D 的损失，但脂肪酸败可引起维生素 D 破坏。维生素 D 的种类很多，以维生素 D_2（麦角钙化醇）和 D_3（胆钙化醇）对人体最为重要。维生素 D_2 是酵母菌或麦角菌中的麦角固醇经日光或紫外线照射后形成的产物，并且能被人体吸收。维生素 D_3 是由贮存于皮下的胆固醇衍生物——7– 脱氢胆固醇在紫外线照射下转变而成的。人体所需的维生素大多通过食物摄取，而维生素 D 借助阳光就可合成。因此，只要每天获得充足的阳光，

① 视黄醇当量是为了统一计量膳食中的维生素 A，而提出的一个概念。其含义是包括视黄醇和 β– 胡萝卜素在内的具有维生素 A 活性物质所相当的视黄醇量。

笔记

大多数人根本不需要从食物中摄取维生素D。维生素D也被认为具有很多关键的生理功能，包括调节免疫功能等。

（1）维生素D的生理功能。一是促进钙、磷的吸收和骨骼的发育。维生素D（包括维生素D_2和维生素D_3）不仅能促进肠道内钙、磷的吸收，还能维持血液和组织液中钙、磷浓度，促进新生骨质的正常钙化，使骨骼更加强壮。二是保护婴儿健康。科学家认为，一个人患精神分裂症的概率与出生前几个月的日照情况有关，缺乏日照会导致维生素D缺乏，从而改变胎儿大脑的发育。缺乏维生素D还会增加儿童患佝偻病的风险。三是防治癌症。近年来，科学家通过大量的临床试验后发现，维生素D能够帮助解除消化过程中生成的石胆酸的毒性，并通过消除石胆酸来预防结肠癌的发生。

（2）影响维生素D吸收的因素。一是接触阳光少。缺乏户外活动者阳光照射不足，影响维生素D的吸收。二是食物中钙磷含量不足或比例不当。乳类中含维生素很少，如单纯对学前儿童进行乳类喂养，不另加维生素D制剂或少晒太阳，可造成婴幼儿对维生素D的吸收减少甚至缺乏。三是疾病或药物影响。胃肠、肝胆疾病可影响维生素D、钙和磷的吸收和利用。有些药物会与维生素D补充剂相互作用，阻止维生素D的吸收，如硫糖铝、氢氧化铝等胃肠用药，以及抗生素、糖皮质激素、抗癫痫药和抗惊厥药物等。

（3）需要量与食物来源。在钙、磷供给量充足的条件下，学前儿童骨骼和牙齿快速钙化，更需要维生素D。世界卫生组织建议，6岁以下儿童、孕妇和乳母每天供给400国际单位的维生素D_3，相当于10微克。在日照较少地区，不分年龄、性别，每天供给800国际单位维生素D_3。实际上，正常健康的成人可以通过皮肤接受适当的阳光照射而获得足够的维生素D，不必考虑由膳食供给。但对于孕妇、乳母和生长发育中的儿童，由于钙、磷需求量增加，则必须通过膳食补充维生素D_3。

维生素D最丰富的食物来源有海水鱼（如沙丁鱼）、各种动物肝脏、蛋黄等动物性食品及鱼肝油制剂。蔬菜、谷类及其制品和水果只含有少量的维生素D或几乎没有维生素D的活性。而晒干的青菜中，其他维生素可能均被破坏，但唯独维生素D增加，因此菜干也是富含维生素D的食物。一般情况下，除了食用维生素D含量较多的食物外，也要多进行室外活动，增加日照，以满足人体对维生素D的需要。

3. 维生素B

维生素B不是一种维生素，而是一大类维生素，故又被称为维生素B族或维生素B复合群。维生素B族都是水溶性维生素，它们协同作用，调节新陈代谢，维持皮肤和肌肉的健康，增强免疫系统和神经系统的功能，促进细胞生长和分裂（包括促进红细胞的产生，预防贫血发生）。常见的维生素B包括维生素B_1（硫胺素）、维生素B_2（核黄素）、维生素B_3（烟酸）、维生素B_5（泛酸）、维生素B_6（吡哆胺）、维生素B_7（生物素）、维生素B_9（叶酸）、维生素B_{12}（钴胺素）等。只有酵母、肝脏、米糠、麦芽等中含有完整的维生素B族。维生素B族在体内滞留的时间只有数小时，必须每天补充。下面主要介绍维生素B_1。

维生素B_1是水溶性维生素，因此在淘米、洗菜时，其中的维生素B_1易溶于水而

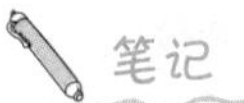

流失。此外，维生素 B_1 在碱性条件下遇热易被破坏，加热到熔点（249℃）就会分解，因此油炸食物中维生素 B_1 几乎不存在。

（1）维生素 B_1 的生理功能。一是增进食欲，维持消化功能。维生素 B_1 能增加消化液分泌，维持胃肠道的正常蠕动，帮助消化，增进食欲，特别是对糖类的消化等有显著的改善效果。维生素 B_1 缺乏时会导致肠胃蠕动缓慢，消化液分泌减少，引起食欲不振、消化不良等消化功能障碍。二是治疗脚气。维生素 B_1 缺乏症又称"脚气病"，脚气病主要损害神经和血管系统，患者会产生软弱、心悸、呼吸困难、食欲不振等症状，严重时还会导致患者因急性心力衰竭而死亡。三是参与糖类的中间代谢。维生素 B_1 是构成脱羧酶的重要成分，参与糖类代谢。当维生素 B_1 不足时，糖类代谢发生障碍，使能量不能充分供给神经系统，同时糖类代谢的中间产物（丙酮酸、乳酸）在神经组织中堆积，导致出现健忘、不安、易怒或忧郁等症状。维生素 B_1 能使丙酮酸氧化分解为二氧化碳和水，从而使症状消失。

（2）影响维生素 B_1 吸收的因素。一是维生素 B_1 在碱性环境中不稳定，会很快分解。二是口服维生素 B_1 时不宜饮酒。酒精可损伤胃肠道黏膜，减少对维生素 B_1 的吸收利用。三是长期吃生鱼和蛤蜊，会造成维生素 B_1 的缺乏，因为生鱼、蛤蜊等含有破坏维生素 B_1 的硫胺酶（一种维生素 B_1 分解酶）。服用维生素 B_1 时应禁食这些食物。

（3）需要量与食物来源。人体维生素 B_1 的需要量与体内能量代谢密切相关。维生素 B_1 推荐摄入量为 1.2~1.4 毫克 / 天，儿童、孕妇、乳母、过度脑力劳动者，以及高温、缺氧及膳食中糖的摄入量增加的情况下应增加供给量。

维生素 B_1 广泛存在于各种食物中，谷物皮、豆类、坚果、瘦肉、动物内脏、发酵食物等中含量高（表 4–10）。

表 4–10　常见食物中维生素 B_1 的含量（毫克 /100 克）

食　物	含　量	食　物	含　量
精米	0.03	黄豆	0.62
稻米	0.13	青豆	0.66
标准面粉	0.28	花生仁	1.83
精面粉	0.06	葵花籽	0.88
薏米	0.22	核桃仁	0.32
小米	0.33	猪肉	0.53
玉米	0.21	猪心	0.34
腐竹	0.13	猪骨	0.38
麦麸	0.62	猪肝	0.36

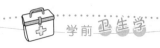

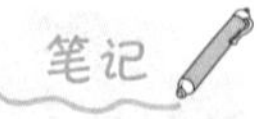
笔记

4. 维生素 C

维生素 C 具有酸性，又具有防治坏血病的功效，故又被称为抗坏血酸。维生素 C 为无色无味的片状晶体，易溶于水，微溶于乙醇，几乎不溶于有机溶剂。结晶维生素 C 很稳定，其水溶液极易氧化，空气、热、光、碱性物质及氧化酶可加速其氧化进程。当与某些金属特别是与铜、铁接触时被破坏得更快。由于这些特性，维生素 C 容易在烹调过程中损失。

（1）维生素 C 的生理功能。维生素 C 是一种生物活性很强的物质，在体内具有多种生理功能。一是促进胶原的生物合成，有利于组织创口的愈合。人体细胞是靠细胞间质连接起来的，细胞间质中有一种成分叫胶原蛋白。维生素 C 参与胶原蛋白合成所需的羟化酶的组成，当体内维生素 C 不足时，这种羟化酶的组成不能正常进行，胶原蛋白不能正常合成，导致创口愈合迟缓，毛细血管壁脆性增加，从而出现不同程度的出血。二是参与氧化还原作用。维生素 C 是一种很强的抗氧化剂，保护维生素 A、维生素 E 及必需脂肪酸免受氧化。另外，维生素 C 作为一种重要的自由基清除剂，可发挥抗衰老作用。三是改善对铁、钙和叶酸的利用。维生素 C 能使难以被吸收利用的三价铁还原成二价铁，促进肠道对铁的吸收，提高肝脏对铁的利用率，有助于治疗缺铁性贫血。维生素 C 还促进对钙的吸收，这是因为它能在胃中形成一种酸性介质，防止不溶性钙络合物的生成及发生沉淀。维生素 C 还可将叶酸还原成四氢叶酸，防止由叶酸的缺乏引起的巨红细胞性贫血。四是降低血胆固醇水平。维生素 C 参与肝中胆固醇的羟化作用，以形成胆酸，从而降低血清胆固醇含量，预防动脉粥样硬化的发生。五是抗癌作用。据研究，食物中的亚硝酸盐在胃中可形成致癌物质亚硝胺，维生素 C 具有阻断亚硝酸盐形成亚硝胺的作用。此外，维生素 C 参与维护细胞间质的正常结构，可以防止肿瘤细胞的蔓延。

（2）影响维生素 C 吸收的因素。维生素 C 在人体的吸收率与摄入量有关。当摄入量为 30~180 毫克时，吸收率可达 70%~90%；当摄入量为 1500 毫克时，吸收率降到 50%；当摄入量达到 6000 毫克时，吸收率只有 16%。除受摄入量影响外，吸收率也受发热、压力、长期注射抗生素或皮质激素等的影响而降低。有几种因素不利于维生素 C 的吸收。一是热。维生素 C 很怕热，在焯、蒸、炒、煎、炸等烹调方式下，蔬菜中的维生素 C 会流失。在高温、长时间加热的情况下，维生素 C 损失更多。二是水。维生素 C 是一种水溶性的维生素，处于水溶液状态时，更易流失。清洗蔬菜时，维生素 C 会从切口随水流失；焯烫蔬菜时，维生素 C 会溶解于水中。三是碱。维生素 C 在酸性环境下稳定，而在碱性环境中特别不稳定，容易被破坏。在实际生活中，我们烹调所用的自来水通常也是碱性的。这些碱都会破坏食物中的维生素 C。四是“光线”。研究发现，光照会破坏食物中维生素 C。五是盐。研究发现，烹饪时加入食盐，会部分破坏蔬菜中的维生素 C，且加盐量越多，蔬菜中维生素 C 的损失越大。六是氧气。维生素 C 接触到氧气后，会发生氧化反应，从而造成损失。金属会加剧对维生素 C 的破坏，尤其是铜和铁。

（3）需要量与食物来源。根据国内外有关维生素 C 的研究进展和我国的实际情

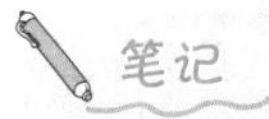

况，我国居民维生素 C 的推荐摄入量为 100 毫克 / 天，儿童推荐摄入量少于 100 毫克 / 天，而妊娠期和哺乳期妇女应增加摄入量（表 4–11）。

表 4–11　中国居民膳食维生素 C 推荐摄入量（毫克 / 天）

年龄 / 生理状态	推荐摄入量	年龄 / 生理状态	推荐摄入量
0~1 岁	40	妊娠期	100~200
1~3 岁	40	哺乳期	150~200
4~6 岁	50		

维生素 C 的主要食物来源是新鲜蔬菜和水果，人体不能合成。一般是叶菜类蔬菜中维生素 C 含量比根茎类多，酸味水果中维生素 C 含量比无酸味水果多（表 4–12）。蔬菜如辣椒、西红柿、油菜、卷心菜、花椰菜、芥菜等中维生素 C 含量较多。维生素 C 含量较多的水果有樱桃、石榴、柑橘、柠檬、柚子、草莓等，而苹果和梨中的维生素 C 含量很少。某些野菜野果中维生素 C 尤为丰富，如苋菜、苜蓿、刺梨、沙棘、猕猴桃和酸枣等。

表 4–12　部分食物中维生素 C 含量（毫克 /100 克）

食　物	含　量	食　物	含　量
辣椒	105	冬瓜	16
雪里蕻	83	黄瓜	14
洋白菜	39	西红柿	11
小白菜	36	枣	380
菠菜	31	山楂	89
油菜	61	橘子	16
白萝卜	30	柿子	16
甜薯	30	杏	7
红萝卜（小）	27	苹果	5
大白菜	24	葡萄	4
红萝卜（大）	19		

（五）矿物质

矿物质又称为无机盐，是对人体极为重要的营养素。根据化学元素在机体内的含量，我们将矿物质分为常量元素和微量元素两大类。其中含量较多（在机体内的含量大于体重的 0.01%）的称为常量元素或宏量元素，如钙、镁、钠、钾、磷、硫、氯等，

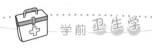

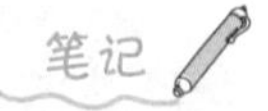

每天需要量大于 100 毫克；含量较少（在机体内的含量小于体重的 0.01%）的称为“微量元素”或“痕量元素”，如铁、铜、碘、锌、锰、钴等，每天需要量小于 100 毫克。

1. 矿物质的生理功能

（1）构成机体组织的重要材料。矿物质约占人体重量的 5%，但广泛分布在细胞、神经、血液、内分泌激素中。例如，钙、磷、镁是骨骼和牙齿的重要成分，使骨骼坚硬，能支持身体；磷、硫是构成组织蛋白质的成分。

（2）参与调节体液的渗透压和酸碱平衡。细胞内外液之间的渗透压平衡是由维持细胞外液渗透压的主要离子（如钠离子和氯离子）和维持细胞内液渗透压的主要离子（如钾离子）的浓度来决定的。这些离子在维持机体的酸碱平衡上也发挥着重要作用，使机体内环境 pH 值保持在 7.25~7.45 的范围内。

（3）维持神经肌肉的兴奋性和细胞通透性。不同无机盐离子对神经肌肉的兴奋性影响是不同的。例如，钠离子和钾离子浓度升高，可提高神经肌肉的兴奋性；钙离子浓度下降时，肌肉的兴奋性也会升高，引起肌肉抽搐；钙离子和镁离子浓度升高，会降低神经肌肉的兴奋性。此外，钙与细胞膜中的磷脂紧密结合，控制着细胞的通透性。

（4）参与构成酶和激活酶的活性。有些矿物质参与构成酶、激素、维生素、蛋白质和核酸，如过氧化物酶含铁、碳酸酐酶含锌等。还有些矿物质作为多种酶的激活剂发挥作用，如氯离子是淀粉酶的激活剂，对唾液淀粉酶有激活作用，提高酶对淀粉的消化能力；盐酸对胃蛋白酶有激活作用。

此外，矿物质还是机体内某些具有特殊生理功能物质的重要成分，如铁是构成血红蛋白的成分，碘是甲状腺素的构成成分，锌是胰岛素的构成成分等。

2. 学前儿童容易缺乏的几种矿物质

学前儿童容易缺乏钙、铁、锌和碘，影响生长发育。

情境案例

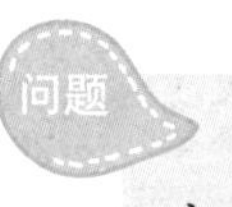

如何给儿童合理补充矿物质？

有些父母感到困惑，自己家孩子明明吃了不少补钙的食物，可还是缺钙，这到底是怎么回事？其实，儿童补钙的同时也需要预防钙流失，有些饮食能补钙，但有些饮食习惯却可能导致钙流失。有的家庭的饮食习惯偏好“重口味”，摄入过多的盐，体内钙的排出量就会增多。因为人体每排泄 1 克钠，同时耗损 26 毫克钙，人体排出的钠越多，钙消耗量越大。同时，补钙的吸收效果不好，也可导致骨质脱钙、骨质发育不良等。儿童补钙，不能一味食补，也应当注意“食减”，饮食要以清淡为主。值得一提的是，泡菜、酸菜、腌肉等腌制食品在制作时加入大量的盐，对儿童的健康有影响，而且腌制食品中的亚硝酸盐也会对健康造成威胁，因此儿童应当少吃腌制食品。

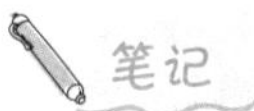

案例分析

在给儿童补充各种矿物质时，一定要根据儿童年龄考虑各种矿物质的需求量，不要超过儿童的需求量，不要一边“进补”，一边“消耗”。

（1）钙。钙是人体内含量最高的矿物质，约占人体重量的2%。其中约99.3%的钙分布在骨骼和牙齿中；其余0.7%的钙分布于软组织、细胞外液和血液中。钙对维持人体循环系统、呼吸系统、神经系统、内分泌系统、消化系统、肌肉组织、骨骼组织、泌尿系统、免疫系统的正常生理功能有着重要的作用。

1）生理功能。钙对人体最显著的作用就是强健骨骼和牙齿。如果缺钙，首先会引起学前儿童生长发育迟缓、骨骼和牙齿质量差、骨骼和牙齿畸形等。钙作为一种凝血因子，在凝血酶原转变为凝血酶时起催化作用，凝血酶使纤维蛋白原聚合为纤维蛋白，使血液凝固。钙离子还具有调节细胞通透性及参与神经递质释放等作用，以维持神经肌肉的正常生理功能，包括神经肌肉的兴奋性、神经冲动的传导、心脏的搏动等。此外，体内很多酶的活动受到钙的调节，如脂肪酶和一些蛋白分解酶等，需要钙的激活才能发挥效应。

在儿童的生长过程中，如果长期缺乏钙和维生素D，可导致生长发育迟缓，骨软化、骨骼变形，严重缺乏者可导致佝偻病，出现“O”形或“X”形腿、肋骨串珠、鸡胸等症状。如果钙的供给量过多，同样影响生长发育。摄入过量的钙可能干扰其他微量元素的吸收，还容易形成肾结石。

2）需要量。在不同的时期，人体对钙的需要量是不同的。其中，6个月前婴儿为200毫克/天，6~12个月婴儿为250毫克/天，1~3岁幼儿600毫克/天，4~6岁幼儿800毫克/天；妊娠期妇女800~1000毫克/天，哺乳期妇女1000毫克/天。

3）食物来源。人体内的钙主要是从食物中摄取的。奶和奶制品是钙的重要来源。奶和奶制品含钙量高，吸收率也高。虾皮、虾米、海带、紫菜等海产品，以及黑木耳、黄豆及其制品、芝麻酱含钙量也较高。一些绿色蔬菜，如苋菜、油菜、芥菜、雪里蕻等含钙也很丰富，但苋菜、菠菜、蕹菜等含草酸也比较多，会影响钙的吸收。因此，在选择补钙的食物时，不仅要考虑钙含量，还应注意草酸含量。

（2）铁。铁是人体重要的必需微量元素，它在体内的含量虽然甚微，却是必需微量元素中含量最多的元素。正常人体内含铁总量为4~5克，其中65%~70%的铁存在于血红蛋白，3%存在于肌红蛋白，1%存在于含铁酶类（如细胞色素、细胞色素氧化酶、过氧化物酶等）、辅助因子及运铁载体中，此类铁称为功能性铁。剩余的为体内的储备铁，主要分布于肝、脾和骨髓中。铁是维持生命的主要物质，也是促进维生素B代谢必不可少的物质。

1）生理功能。铁在体内的生理功能主要是参与氧的运输和组织呼吸过程。同时，铁还参与维持正常的造血功能和免疫功能。

2）需要量。正常人每天从食物中吸收的铁量极微。红细胞的寿命只有120天，

笔记

当红细胞死亡后，就会释放出铁，这些铁大约有 95% 又被骨髓重新当作原料，制造新的红细胞。人体每天经各种途径丢失的铁大约不到 1 毫克，但受多方面因素的影响，食物中的铁不易被人体吸收，因此每日膳食中供给的铁比较多。

不同年龄段对铁的需求量是不同的。新生儿在出生后半年内，可以依靠肝内贮存的铁，一旦肝脏贮存的铁耗尽，就需要从食物中补充，不仅要供应每天所需，还要补充略多的铁进行储备。6 个月前婴儿需要补充铁 0.3 毫克 / 天，7~12 个月婴儿 10 毫克 / 天，1~3 岁幼儿 9 毫克 / 天，4~6 岁幼儿 10 毫克 / 天；妊娠期妇女 20~29 毫克 / 天，哺乳期妇女 24 毫克 / 天。

7 岁以下儿童贫血患病率高达 57.6%，1~3 岁的儿童最高，其主要原因就是缺铁。儿童生长迅速，对铁的需要量很大，而乳中所含的铁往往不能满足需要，尤其是用牛乳和米粉等人工喂养的婴儿，因牛乳和米粉中铁的吸收率显著低于母乳中的铁。因此要合理发展铁强化食品，如铁强化的乳粉和代乳膏等。但是，当铁在身体中长期过量蓄积，不能适当地容纳在贮存部位时，会损害各器官，其中受影响最大的是肝、胰、心脏、关节及脑垂体等。

3）食物来源。铁的食物来源包括动物性食物和植物性食物。动物性食物如肝、瘦猪肉、牛羊肉等不仅含铁丰富而且吸收率很高，但奶里的含铁量较少，牛奶的含铁量更低。长期用牛奶喂养的婴儿，应及时补充含铁量较高的食物。植物性食物如黄豆、小油菜、芹菜、水芹菜、鸡毛菜、萝卜叶、荠菜、毛豆等铁含量较高，但吸收率较低。此外，啤酒酵母及麦麸也是铁的极好来源。使用铁锅炒菜，可大大增加食物中铁的含量。

（3）锌。锌是合成蛋白质的主要物质，也是合成 DNA 的必需物质，因此它是人体及许多动植物的必需微量元素之一。锌分布在人体所有的组织、器官、体液及分泌物中，约 60% 存在于肌肉，30% 存在于骨骼，其中肝和视网膜的含锌量特别高。成人体内含锌量约为 2.3 克，为含铁量的一半。锌对人体的生长发育、智力发育、免疫功能、物质代谢和生殖功能等均具有重要的作用。

1）生理功能。一是参与构成酶。体内很多酶的组成都少不了锌，如产生胃酸的酶、能分解人体内乙醇的酶。二是参与细胞生长、分裂和分化等过程，可促进组织再生，保护皮肤健康。因此，锌对于处在生长期的儿童、青少年及组织创伤患者而言是重要的营养素。三是参与蛋白质合成和促黄体素释放激素、促卵泡激素等内分泌激素的代谢，对儿童生长发育具有重要的调节作用。当锌缺乏时，儿童出现缺锌性侏儒症。当给予锌的化合物后，儿童身高、体重迅速增长，因此锌可作为儿童的助长剂。四是与唾液蛋白结合成味觉素，可增进食欲。缺锌可影响味觉和食欲，甚至发生异食癖。五是促进淋巴细胞有丝分裂，增加 T 细胞的数量和活力，从而调节机体的免疫功能。六是促进维生素 A 的代谢，提高人的夜视能力。

2）需要量。锌虽然是生命中不可缺少的元素，但体内只需要微量的锌。我国推荐的锌的供给量为：0~6 个月婴儿 2 毫克 / 天，7~12 个月婴儿 3.5 毫克 / 天，1~3 岁幼儿 4 毫克 / 天，4~6 岁幼儿 5.5 毫克 / 天；妊娠期妇女 9.5 毫克 / 天，哺乳期妇女 12 毫克 / 天。

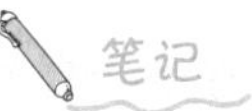

3）食物来源。锌的来源很广泛，普遍存在于各种食物中。动物性食物含锌丰富而且吸收率高，其中牛肉、猪肉、羊肉每千克含锌量高达20~60毫克。鱼类和海产品含锌量也很高，特别是牡蛎，每千克含锌量超过100毫克，一般的鱼类，每千克含锌量均超过15毫克。此外，含锌量较高的食物还有麦麸、花生、爆玉米花、禽类、豆类、全麦制品等。蔬菜及水果类食物含锌量较低。

（4）碘。碘是人体必需的微量元素，人体内碘含量为25~50毫克，其中70%~80%的碘分布在甲状腺，其余的碘分布在骨骼肌、肺、肾、淋巴结、肝等组织中。水和食物中的碘主要以无机碘化物的形式存在，很容易被小肠吸收并转运至血液中。

1）生理功能。碘在人体中参与甲状腺素的合成，其生理作用也是通过甲状腺素的生理作用表现出来的。甲状腺素是人体重要的激素，主要有三大生理功能。一是调节机体能量代谢和三大产能营养素的合成与分解。二是促进机体的生长发育。孕妇摄取充足的碘，有利于胎儿的正常发育，并可防止畸形儿的出现。儿童摄取充足的碘，可避免碘缺乏导致的思维能力缺陷。三是改善人体生殖系统、神经系统和肌肉的功能，有利于指甲和头发的生长，以及人体中细胞对氧的利用。

2）需要量。各类人群对碘的合理摄入量为：0~6个月婴儿85微克/天，7~12个月婴儿115微克/天，1~3岁幼儿90微克/天，4~6岁幼儿90微克/天；妊娠期妇女230微克/天，哺乳期妇女240微克/天。碘是合成甲状腺激素的主要成分，碘缺乏会引起地方性甲状腺肿（俗称粗脖子病）。孕妇严重缺碘可影响胎儿神经系统和肌肉的发育，导致胚胎期和围生期胎儿死亡率上升；学前儿童缺碘可导致生长发育迟缓、智力低下，严重者发生克汀病（呆小病）。碘强化措施是防治碘缺乏的重要途径，常用食盐加碘、食用油加碘及自来水加碘等防治方法。但是，长期高碘摄入可导致高碘性甲状腺肿，还可引起碘致性甲状腺功能亢进症、碘致性甲状腺功能减退症等。

3）食物来源。食物中含碘量一般有两个规律。一是海产品的含碘量大于陆地食物。含碘量最高的食物是海产品，如海带、紫菜、浅海鱼、干贝、海参等。其中海带含量最高，其次为海贝类及鲜海鱼。二是动物性食物的含碘量大于植物性食物。陆地食物中蛋、奶含碘量较高，其次为肉类，淡水鱼的含碘量低于肉类。植物性食物的含碘量最低，特别是水果和蔬菜。

（六）水

水是人类生存重要的环境因素之一，也是人体组织的重要成分。人体离不开水，一旦失去体内水分的10%，生理功能就发生严重紊乱；而一旦失去体内水分的20%，就无法维持生命。

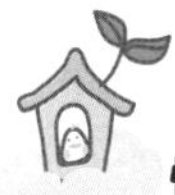

情境案例

2013年2月21日，“浙江微博医生”平台上收到一位父亲的微博求助。这位父亲说，儿子的小便里有一颗颗晶体。5岁的儿子经常起夜，父母怕他着凉，一

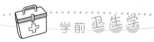

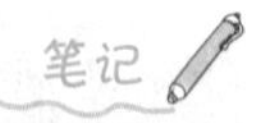

般临睡前给儿子床边准备一个盆，用来接小便。前天早上，母亲给儿子倒小便时，发现盆底铺着一层像盐一样的小晶体。儿子小便里怎么会有这种东西？这到底是什么？微博上医师建议这位父亲带孩子去泌尿外科看病，可能是尿路结石。后来，经医院检查，确诊为早期肾结石。幸运的是，检查结果表明，肾脏还没有形成大的结石，所以也没有出现疼痛等症状。医师给小男孩开出的医嘱只有两个字——喝水。

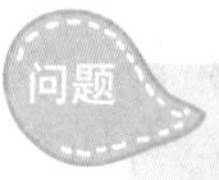

只喝饮料对孩子有什么危害？

案例分析

很多孩子拿饮料当水喝，影响身体代谢，危害身体健康。喝饮料不能替代喝水，因为饮料内含有一些添加成分，集聚多了，会伤害肾脏。对于不爱喝水、只喝饮料的孩子，成人要加强教导，及时为其补充水分，减少甚至杜绝饮料。

1. 生理功能

（1）构成人体组织。水是人体组织、体液的主要成分，在体内含量最高，是维持人体正常活动的重要物质。水在人体内与电解质、低分子有机化合物及蛋白质等组成体液，广泛地分布在组织细胞内外，构成人体的内环境。人的体液和血浆中 90% 是水，肌肉中 72% 是水，即使骨头中也有 25% 的水，甚至牙齿中都有 10% 的水。体内水的比例随年龄增长而减少，水占成人体重的 60%~65%，占新生儿体重的 80% 以上，约占婴儿体重的 70%，约占幼儿体重的 65%。

（2）参与代谢。水是溶解水溶性物质的溶剂，在体内有很大的流动性。水是各种物质吸收、运输和排泄的载体。各种营养素在体内被消化吸收后，依赖于水的运载，进入细胞内，发挥其营养作用。同时，水还将物质代谢的中间产物和最终产物通过呼吸、汗液的蒸发及大小便等途径排出体外，保证身体各器官正常运行。水还能使电解质解离，呈离子状态存在，参与体内的一切化学反应。没有水，人体的一切代谢活动都将无法进行。

（3）调节体温。当机体内热量过剩，人体通过排汗有效地防止体内过热，保持体温恒定。人体体温上下波动极小，基本保持在 37℃，就是因为水对调节体温的重要作用。首先，水的比热大，1 克水升高 1℃比同量其他物质所需热量多，因此水能吸收较多的热量，而水本身温度升高不多，这就使血液流经体表部位时，不会因为环境温度的差异，导致血液温度发生大的改变。其次，水蒸发热量大，只需蒸发少量的水就能散发较多的热。因此，在高温环境或剧烈运动时，可通过蒸发散热来维持正常的体温。最后，水的导热性强，是非金属中最好的导热体。虽然机体各组织器官的代谢水平不同，产热也不同，但可通过水的导热作用保持各组织器官的温度基本一致。

（4）起润滑作用。水在体内各个部位常常起润滑作用。水的黏度小，可作为关节、肌肉和脏器的润滑剂，使其不易受到损伤。例如，泪液可防止眼球干燥；唾液和消化液有助于食物的吞咽及食物在胃肠内的消化；关节液可减少关节之间的摩擦；黏

液有助于吸入气体的加温加湿等；胸膜和腹膜的浆液、呼吸道和胃肠道黏液也都有良好的润滑作用。另外，水分还能滋润皮肤，保持皮肤的柔软、弹性和光泽。

2. 食物来源

因为人体每天排出的水和摄入的水必须保持基本相等，即水平衡，所以不断地补充水是必要的。人体内的水分来源主要包括三个方面。一是饮水。这也是人体所需水的主要来源，包括茶、咖啡、汤和其他各种饮料。二是食物水。这类水主要存在于各种食物中，其中一部分水以结晶水的形式存在，一部分则以结合水的形式存在，都可以被人体吸收。不同食物的含水量不同，蔬菜、鲜果的含水量为 80%~95%，奶类为 87%~90%，肉类为 60%~80%，粮食为 14%~15%。三是营养素在体内代谢产生的水。糖类、脂肪、蛋白质在体内氧化后，每天可产生约 300 毫升水。例如，每 100 克糖氧化时，可产生 55 毫升水；每 100 克脂肪可产生 107 毫升水；每 100 克蛋白质可产生 41 毫升水；一般混合膳食，每产生 418.4 千焦（99.96 千卡）的热量可产生 12 毫升水。

3. 需要量

人体每天对水的需要量随年龄、体重、气候、劳动强度而不同。学前儿童新陈代谢旺盛，体表面积相对较大，水分蒸发多，因此每千克体重需水量相对比成人大，而且年龄越小，需水量相对越大。气候、食物性质及体力活动情况等都会影响婴幼儿对水的需要量。一般情况下，1 岁以下婴儿每天每千克体重需水量为 110~155 毫升，1~3 岁儿童为 100~150 毫升，4~6 岁儿童为 90~110 毫升。

过量饮水会增加肝脏和肾脏负担，甚至出现浮肿等疾病；而饮水不足则排尿量减少，尿液就会浓缩，这样很容易使某些废物结晶，形成肾结石。另外，饭前不宜过多饮水，否则会稀释消化液，不利于消化。

第二节 学前儿童合理膳食

问题导入

2012 年 5 月 6 日，5 岁的陈可（化名）被家长带到医院，原本是想求个科学减肥的方法，没想到他竟被查出了“营养不良”。医师说，现在非病理性“虚胖”的孩子真不少，胖瘦早已不是家长们衡量儿童体质的标准。家长说，家里生活条件不错，陈可饭量挺大，尤其喜欢吃肉，平时身体还不错，就是有些胖，身高 135 厘米，体重 54.5 千克，怎么会营养不良呢？

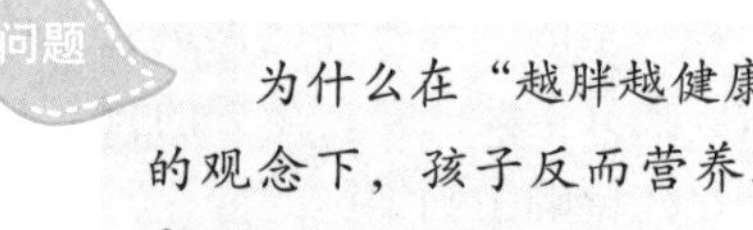

为什么在“越胖越健康”的观念下，孩子反而营养不良呢？

笔记

陈可平时胃口不错，正餐每餐约三碗米饭，喜欢吃肥肉、油炸食品、香辣食物。每周要上两次课外辅导课，所以晚饭都是在培训机构旁边的西式快餐店解决。在家的时候，陈可喜欢躺在沙发上边吃零食边看动画片。只要不是同学叫他出去玩，他根本不会迈出大门一步。通过检查，医师发现，陈可的内脏脂肪面积为116平方厘米，提示患糖尿病、脂肪肝、高脂血症等慢性疾病的风险较高。虽然肌肉量正常，但体重和脂肪严重超标，属于超体重肥胖型身材，且脂肪主要集中在腰部和腿部。另外，陈可体内缺乏优质蛋白质、维生素、矿物质、膳食纤维等，属于营养不良的范畴。

问题分析

现在生活越来越好，成人应抛弃“越胖越健康”的旧思想，正确认识儿童肥胖的危害，做到早发现、早治疗。合理安排儿童饮食，让他们多吃含糖量低、高优质蛋白、低盐低脂、高维生素和矿物质的食物。儿童处于快速生长发育阶段，对营养的需求量非常高，需要合理的饮食再配合适当的锻炼，在满足正常生长发育的同时控制体重。

合理、充足的营养能够保证学前儿童的正常生长发育，修复坏死的组织，维持机体的各种生理活动，提高机体的抵抗力和免疫功能，还能保证学前儿童心理的健康发展，形成对社会的良好适应能力。那么，学前儿童需要怎样的膳食才能维持各年龄段的营养需要呢？带着这个问题，我们一起进入这一节的学习。

一、妊娠期营养

妇女在妊娠期，除了维持自身代谢和消耗所需要的营养物质外，还要供给胎儿生长发育的需要。如果孕妇摄入营养物质不足，容易出现营养缺乏病，如孕妇缺铁性贫血、手足抽搐、骨质软化等，严重时还会引起流产、早产及胎儿大脑发育不全或畸形。因此，孕妇应特别注意饮食营养。

（一）妊娠期营养的重要性

1. 孕妇自身的营养需要

在妊娠期，孕妇摄取的营养物质不仅要满足自身需要，还要满足胎儿生长发育及胎盘、子宫和乳房发育的营养需要，也要为以后分娩和哺乳贮存营养。

2. 胎儿生长发育需要

妊娠期的合理营养能促进胎儿体格的正常发育，减少妊娠期并发症和低体重儿的发生。尤其重要的是，孕妇的营养与胎儿大脑和神经系统的发育有关。如果胎儿期营养不足，影响了脑细胞的分化，脑细胞达不到应有的数量和质量，就会影响胎儿出生后智力的发展。

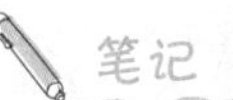

（二）妊娠期营养需要

1. 能量

能量供给对孕妇机体及正在发育的胎儿都很重要。妊娠早期孕妇的基础代谢并无明显变化，进入妊娠中期后基础代谢率逐渐升高，妊娠晚期基础代谢率增高15%~20%。妊娠期总能量需要量的增加主要用于提供胎儿生长，胎盘、母体组织增长，孕妇体重增长，蛋白质、脂肪贮存及代谢增加所需要的能量。中国营养学会建议妊娠中晚期膳食能量推荐供给量在非孕妇女能量推荐摄入量的基础上增加836千焦（200千卡）。为防止胎儿体重过大，增加难产风险，孕妇的能量供给量也不宜过多。

2. 蛋白质

孕妇必须摄入足够量的蛋白质以满足自身及胎儿生长发育的需要。妊娠全过程中母体增加的蛋白质储备量可达900克，主要用于构成胎儿身体组织，满足母体子宫、乳房和胎盘发育的需要，补偿分娩过程中的失血消耗，并为产后乳汁分泌打下基础。这些蛋白质均需孕妇在妊娠期间不断从食物中获取。中国营养学会建议孕妇蛋白质推荐摄入量为妊娠中期、晚期每天分别增加15克、25克。其中优质蛋白质在妊娠期膳食中至少占蛋白质总量的1/3。

3. 矿物质

（1）钙。妊娠期妇女对钙的需要量显著增加。整个妊娠期，孕妇需贮存钙50克。一方面是因为胎儿需从母体摄取大量的钙以供其生长发育，另一方面母体也需贮存部分钙以备泌乳需要。当妊娠期妇女膳食中钙供给不足时，母体血钙浓度下降，从而发生小腿抽筋或手足抽搐；当严重缺钙或长期缺钙时，则会出现骨质软化，胎儿也可发生先天性佝偻病，即维生素D缺乏病。中国营养学会建议妊娠早期、中晚期膳食钙的适宜摄入量分别为800毫克/天、1000毫克/天。

（2）铁。妊娠期妇女对铁的需要量也显著增加。主要原因：一是妊娠期母体生理性贫血，需额外补充铁；二是母体需储备一定量的铁，以备补充分娩时失血造成的损失；三是胎儿肝脏内也需贮存一部分铁，以供其出生后约6个月的消耗。如果妊娠期妇女铁摄入量不足，就会出现缺铁性贫血，同时还会减少胎儿铁的储备，影响其出生后的生长发育。中国营养学会建议妊娠早期、中期和晚期膳食铁的适宜摄入量分别为20毫克/天、24毫克/天、29毫克/天。妊娠期妇女应注意补充一定量动物肝、血、瘦肉等食物，必要时可在医师指导下加服铁剂或铁强化食品。

（3）锌。锌对胎儿的生长发育也十分重要。孕妇严重缺锌可致胎儿发生中枢神经系统畸形，中度缺锌可致胎儿宫内发育迟缓、免疫功能差、大脑发育受阻。因此，妊娠期妇女需摄入充足量的锌来保证胎儿的正常发育和预防先天性缺陷。妊娠期妇女的血浆锌水平一般在妊娠早期就开始下降，直至妊娠结束，其血浆锌水平比非妊娠妇女低约35%，这也是妊娠期妇女需增加锌摄入量的原因。中国营养学会建议妊娠期膳食锌的适宜摄入量为9.5毫克/天。

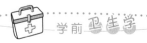

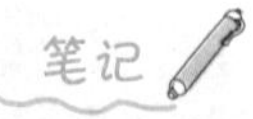

（4）碘。妊娠期妇女的甲状腺功能旺盛，对碘的需要量也有所增加。妊娠期妇女碘缺乏可能导致胎儿甲状腺功能低下，从而引起以生长发育迟缓、认知能力降低为特征的克汀病（呆小病）。因此，在妊娠早期就要注意预防母体碘缺乏。中国营养学会建议妊娠期膳食碘的摄入量比妊娠前大，为 230 微克 / 天。此外，妊娠期膳食中应多补充海产品，如海带、紫菜、鱼、虾及贝类。

4. 维生素

维生素 A 既能促进胎儿的生长发育，又能增强孕妇的抗病能力，故中国营养学会建议妊娠早期、中晚期维生素 A 的推荐摄入量（视黄醇当量）分别为 700 微克 / 天和 770 微克 / 天，可耐受最高摄入量为 2400 微克 / 天。

维生素 D 可促进钙的吸收和钙在骨骼中的沉积。妊娠期对维生素 D 的需要量增加，这一时期缺乏维生素 D 会引起孕妇骨质软化、手足抽搐及新生儿低钙血症。中国营养学会建议妊娠早期维生素 D 的推荐摄入量与非孕妇女相同，为 10 微克 / 天，可耐受最高摄入量为 20 微克 / 天。

为了保证良好的食欲，促进胎儿发育和产后乳汁的分泌，孕妇还要补充维生素 B_1、维生素 B_2、维生素 B_{12} 和烟酸。妊娠初期孕妇有恶心、呕吐、食欲不振等现象时，应增加维生素 B_6 的供给。另外，维生素 B_6 与叶酸、维生素 B_{12} 联用可预防妊娠高血压。中国营养学会建议妊娠期妇女维生素 B_1 的摄入量为 1.2~1.5 毫克 / 天，维生素 B_2 的摄入量为 1.2~1.5 毫克 / 天，维生素 B_6 的摄入量为 2.2 毫克 / 天，维生素 B_{12} 的摄入量为 2.9 微克 / 天。

妊娠期膳食中缺乏维生素 C，不仅容易使孕妇患贫血、坏血病及传染病，而且会影响胎儿发育，发生流产、早产等。因此，对妊娠期妇女维生素 C 的供给要充足。

（三）不同妊娠阶段的合理膳食

情境案例

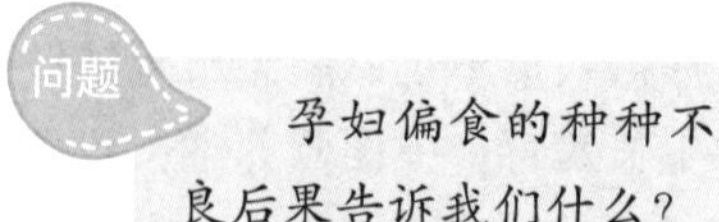

孕妇在妊娠期通常有偏食的习惯，而且口味不一。一项调查结果显示，约 40% 的孕妇最想吃的是甜食，33% 的孕妇最想吃的是咸食。为什么会这样呢？从医学的角度来说，可能是缘于内分泌系统的变化。很多人以为只要孕妇饮食够量，即使偏食影响也不大。可是，果真如此吗？对于妊娠期的胎儿，唯一的营养来源就是母体。如果孕妇偏食、营养素摄入单调，体内长期缺乏某些营养物质或微量元素，就会造成营养不良，增加妊娠并发症，如贫血或骨质软化等。另外，如果母体不能为胎儿的生长发育提供足够所需的营养素，就有可能发生流产、早产、死胎，或者出生后胎儿瘦小、体弱多病、喂养困难；胎儿还有可能因缺乏维生素、矿物质或某些微量元

笔记

素，脑组织发育不良，出生后智力低下，即便花费再大的代价补充营养也无法挽回已经造成的严重后果。偏食的孕妇产后出血也较多，发生乳汁少、恢复慢等问题的概率也更大，这会进一步影响新生儿的营养汲取。

案例分析

孕妇偏食的种种不良后果证明了妊娠期营养均衡的重要性！要克服偏食的毛病，孕妇首先要有意识地主动克服偏食的心理和习惯，如每日膳食中应注意粗细粮搭配和荤素菜搭配，少食酸辣等刺激性口味的食物。同时，还可以借鉴一些传统的解决方法，如想吃就吃，少食多餐；进食过程中保持心情愉快；选择易消化、易吸收，同时能减轻呕吐的食物；烹调要符合平时口味，不做味道怪异的菜肴；选择能促进食欲的食物。

1. 妊娠初期——妊娠 1~3 个月

妊娠初期是胚胎发育的阶段，胚胎主要从子宫内膜贮存的养料中获取营养。该阶段胚胎生长缓慢，每日约增加 1 克的重量，每天通过母体获取的营养不多，因此孕妇的营养需要与孕前没有太大差别，孕妇短时间的偏食、挑食对胚胎并没有太大的影响。

妊娠初期在饮食方面除增加一些含矿物质、维生素较多的食物外，可适当地吃些含蛋白质较高的食物，如瘦肉、牛奶、鸡蛋、鱼类、豆制品等。从妊娠 5~6 周开始，多数孕妇会有恶心、呕吐等妊娠反应，在晨起和饭后反应最为明显。对这些反应不必担心，要保持心情舒畅，避免过度劳累。饮食方面可少吃多餐，使胃部有排空的时间。此外，补充维生素 B_6、维生素 B_1、维生素 C 可以减轻妊娠反应。呕吐较严重的孕妇应多摄入新鲜蔬菜、水果等碱性食物，防止发生酸中毒。

2. 妊娠中期——妊娠 4~7 个月

在妊娠中期，母体中胎儿的生长很快，平均每天增加 10 克体重。妊娠 4 个月是胎儿大脑和神经系统发育的高峰。5 个月后骨骼的生长也加快，妊娠反应已消失，孕妇食欲增加，应多摄入一些营养丰富的食物。因此，进入妊娠中期以后，孕妇要加强营养，除了过冷和有刺激性的食物外，不必忌口。在主食上，要粗粮、细粮搭配吃；在副食上也要多样化，可多吃富含蛋白质、维生素和矿物质的食物。同时，还要多吃些水果和绿叶菜，以补充足量的钙、铁、锌、碘等微量元素和各种维生素。另外，在此阶段，孕妇因胎儿和子宫逐渐增大压迫肠道，肠张力及肠蠕动力减弱，同时全身活动量减少，容易发生便秘。因此，要多注意供给富含纤维素和果胶的蔬菜和水果，如芹菜、韭菜、苹果、香蕉、梨等，同时注意多喝水，以防止便秘。

3. 妊娠晚期——妊娠 8~10 个月

妊娠晚期为胎儿生长最快的阶段，胎儿一半的体重是在这个阶段增加的。在妊娠晚期，除了孕妇自身需要和胎儿生长发育需要外，胎儿还要从母体摄取大量的钙、铁贮存在体内，以备出生后使用，因此孕妇进食量显著增加。在这一阶段，孕妇应该多

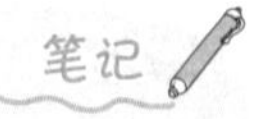

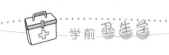

吃富含多种营养素和不同品种的食物，如细粮、粗粮、豆类及豆制品、各种动物性食物及蔬菜、水果，并注意合理搭配，做到饮食多样化，保证营养素的足够供给。

但需要注意，妊娠晚期孕妇活动量减少，能量消耗少，应适当限制主食和脂肪的摄入量，少吃高热量的食物，以免孕妇过于肥胖、胎儿过大，造成难产。

要格外注意饮食卫生，还要避免吃过凉或辛辣食物，以免引起胃肠道疾病或造成流产、早产。妊娠中晚期妇女常由于神经内分泌功能改变或小动脉痉挛引起组织内水、钠潴留，进而出现下肢水肿症状，故应限食含钠盐较多的食物，必要时可以采用无盐膳食。

孕妇要经常晒太阳，阳光中的紫外线照射在皮肤上，可以使皮肤组织里的 7– 脱氢胆固醇变成维生素 D。维生素 D 可促进钙、磷的吸收利用，保证胎儿牙齿和骨骼的发育，避免孕妇骨质软化。

二、婴儿喂养

婴儿期是指从出生到 1 周岁。婴儿期是人体生长发育的第一高峰期，尤其是出生后前 6 个月生长最快。婴儿的生长速度能直接反映他们的营养状态，一般婴儿的体重在 4 个月时是出生时的 2 倍，在 1 岁时是出生时的 3 倍，1 岁以后生长速度明显减慢。身长是反映骨骼系统生长的重要指标，婴儿期内身长平均增加 25 厘米，1 周岁时将增加至 75 厘米，为出生时的 1.5 倍。婴儿的快速生长和旺盛代谢使他们对各种营养素的需求增加，这段时期要注意补充含能量的营养素和生长必需的维生素及矿物质。

婴儿喂养的焦点问题是婴儿食用乳汁的类型及开始添加辅食的时间。婴儿喂养方式可分为三种：母乳喂养、人工喂养和混合喂养。

（一）母乳喂养

1. 母乳喂养的优越性

母乳是 0~6 个月婴儿最理想的天然食物，也是最能满足婴儿生长发育所需的食物。我国历来有母乳喂养的优良传统，但近年来母乳喂养率有下降的趋势。应该说，母乳喂养，是母亲的职责，是婴儿应享受的权利。为了保障婴儿的健康，在条件允许的情况下，应首先选择母乳喂养。

（1）母乳中含有婴儿所需的各种营养素。母乳营养成分最适合婴儿的需要，其中的钙、磷比例适宜，吸收率、利用率高，有利于婴儿牙齿和骨骼的发育。母乳中的蛋白质含量低于牛奶，但母乳中的蛋白质和脂肪颗粒小，以乳清蛋白为主，乳清蛋白在胃酸作用下形成的乳凝块细小而柔软，容易被婴儿消化吸收，利用率高。母乳中所含的乳糖比其他乳类多，脑细胞需要利用乳糖所提供的能量。母乳中的维生素 C 和维生素 B 等营养素不易被破坏，优于其他需要加热消毒的乳类。母乳中含有丰富的牛磺酸，牛磺酸是促使脑细胞发育的重要物质。

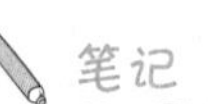

（2）母乳喂养可减少婴儿发生疾病的风险。母乳中含有大量免疫物质，有助于增强婴儿的抗感染能力。母乳中含有多种免疫球蛋白和免疫活性细胞。其中，免疫球蛋白 A 占总量的 90%，具有抗肠道微生物和异物的作用；乳铁蛋白可抑制病原微生物的代谢和繁殖；溶菌酶在母乳中发挥杀菌抗炎作用；免疫活性细胞可增强机体的免疫功能。母乳中的多种免疫物质在婴儿体内构成了有效的防御系统，保护婴儿免受感染，降低了婴儿发生肺炎、腹泻等疾病的危险性。母乳还有抗过敏作用，母乳喂养的婴儿很少发生呼吸道、肠道和皮肤的过敏反应症状。同时，母乳新鲜，温度适宜，喂哺方便、经济，容易保持清洁，可减少婴儿疾病的产生。

（3）有利于母婴间情感交流。哺乳过程中母亲通过与婴儿的皮肤接触、眼神交流、微笑、语言及爱抚等动作可增进母婴间的情感交流。婴儿情绪好是其心理正常发展的条件，因此母乳喂养有助于促进婴儿的心理和智力发育。

（4）有利于母亲身体恢复。婴儿吸吮乳汁，可反射性地促使母亲子宫收缩，有利于子宫复原，减少产后出血，有助于母亲恢复健康。哺乳的母亲日后患乳腺癌的概率较未哺乳的母亲低。哺乳还可消耗母体内多余的脂肪，有利于产后体型的恢复。

2. 母乳喂养中的常见问题

（1）生理性腹泻。生理性腹泻是指母乳喂养的婴儿，大便每天多达 7~8 次，呈稀水样，带奶瓣。除此之外，婴儿其他方面都正常，不发烧，尿量足，精神好，体重增长正常。生理性腹泻可能与母乳浓稠、婴儿的消化酶不足有关。乳母应充足饮水，避免乳汁过于浓稠。生理性腹泻不是病，不需要用药，会随着婴儿消化功能日趋完善而自愈，不必为了使婴儿大便成形而放弃母乳喂养。但要注意臀部的清洁护理，勤洗、勤换尿布，洗后涂抹护臀软膏以保护皮肤。

（2）乳汁排出不畅。乳汁排出不畅是指乳房胀痛，乳房上有硬块，乳汁排不出来。造成乳汁排出不畅的原因是乳腺内有淤乳，使乳腺管堵塞。可采取措施解除乳腺管堵塞，如用合适的乳罩支托乳房，以改善乳房的血液循环；清除乳头上已干燥的乳汁；按摩乳房，驱赶淤积的乳汁；调整饮食，不吃所谓下奶的食物；每次哺乳后，将剩余的乳汁挤出或用吸奶器吸出。

（3）母乳被污染。乳母在每次哺乳前后应该用温开水洗净乳头、乳晕，并勤洗澡，勤换内衣，避免使婴儿吸吮到被细菌污染的乳汁。乳母患病，应暂停母乳喂养。乳母用药应十分慎重，要按医嘱用药。有毒物质进入乳母体内，应停止母乳喂养，避免婴儿中毒。

（4）漾奶。多数新生儿有漾奶的现象，即乳汁从胃反流回食管，从口中溢出。虽然不可能彻底解决漾奶问题，但可以通过一些方法减少漾奶的频率和漾奶量。例如，不要让新生儿一次吃得太饱，要少食多餐；不要让新生儿平躺着喝奶，要让新生儿身体呈 45 度倾斜状态；喂完奶，要将新生儿竖着抱起来，轻轻拍打后背，使新生儿胃里的空气能通过打嗝排出；喂完奶后不要给新生儿新洗澡、换尿布、换衣服等。

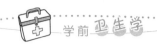

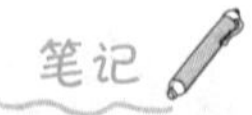

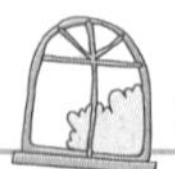

知识窗

国际母乳会（La Leche League International）①

国际母乳会由七位女士于1956年建立，她们致力于使母乳喂养更容易，并让母亲和孩子都从中获益。

她们的宗旨：帮助世界范围内的母亲，通过“母亲对母亲”的帮助、支持、鼓励、信息提供和培训进行母乳喂养，使人们能认识到母乳喂养是孩子和母亲健康成长与发展的一个重要因素。

国际母乳会活跃于世界70多个国家和地区。每个月，7000多名通过官方认可的哺乳辅导以志愿者身份帮助30多万名母亲。国际母乳会是非政府组织，为联合国儿童基金会提供咨询，与世界卫生组织保持官方联系，在美国国际开发署注册为私营志愿组织，是通过官方认可的“美国健康妈妈健康宝宝联盟”的成员、“儿童生存协作与资源团体”的成员，以及“国际母乳喂养行动联盟”的创始成员。

（二）人工喂养

凡因疾病或其他原因不能用母乳喂养，改用牛乳或其他代乳品喂养婴儿的喂养方式称为人工喂养。人工喂养的母乳代用品成分应尽量接近人乳。母乳代用品可以用与母乳差异不是很大的牛乳制成。母乳代用品制造者先将牛乳稀释，然后添加糖类和营养素，最后可以得到与人乳配比相似的人乳代用品。完全人工喂养的婴儿最好选择婴儿配方奶粉。对于一些有先天缺陷（如乳糖不耐症、乳类蛋白过敏、苯丙酮尿症等）而无法耐受母乳喂养的婴儿，需要在医师的指导下选择特殊婴儿配方食品。

人工喂养婴儿需要注意：①合理配置，乳制品的量和浓度应根据婴儿年龄、体重调配，并随时调整，以满足婴儿的营养需求；②注意卫生，奶瓶、奶头等食具用后要洗净，煮沸消毒；③喂哺应使用直式奶瓶，次数和间隔同母乳喂养，每次喂哺前试一下乳汁温度，喂哺时让乳汁充满橡皮奶头，以免吸入空气。

（三）混合喂养

当母乳不足时，加用婴儿配方奶粉或其他母乳代用品进行补充的喂养方式称为混合喂养。混合喂养有两种方法。一是补授法。哺乳时母乳优先，不足部分用牛奶等补充，称为补授法。每次喂哺，先喂母乳。每天应哺乳3次以上，让婴儿按时吮吸乳头，刺激乳汁分泌，防止母乳分泌量进一步减少。补授的牛奶量可视婴儿的反应而定。二是代授法。若母乳量充足，只是不能按时喂哺，可用牛奶等代替一次至数次母乳，称为代授法。每天争取喂母乳3次或3次以上，母乳量不足时可由混合喂养逐渐过渡到纯人工喂养。

无论母乳喂养、人工喂养还是混合喂养，都应在适当的时候给婴儿添加各类辅

① 国际母乳会简介 [EB/OL]. [2021-12-21]. http://www.muruhui.org/detail.asp?id=379.

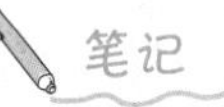

食。虽然仍以乳类为主，但各类辅食绝非可有可无。按时添加辅食，可保证婴儿生长发育正常，体重继续增加，对预防贫血和增强机体抵抗力也有重要作用。

三、幼儿膳食

（一）幼儿膳食特点

与婴儿期相比，处于幼儿阶段的儿童食欲显著降低，体格发育速度随之减慢，对营养的需要也相对减少。尽管3岁时乳牙已出齐，6岁时恒牙可萌出，但他们的咀嚼及消化能力仍比较有限，尤其对固体食物需要较长时间适应。因此，不能给予他们成人膳食，以免造成消化功能紊乱。3~6岁的儿童注意力分散，无法专心进食，在食物选择上有自我做主的倾向，且模仿能力极强，因此这一时期应特别注意培养其良好的饮食习惯。此外，这个时期的儿童开始逐渐适应一日三餐外加1~2次点心的膳食安排。

（二）幼儿膳食构成

人在幼儿期的生长发育虽不如婴儿期快，但仍在长身体、增智慧，活动量也大于婴儿期。幼儿膳食必须精心安排，保证供给足够的能量和各种营养素。每日膳食中食物种类要多样化，各类食物要合理搭配。中国营养学会编制的《中国居民膳食指南》结合中国居民的膳食结构设计了平衡膳食“宝塔”。平衡膳食“宝塔”共分五层：最底层是五谷；第二层是蔬菜、水果；第三层是畜、禽、鱼、蛋；第四层是奶类及奶制品、豆类及豆制品；塔尖是少量的油脂。平衡膳食“宝塔”直观地告诉我们每天应吃食物的种类及相应的数量，不仅适用于成人，也适用于儿童，对合理调配幼儿膳食具有指导意义。不适宜幼儿的饮食主要有刺激性的饮料（如茶和咖啡等）、粒状的硬果（如花生米、核桃和杏仁等）、油炸食品和带刺的食物。

（三）幼儿膳食搭配

在具体搭配膳食时，应遵循以下原则。

（1）粗细粮搭配。细粮容易消化，口感好；粗粮富含维生素B_1，耐嚼。粗细粮搭配着吃，兼顾幼儿的食欲和营养需要。

（2）米面搭配。米比面食耐嚼，多嚼有益。但面食花样多，巧做、细做可以激发儿童的食欲。

（3）荤素搭配。动物性食品多为酸性食物，蔬菜为碱性食物，荤素搭配不仅不腻，还可以使体内酸碱基本平衡，有利于健康。

（4）豆类与谷类搭配。豆类蛋白质为优质蛋白质，谷类中的蛋白质营养价值较低。豆类与谷类混合食用，可发挥蛋白质的互补作用。

（5）蔬菜五色搭配。“观菜色，知营养”，绿色、红色、黄色蔬菜所含的胡萝卜素、铁、钙等优于浅色蔬菜。浅色蔬菜可用于调剂口味，但菜篮子里要以深色蔬菜为主。

（6）干稀搭配。主食要有干有稀，或者有菜有汤，吃着舒服，水分也充足。

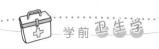

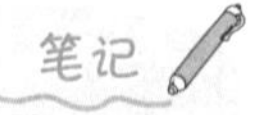

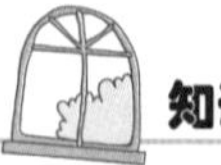

知识窗

哪些食物宝宝不宜多吃

有营养的食物就一定好吗？是宝宝爱吃的东西就该多吃吗？医学专家告诫家长，以下几种食物，儿童不宜常吃多吃，常吃多吃有害无益。

1. 橘子

橘子虽然营养丰富，但含有丰富的叶红素，吃得过多，容易出现“叶红素皮肤病”、腹痛、腹泻，甚至引起骨病。所以儿童吃橘子一天不宜多于4个（中等大小）。

2. 鸡蛋

鸡蛋虽然营养成分比较全面，但如果吃得过多，会增加体内胆固醇的含量，容易造成营养过剩，导致肥胖，还会增加胃、肠、肝、肾的负担，引起功能失调。所以儿童吃鸡蛋每天不宜超过3个。

3. 浓茶

浓茶中含有大量鞣酸，鞣酸在人体内遇铁便生成鞣酸铁，难以被人体吸收，容易使人体缺铁。儿童缺铁不仅会发生贫血，而且还会影响智力发育。

4. 果冻

果冻不是用水果汁加糖制成的，而是用增稠剂、香精、酸味剂、着色剂、甜味剂配制而成。这些物质对人体没有什么营养价值，却有一定毒性，多吃或常吃会影响儿童的生长发育和智力健康。

5. 咸鱼

各种咸鱼都含有大量的二甲基亚硝酸盐，这种物质进入人体后，会转化为致癌性很强的二甲基亚硝胺。研究表明，在10岁前开始常吃咸鱼，成年后患癌症的风险比一般人高30倍。所以儿童不宜常吃、多吃咸鱼。

6. 泡泡糖

泡泡糖中的增塑剂含有微毒，其代谢物苯酚也对人体有害。此外，儿童吃泡泡糖的方法很不卫生，容易造成胃肠道疾病。

7. 糖精

目前，儿童食用的甜味食物和饮料中大多添加了糖精。有研究表明，大量食用糖精会引起血液、心脏、肺、末梢神经疾病，损害胃、肾、胆、膀胱等脏器。因此世界卫生组织建议，禁止食品生产商在3岁以下婴幼儿食品及饮料中添加游离糖。①

8. 人参

目前，市场上有不少人参食品，如人参糖果、人参麦乳精、人参奶粉、人参饼干及人参蜂王浆等。人参有促进性激素分泌的作用。儿童食用人参会导致性早熟，严重影响身体的正常发育。

① 世卫组织建议禁止在3岁以下婴幼儿食品中加糖 [EB/OL]. 2019-07-26 [2021-11-21]. http://health.cnr.cn/jkgdxw/20190726/t20190726_524706471.shtml.

笔记

9. 罐头

罐头食品在制作过程中都加入了一定量的食品添加剂。添加剂有微量毒性，对成人影响不大，可是对正在发育的儿童却有很大影响，不仅损害身体健康，而且容易造成慢性中毒。所以儿童不宜多吃罐头。

10. 爆米花

爆米花含铅量很高，铅进入人体后会损害神经系统、消化系统的功能和造血功能。儿童解毒功能弱，常吃或多吃爆米花极易发生慢性铅中毒，出现食欲下降、腹泻、烦躁、牙龈发紫等现象。

第三节 托幼机构膳食管理与卫生

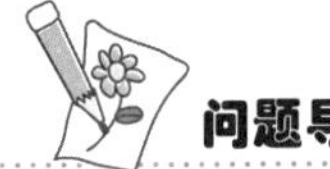

问题导入

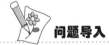

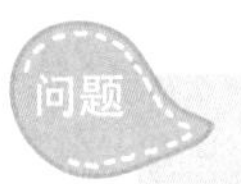

问题

该项研究给了我们什么启示？

为了解托幼机构中儿童膳食情况和查找存在的问题，进一步指导托幼机构为儿童制订科学合理、营养均衡的食谱，以保证和促进儿童健康成长，某机构采用记账法针对某市某区 24 所托幼机构第二季度的 1 周（5 天）膳食情况进行调查。数据分析发现，能量供给达到或超过推荐摄入量的有 21 所托幼机构，占 87.50%；蛋白质摄入量达到或超过标准的有 23 所托幼机构，占 95.83%；各种维生素摄入不足有 15 所托幼机构，占 62.50%；各种矿物质摄入不足有 19 所托幼机构，占 79.17%。①

问题分析

该调查研究结果显示，儿童膳食中，蛋白质、脂肪摄入过多而维生素、矿物质摄入不足，这说明托幼机构的膳食不均衡。为保证儿童健康成长，要加强膳食管理，为儿童制订科学合理、营养均衡的食谱。

托幼机构应该怎样加强膳食管理以保证儿童营养均衡呢？儿童需要怎样的膳食计划？儿童的膳食卫生有哪些要求？怎样的饮食习惯更有利于儿童营养吸收？带着这些问题，我们一起进入这一节的学习。

① 侯润馨．托幼机构儿童膳食营养情况调查 [J]. 现代预防医学，2008，35（23）：4595–4596.

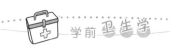

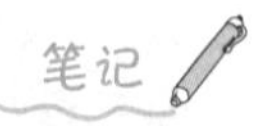
笔记

一、托幼机构的膳食管理

（一）膳食搭配的原则

1. 科学合理

托幼机构要有专门人员负责膳食计划的制订、营养素的科学搭配和餐点的制备，保证学前儿童的膳食科学合理。

2. 营养平衡

营养平衡是指膳食中不仅含有满足人体需要的各种营养素，而且各营养素的数量和比例适当。应做到食物多样化，发挥食物所含营养素的互补作用，其中较为重要的是产能营养素之间的比例要适当，动物蛋白质和豆类蛋白质摄入要均衡。食物多样化还有利于矫治学前儿童在家庭中养成的不良饮食习惯。

3. 增进食欲

食物对机体引起的兴奋即为食欲。食物进入口腔接触消化器官，引起消化液的分泌称为“化学相”分泌。在这种无条件反射基础上，食物的色、香、味、形、温度等刺激可产生条件反射。人们只要看到或嗅到，甚至想到所喜爱的食物，就会分泌大量的消化液，这种食物还未到口就分泌消化液的现象，称为“反射相”分泌。“化学相”分泌和“反射相”分泌结合能引起旺盛的食欲。要增进儿童的食欲，应给予多样化的食物，从婴儿期开始逐渐增加食物的品种，并注意食物的色、香、味、形，培养儿童对多种食物的喜爱和适应能力。

4. 清洁卫生

托幼机构的膳食必须保证清洁卫生、新鲜质好，从采购、加工到制作成品都必须进行严格的卫生监控，做到万无一失。

5. 有利消化

学前儿童的消化系统尚未发育完善，因此托幼机构在烹调食物时既要尽力保持食物中的各种营养素，也要把食物煮熟、烧透，有利于儿童的消化吸收，同时避免油腻、辛辣、刺激性食物。

（二）膳食计划

托幼机构的膳食计划包括三个方面：①按照需要选择每日的食物种类，计划食物的数量，力求使膳食与学前儿童的需要相符；②合理地计划食谱；③建立合理的膳食制度。

制订膳食计划的依据是学前儿童的年龄特征和对营养的需要，以及饮食习惯、气候地理条件、市场情况等。制订膳食计划时，要在尊重当时当地饮食习惯的基础上，根据膳食费用标准，从市场供应的实际情况出发，选择营养丰富、价格合理的食物，并进行最优化的搭配，以最经济、最合理的方式达到膳食计划的目的。

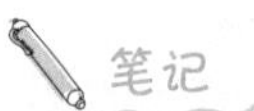

1. 每日所需的食物种类和数量

营养师必须熟悉各类食物的营养成分和特点，以及营养素计算和评价的方法，了解学前儿童消化系统的解剖生理特点、食量和饮食心理。膳食计划要把每种食物按能量、营养成分较均衡地分配到各餐中去，使各餐比例适当，各种食物搭配合理。

营养师还需要结合当地的市场供应、季节、气候，婴幼儿的活动量、消化功能和饮食喜好等因素，选用物美价廉、易消化和学前儿童喜爱吃的食物。

托幼机构食物的选购应以《中国居民膳食指南（2016）》的 48 字营养建议为指导，即“食物多样，谷类为主；吃动平衡，健康体重；多吃蔬果、奶类、大豆；适量吃鱼、禽、蛋、瘦肉；少盐少油，控糖限酒；杜绝浪费，兴新食尚”。

2. 编制食谱

托幼机构的食谱是反映学前儿童食品制配和烹调方法的一种简明的文字形式，内容包括食物的种类、数量及制成的食品名称和烹调方法等。食谱的编制是膳食计划的重要组成部分，膳食计划的实现有赖于食谱的制订和实施。托幼机构的食谱原则上应每周制订一次。食谱要确保膳食计划所拟订的食物种类和数量，不应任意增加或减少。

食谱的制订应考虑食物的利用率。例如，充分利用蛋白质的互补作用，提高食物中蛋白质的利用价值；选用供给能量充足的食物，避免蛋白质被用于释放能量；注意烹调等食物制备的方式，防止营养素的损失并促进消化吸收。

食谱中的食品应适合学前儿童的消化功能，有良好的感官性状，多选用营养丰富、质优量少易消化的食品。一般不选用粗糙、生硬、油腻和带刺激性的食品；带壳、带刺、带骨的食品要去壳、去刺、去骨后使用；整粒的花生、杏仁、榛子等要经磨碎或制酱后使用。有些食品应酌量选用，如含粗纤维多的芥菜、甘蓝、金针菜，容易引起腹胀的洋葱、生萝卜，以及含动物脂肪多的油腻食品。

编制每日食谱时，将能满足学前儿童各种营养素需要的各种食物按名称、数量和烹调方法编成饭谱、菜谱和汤谱，分配在一日各餐和点心中。在此基础上，可采用“同类异样”的方法编制一周的食谱，即一周食谱中的副食品不应有两次以上重复，更换时可用肉类换肉类（如牛肉换猪肉）、谷类换谷类（如米饭换面条），各类瓜果蔬菜轮换供给。一年四季的食谱要能反映出季节的特点。

编制食谱的原则：①满足每日膳食营养素及能量的供给量，一周内平均每日能量及营养素摄入达到膳食供给量标准；②坚持食物种类的多样化，配餐时注意粗细粮搭配、主副食搭配、荤素搭配、干稀搭配、咸甜搭配等，充分利用不同食物中营养素之间的互补作用，发挥协同作用；③烹调方法和食物应充分考虑并适应儿童的消化能力，注意观察儿童的饮食情况；④定时更换菜谱，使儿童保持对食物的新鲜感。

托幼机构还应考虑到不同年龄段儿童消化吸收能力的差异，制订有针对性的食谱。一般划分 1~2 岁、2~3 岁、3~6 岁几个年龄段。下面给出某幼儿园 3~6 岁学前儿童一周食谱（表 4-13）。

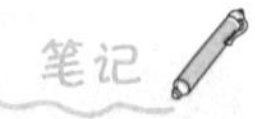

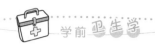

表 4-13　3~6 岁学前儿童一周食谱

	星期一	星期二	星期三	星期四	星期五
早餐	肉夹馍 鸡蛋羹 小米粥	金玉馒头 西红柿炒蛋 菠菜燕麦粥	五彩蛋炒饭 小米粥	奶香油条 茶叶蛋 菜叶咸粥	鹌鹑蛋 芝麻葱油饼 海带豆腐汤
间点	酸牛奶 蒸地瓜	香蕉 五彩蛋糕	酸牛奶 芝麻桃酥	鲜磨豆浆 油炸糕	葡萄 自制面包片
午餐	发面枣糕 红烧肉炖腐竹 绿花菜炒肉片 黑豆紫米粥	金银花卷 肉炖地三鲜 芹菜炒鸡蛋 小米绿豆粥	紫薯小馒头 炸藕合 蒜蓉有机花菜 银耳百合粥	枸杞米饭 椒盐大虾 熘肝尖 冬瓜炖汤	鸡心米饭 海带红烧肉 白菜炖粉皮 玉米粥
午点	柚子 火龙果	葡萄 苹果	雪梨 甜桃	西瓜 蜜橘	香蕉 哈密瓜
晚餐	米饭 脆皮鸡腿 虾仁瓜片 西红柿土豆汤	红糖包 肉末茄条 炸偏口鱼 海带豆腐汤	千层饼 萝卜炖排骨 素炒三丝 小米绿豆粥	五仁包 猪肉炒三鲜 脆皮鸡腿 玉米羹	芹菜包 糖醋排骨 蚝油生菜 鸡蛋汤

3. 制定膳食制度

膳食制度是规定每次进餐次数和间隔时间、合理分配各餐食物的数量和质量的一种制度。膳食制度要根据不同年龄儿童胃的排空时间、胃肠功能特点和生活作息时间来制定。在合理的膳食制度下，进餐和消化过程协调一致，各种营养素得以有效消化、吸收和利用。

要恰当分配三餐一点（或三餐二点）的食物，按照早餐吃好、午餐吃饱和晚餐吃少的原则，将食物分配到餐点中去。早餐要提供高蛋白的食物，脂肪和糖类也可多一些，早餐食物供给的能量过低会影响学前儿童午餐前两小时的活动。早餐食物供给的能量一般为总能量的 25%~30%。午餐应提供富含蛋白质、脂肪和糖类的食物，食物数量也应充足。午餐食物供给的能量一般为总能量的 35%~40%。晚餐应清淡易消化，可多吃些谷类、蔬菜和易于消化的食物，不宜多安排脂肪和蛋白质含量高的食物。晚餐食物供给的能量一般为总能量的 25%~30%。点心根据不同情况可安排上午、下午各一次，也可只安排下午一次。点心供给的能量一般为总能量的 10%~15%。

两餐之间的时间间隔不宜过长或过短，过长会引起饥饿感，过短则会影响食欲。食物数量要充足，要保证质量。混合食物在学前儿童胃中停留约 4 小时，因此两餐之间的时间间隔以 3.5~4 小时为宜，不应少于 3 小时。

全托儿童每日能量供给不应低于供给量标准的 90%，日托儿童的全日能量供给不应低于标准的 80%，以满足儿童生长发育的需要。

4. 膳食的评价

提供合理膳食，是保证学前儿童正常生长发育、维持生理功能和生命活动的需要。《幼儿园工作规程》规定：“供给膳食的幼儿园应为幼儿提供安全卫生的食品，编制营养平衡的幼儿食谱，定期计算和分析幼儿的进食量和营养素摄取量，保证幼儿合

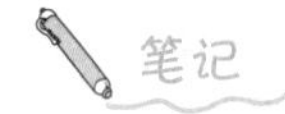

理膳食。”托幼机构每周制订一次带量食谱、每月制订伙食计划、每季进行一次学前儿童膳食营养调查，是一项重要的常规性工作。对幼儿膳食进行检查和评价，是幼儿园管理的重要内容。

为检查食谱、伙食计划实施情况和学前儿童实际膳食摄取情况，以便做好膳食评价，必须先进行膳食调查。膳食调查是指通过称量法、记账法或询问法了解学前儿童平均每日各种食物的摄入量、营养素的摄入量，然后按照《中国居民膳食指南》提供的幼儿能量和营养素推荐摄入量，进行膳食评价，评价在幼儿园进餐的学前儿童膳食和营养摄入是否合理，应怎样进行膳食调整。称量法较准确，它要求调查一段时间（至少 7 天）内每餐的各种食物烹调前的生重、烹调后的熟重及学前儿童剩饭的情况，求得每人每日各种食物的消耗量，然后计算平均每人每日能量和营养素摄入量。记账法是先查阅过去一段时间托幼机构食堂的食物消耗总量，并根据这段时间的进餐人数，计算每人每日各种食物的摄入量，然后按食物成分表计算这些食物所供给的能量和营养素。这种方法简便、易行，但不够精确，适用于全日制幼儿园，部分学前儿童早晚两餐在家用，只能通过询问家长对膳食的种类和数量做出估计。

膳食评价是托幼机构膳食管理的重要环节，其目的在于及时发现问题，改进膳食管理，提高三餐质量，保证学前儿童需要的能量与营养素。膳食评价包括以下几个方面。

（1）定期进行营养素计算。每月或每季度计算一次，并将计算结果对照各年龄组的营养需要量进行检查，发现不足及时调整补充。

（2）检查膳食的加工和烹调过程，观察炊事员洗菜、切菜和烹调操作是否符合卫生和营养要求，做好的食物是否色、香、味、形俱全，能否激发学前儿童的食欲。

（3）定期测量学前儿童身高、体重及血红蛋白含量等指标，并进行健康检查，统计分析学前儿童生长发育情况。

（4）现场观察学前儿童进食情况。了解食物能否引起学前儿童的兴趣、饭菜的量是否合适等。

（5）检查食谱是否真正得到落实。因为食谱是膳食评价的重要依据，如果食谱在实际中流于形式，没有真正实施，那么膳食评价也就失去了意义。

二、托幼机构的膳食卫生

托幼机构应加强对膳食卫生的管理，在食品选购、烹调制备、食物贮存等各个环节保证食物新鲜卫生，同时还要加强对教师、保育员和炊事人员的卫生监督，确保学前儿童膳食卫生和身体健康。

（一）食品卫生

1. 食品选购

要根据学前儿童的需要选择营养丰富、既能保证能量供给又易被消化吸收的食物，还必须确保食物新鲜卫生，没有被致病微生物和有毒有害物质污染。

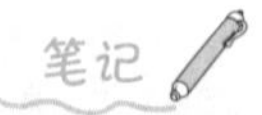

选购食品应杜绝以下几种情况。

（1）细菌污染和腐烂变质的食物。被细菌污染并腐烂变质的食物，是最为常见的有害食物，食用后会致病。如腐烂的肉类和鱼类中有大量的普通变形杆菌、大肠埃希菌，使蛋白质和脂肪分解产生有害物质。霉变的粮食、腐烂的水果等食物，一旦被细菌污染就会腐败变质、营养素被大量破坏，营养价值降低，而且会产生致病因子。

（2）含有亚硝胺和多环芳烃的食物。腌制、烘烤和熏制的食物，如咸菜、火腿、熏鱼等含有亚硝胺和多环芳烃，经常食用这类食物会导致肝癌、食道癌、胃癌等。

（3）天然有毒食物。发绿、发芽的马铃薯含有有毒物质茄碱（又称龙葵素），食用后会引起恶心、呕吐、腹痛、腹泻、脱水等中毒症状。发青的西红柿、新鲜黄花菜、未炒熟的菜豆（俗称四季豆）等都含有天然毒素，食用后可导致神经麻痹、胃肠道中毒症状。

（4）被农药、化肥等污染的食物。农药残留量较大的蔬菜、水果，食用后会引发农药中毒。蔬菜、水果必须浸泡洗净后才能食用，防止农药中毒。

（5）无生产许可证、无保质期的食物。如无食品生产卫生许可证的企业生产的熟食、点心、饮料等，超过食品保质期的食品，含有不符合国家卫生标准的食品添加剂、食品防腐剂的食品。这些食物都会对儿童身体健康产生不同程度的危害。

（6）刺激性过强的食物。酒、咖啡、浓茶等食物会使儿童大脑过度兴奋，影响儿童正常作息，过量饮酒还会引起酒精中毒。

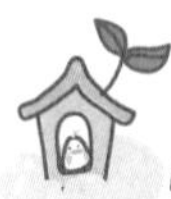

情境案例

一幼儿园购不合格食品被查

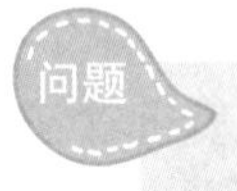

该幼儿园在进行食品采购时忽略了哪些卫生要求？

2016年5月25日，福建省莆田市一家幼儿园受到市场监管部门查处。监管部门执法人员在该幼儿园食堂仓库发现外包装上无生产日期的“精制番茄沙司”（规格：250克/瓶）6瓶。执法人员没收了外包装上无生产日期的“精制番茄沙司”6瓶，并下达罚款5000元的处罚书。经查，幼儿园经营者陈某从一家食杂批发店购进外包装上无生产日期的“精制番茄沙司”6瓶，价格9元/瓶，一直放在食堂仓库里待用，货值金额为54元，尚未获利，未建立经营账目。市场监管部门执法人员认为，陈某使用标签不符合规定的预包装食品，属违法行为，故予以查处。

案例分析

食品选购是托幼机构膳食卫生要求最关键的环节之一，选购食品要根据婴幼儿的需要选择营养丰富、既保证能量供给又易被消化吸收的食物，还必须确保食物新鲜卫生，没有被致病微生物和有毒有害物质污染。本案例中的幼儿园不但没

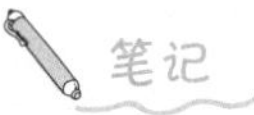

有遵循以上要求，还选择了无生产日期和保质期的食品，对幼儿身体构成威胁，应进行严肃处理。

2. 食品烹制

对托幼机构食堂烹制食物的总要求是既能改变食物的组织结构以利于幼儿消化吸收，又能最大限度地保存食物中的营养素，并能杀菌去毒，增加色、香、味，增进儿童的食欲。

（1）食物的烹调制备要减少营养素的损失。米经过淘洗后，维生素 B 的损失为 40%~60%，蛋白质、脂肪、矿物质也都有损失。淘米时要用冷水，不用力搓米，淘米次数要少，以减少营养素的流失。做饭、烧粥和制作面食时不要放碱，以免破坏维生素 B。

蔬菜要先洗后切，否则维生素 C 会大量流失。蔬菜切后在水中浸洗时间越长，维生素 C 流失越多。蔬菜要切后就炒，急火快炒可以减少营养素的损失。煮菜要少放水，水沸后放菜，以缩短煮菜的时间。做好的菜要及时食用，不留隔日菜。烹调食物时可加适量的醋，醋能减少食物中维生素的损失，能促进肉类及骨中钙的溶解吸收，还能去除动物性食物的腥味。

加工动物性食物要尽量切细、切薄，并用急火快炒。炒之前可拌少量淀粉，使表面凝结，以减少维生素的损失。

使用不同材料的炊具也会影响食物中营养素的保存。例如，用铝锅烹调食品，维生素 C 损失最少，为 0~12%；用铁锅时，维生素 C 损失为 0~30.7%；而用铜锅时，维生素 C 损失可达 30%~80%。

（2）食物的烹调制备要避免有害物质的产生或去除有毒有害物质。烹调制备食物要避免采用烘烤、烟熏的方法。这类烹调方法会使食物中的蛋白质、脂肪和糖类焦化，产生包括苯并芘在内的多环芳烃等致癌物质。

生豆浆含有皂素、抗胰蛋白酶等有害物质，对胃肠道有刺激性，严重时可引起恶心、呕吐、腹泻等症状。生豆浆加热到 80℃左右时可出现“假沸”现象，虽有泡沫，但是有害物质未被破坏。因此在煮豆浆时，在泡沫上溢时可改用小火煮，煮开煮透后方可饮用。菜豆（四季豆）也含有皂素、抗胰蛋白酶等物质，食用前应将四季豆用清水浸泡，然后烧熟煮透，避免造成食物中毒。

要避免用铁锅煮酸性食物，或者用铁制容器盛醋、酸梅汤、山楂汁等食物，因为酸会使大量铁离子溶出，食用后可出现呕吐、腹痛、腹泻等中毒症状。

（3）食物的烹调制备要讲究色、香、味，以增进食欲。学前儿童对食物的色、香、味、形都比较敏感，因此要通过对食物的烹调加工，使食品具有良好的感官性状，充分调动学前儿童的食欲，促进胃肠对食物的消化吸收。

（4）烹调制备的食品要碎、细、软、烂。学前儿童的口腔较小，口腔黏膜薄嫩，容易受损伤，因此托幼机构给学前儿童提供的食物要充分考虑学前儿童的生长发育特

笔记

点，不可过烫过硬，以免其薄嫩的口腔黏膜受损。学前儿童的胃容积较小，胃壁的肌肉层和弹性纤维发育不完善，蠕动能力较差，胃液中的胃酸和酶的强度都较低，因此烹调制备的食品要碎、细、软、烂。同时不要让学前儿童食用含有浓烈调味品和刺激性的食品，以保护其胃壁肌肉层和弹性纤维。学前儿童的肝细胞和肝功能还不成熟，分泌胆汁少，消化脂肪的能力较弱，不宜让他们经常食用过分油腻的食品和油炸食品。

3. 食品储存

托幼机构食堂的食品储存是指为防止食物腐败变质，延长食物可供食用的期限，对食物采取的各种加工措施。食物本身营养丰富，有利于细菌等微生物繁殖生长，因此食物容易腐败变质。应尽量做到食物现采现用，减少食物的储存。食物储存的处理措施主要有降低或增加温度、去除水分、添加防腐剂等。

（1）低温可以降低食物中微生物的增殖速度，降低食物中酶的活力和化学反应速度。食物冷冻前应尽量保持清洁和新鲜，减少污染，以延长储存期限。各种食物应分别在适宜的温度和相对湿度下储存，并在储存期限内食用。

（2）盐腌糖渍可提高渗透压以杀灭或抑制食物中的微生物，防止食品腐败变质。盐腌前，食物要新鲜，食盐要纯净，浓度要足够；糖渍时，糖的浓度必须达到60%~65%，这样才能达到防腐保藏的目的。

（3）粮食类食物宜储存在低温通风的地方，注意防霉、防虫和防鼠。皮部厚韧、多蜡质的蔬菜水果（如南瓜、冬瓜、洋葱、柚子、枣等）能较长时间储存，而叶菜类和浆果类水果不耐储存，宜趁新鲜时食用。

（4）目前市场上各类物资的供应都非常充足，托幼机构膳食供应所需的粮食、肉类、禽蛋、蔬菜、水果等都能随时购到。因此，托幼机构应尽量选购新鲜卫生的食品，减少储存量，缩短储存期，以保证学前儿童膳食的质量。

（二）厨房和炊事人员卫生

1. 厨房卫生

托幼机构的食堂要接受当地卫生主管部门的卫生监督，申领卫生许可证。托幼机构的厨房应有符合卫生要求的工作面积，厨房的墙壁、地面应防水、防潮，易于清洗，厨房工作间的安排要适合工作程序。厨房应有排烟、排气、防尘、防蝇、防鼠、防蟑螂的设备。厨房应有提供清洁水源和排除污水的设施。生熟食品分开存放，各种工具、用具、容器应按照食品生熟不同分开使用，用后及时清洗，定位存放，菜板、菜墩洗净后立放。厨房应有消毒设备，食具每餐用后洗净消毒，煮沸消毒时水要浸没食具，水开后要煮5分钟；还可用流动蒸汽消毒，送蒸汽后应消毒20分钟，温度在95℃以上。厨房应有垃圾和污物处理的设施，能及时处理废物，防止害虫滋生和臭气产生。按规定要求正确使用食品添加剂。各种食品加工设备，如绞肉机、豆浆机、和面机、馒头机等用后要及时清洗干净，定期消毒。各种用品，如盖布、笼布、抹布等用后也要及时清洗、晾干备用。

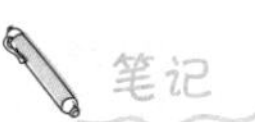

2. 炊事人员卫生

炊事人员上岗前必须进行健康检查，接受卫生知识培训，取得健康证和卫生知识培训合格证后方可上岗，以后每年要进行1~2次体检。如发现炊事人员患有传染病（如肝炎、肺结核、皮肤病等），应立即调离炊事人员岗位，痊愈后经体检合格才能恢复工作。炊事人员家属患传染病，该炊事人员也应暂时离开厨房工作，直至检疫隔离期满才能上岗。

炊事人员工作时必须穿工作服，用工作帽包盖头发，戴好口罩。炊事人员要讲究个人卫生，做到“六勤”（勤洗手、勤剪指甲、勤洗澡、勤理发、勤换衣服、勤换工作服）、“三洗手”（工作前洗手、便后洗手、开饭前洗手）、“三不穿”（回家不穿工作服、外出不穿工作服、上厕所不穿工作服）、“一必须”（上班必须穿工作服）。炊事人员在分菜时也要戴口罩，不对着食物说话、咳嗽、打喷嚏，不直接从锅中取菜品尝。

（三）进食卫生

1. 良好的物理环境

托幼机构学前儿童用餐的场所应做到整齐清洁，空气通畅，温度适宜，桌椅高低适合学前儿童身材，餐具简单便于使用。良好的物理环境可使学前儿童大脑皮质兴奋，以愉快的心情用餐。

2. 良好的心理状态

学前儿童用餐时的心理状态与教师和保育员的态度有密切关系。教师和保育员在其进餐时要给予关爱，对独立进餐有困难的儿童要给予帮助。不能在就餐时指责儿童行为上的问题，以免影响其情绪，使大脑皮质受到抑制，食欲减退，直接影响儿童的消化和吸收。如果经常这样，会引起消化功能紊乱，影响儿童生长发育。

3. 适当的进餐速度

学前儿童用餐时教师和保育员不能一味地要求吃得快，或者用“看谁得第一”等方法进行比赛以刺激儿童提高进餐的速度。进餐过快会造成咀嚼不够，导致消化不良，或者因食物误吸而阻塞气管。进餐速度过慢，而冬季饭菜很快凉透，冰凉的饭菜会导致幼儿胃部不适，消化不良。保育员要帮助进餐速度过慢的儿童改进进餐技巧，提高进餐速度，学前儿童每餐时间以20~30分钟为宜。要培养学前儿童细嚼慢咽的良好用餐习惯。

4. 进餐时不谈笑打闹

进餐时应让学前儿童坐好，心情愉快而又安静地进餐。进餐时嘻笑打闹不仅会影响食物的消化吸收，而且有可能造成食物误吸而阻塞气管。

5. 不强迫学前儿童进食

学前儿童在用餐时，教师和保育员要集中精力，注意观察，精心照顾每位儿童进餐，要掌握每个儿童正常的进食量。如果发现某些儿童突然出现进餐量骤减的情况，

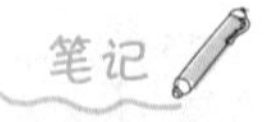

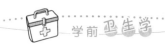

应该分析原因，与家长联系了解情况，不要强迫儿童进食，以免造成不良后果。

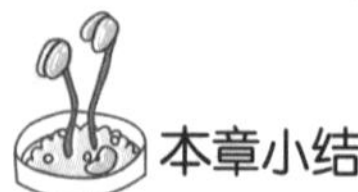

本章小结

营养学将食物中含有的能维持人体正常生理功能、促进生长发育和健康的化学物质称为营养素。学前儿童的生长发育需要足够的营养素，包括蛋白质、脂类、糖类、维生素、矿物质和水六大类，这六大类营养素都可以从食物中获取。学前儿童年龄小，消化和吸收功能尚未发育成熟，对膳食营养有严格的要求。合理安排婴幼儿的膳食，才能保证其摄入健康成长所需要的营养素。

加强营养要从妊娠期开始。在妊娠期，母亲自身代谢增强、血容量增多，以及胎盘、子宫和乳房的发育都需要营养。除此之外，母体还要为以后分娩和哺乳储存营养。

婴儿出生后，首选母乳喂养。如果母亲不能喂养婴儿，可使用牛奶、羊奶、配方奶粉等喂哺婴儿，称为人工喂养。人工喂养要选择优质奶制品，保证奶制品具有营养价值。

幼儿期儿童生长发育虽不如婴儿期快，但仍在长体格、增智慧，活动量也大于婴儿期。因此，幼儿期的膳食必须精心安排，保证供给足够的能量和各种营养素。每日膳食中，食物种类多样化，各类食品合理搭配。

托幼机构承担学前儿童的一日三餐和营养供给，在制订膳食计划时，要做到膳食科学搭配，营养平衡，易消化，能增进儿童食欲。在食物选择、烹制、储存等方面，要严格遵守相关卫生要求。

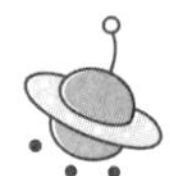

理论知识练习

一、简答题

1. 学前儿童膳食中三种产能营养素供给的能量应有怎样的比例？
2. 学前儿童摄入的能量主要用在哪些方面？
3. 蛋白质、脂肪、糖类、维生素、矿物质、水等营养物质各有什么生理功能？
4. 为什么要提倡母乳喂养？
5. 为婴儿添加辅食的目的和原则是什么？
6. 托幼机构制订食谱需考虑哪些因素？
7. 对托幼机构的炊事人员有哪些卫生要求？

二、论述题

1. 结合实际生活中儿童厌食、挑食等问题，试论述如何培养儿童良好的饮食习惯。
2. 请探讨如何对托幼机构中学前儿童的膳食营养做出科学、合理的评价。

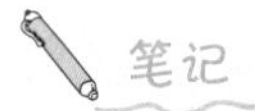

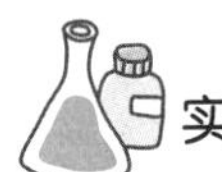

实践能力提升

1. 小组研究性学习：每 3~5 人组成一组，开展实地调查研究。选择一个幼儿班进行饮食卫生的调查，观察并记录学前儿童进食情况，记录并分析幼儿园一周食谱，了解幼儿园膳食卫生状况等，并撰写调查报告。

2. 根据学前儿童生长发育的特点和食物营养素的含量，为幼儿园大班、中班、小班儿童各编制一份营养食谱。

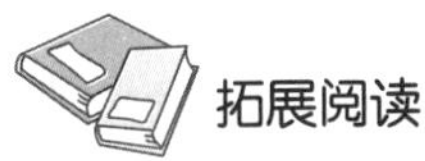

拓展阅读

《中国居民膳食指南》核心推荐①

推荐一：食物多样，谷类为主

平衡膳食模式是极大程度上保障人体营养需要和健康的基础，食物多样是平衡膳食模式的基本原则。每天的膳食应包括谷薯类、蔬菜水果类、畜禽鱼蛋奶类、大豆坚果类等食物。建议平均每天摄入 12 种以上食物，每周 25 种以上。谷类为主是平衡膳食模式的重要特征，每天摄入谷薯类食物 250~400 克，其中全谷物和杂豆类 50~150 克、薯类 50~100 克；膳食中糖类提供的能量应占总能量的 50% 以上。

推荐二：吃动平衡，健康体重

体重是评价人体营养和健康状况的重要指标，吃和动是保持健康体重的关键。各个年龄段人群都应该坚持天天运动、维持能量平衡、保持健康体重。体重过低和过高均易增加疾病的发生风险。推荐每周应至少进行 5 天中等强度身体活动，累计 150 分钟以上；坚持日常身体活动，平均每天主动身体活动 6000 步；尽量减少久坐时间，每小时起来动一动，动则有益。

推荐三：多吃蔬果、奶类、大豆

蔬菜、水果、奶类、大豆及其制品是平衡膳食的重要组成部分，坚果是膳食的有益补充。蔬菜和水果是维生素、矿物质、膳食纤维和植物化学物的重要来源，奶类和大豆类富含钙、优质蛋白质和 B 族维生素，对降低慢性病的发病风险具有重要作用。提倡餐餐有蔬菜，推荐每天摄入 300~500 克，深色蔬菜应占 1/2。天天吃水果，推荐每天摄入 200~350 克的新鲜水果，果汁不能代替鲜果。吃各种奶制品，摄入量相当于每天液态奶 300 克。经常吃豆制品，每天相当于大豆 25 克以上，适量吃坚果。

推荐四：适量吃鱼、禽、蛋、瘦肉

鱼、禽、蛋和瘦肉可提供人体所需要的优质蛋白质、维生素 A、B 族维生素等，有些也含有较高的脂肪和胆固醇。动物性食物优选鱼和禽类，鱼和禽类脂肪含量相对

① 《中国居民膳食指南》2016 收藏版！核心推荐及摘要 [EB/OL].2016-05-12 [2021-12-21]. http://dg.cnsoc.org/article/04/8a2389fd5520b4f30155be1475e02741.html.

笔记

较低，鱼类含有较多的不饱和脂肪酸；蛋类各种营养成分齐全；吃畜肉应选择瘦肉，瘦肉脂肪含量较低。过多食用烟熏和腌制肉类可增加肿瘤的发生风险，应当少吃。推荐每周吃鱼280~525克、畜禽肉280~525克、蛋类280~350克，平均每天摄入鱼、禽、蛋和瘦肉总量120~200克。

推荐五：少盐少油，控糖限酒

我国多数居民目前食盐、烹调油和脂肪摄入过多，这是高血压、肥胖和心脑血管疾病等慢性病发病率居高不下的重要因素，因此应当培养清淡饮食习惯，成人每天食盐不超过6克，每天烹调油25~30克。过多摄入添加糖可增加龋齿和超重发生的风险，推荐每天摄入糖不超过50克，最好控制在25克以下。水在生命活动中发挥重要作用，应当足量饮水。建议成年人每天7~8杯（1500~1700毫升），提倡饮用白开水和茶水，不喝或少喝含糖饮料。儿童少年、孕妇、乳母不应饮酒，成人如饮酒，一天饮酒的酒精量男性不超过25克，女性不超过15克。

推荐六：杜绝浪费，兴新食尚

勤俭节约，珍惜食物，杜绝浪费是中华民族的传统美德。按需选购食物、按需备餐，提倡分餐不浪费。选择新鲜卫生的食物和适宜的烹调方式，保障饮食卫生。学会阅读食品标签，合理选择食品。创造和支持文明饮食新风的社会环境和条件，应该从每个人做起，回家吃饭，享受食物和亲情，传承优良饮食文化，树健康饮食新风。

第五章

学前儿童身体疾病及防治

关键词

常见疾病；免疫；传染病；寄生虫病；预防；护理

学习目标

1. 了解学前儿童常见疾病的典型症状。
2. 熟悉学前儿童常见疾病的病因，并掌握预防方法。
3. 熟悉学前儿童常见传染病与寄生虫病的流行病学特点及病因。
4. 掌握学前儿童常见传染病与寄生虫病的预防方法。

内容结构图

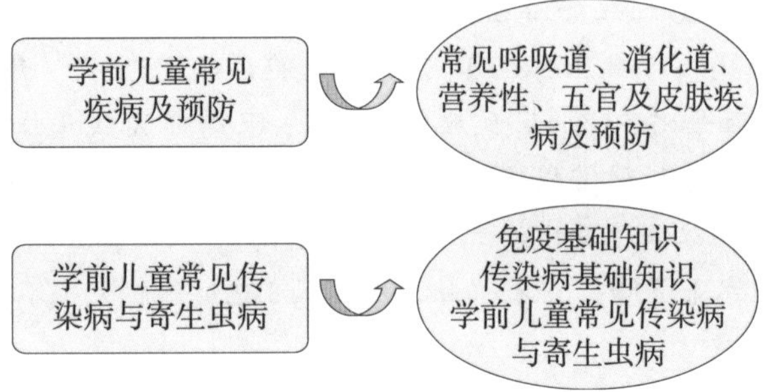

本章主要介绍学前儿童常见疾病的病因、症状及预防，以及常见传染病与寄生虫病的预防和护理。疾病是影响学前儿童生长发育的主要因素之一。提高学前儿童的免疫力，控制和减少疾病的发生，及时发现并处理，降低疾病对学前儿童的不良影响，是学前儿童保健工作的重点。

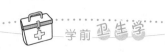

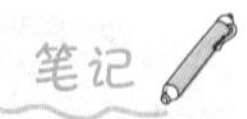
笔记

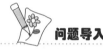

第一节 学前儿童常见疾病及预防

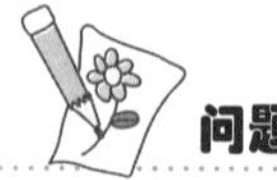

问题导入

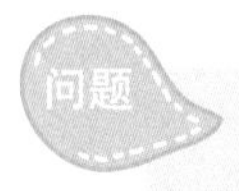

患儿的表现是否正常？是否患有某种疾病？

某女婴，10个月。现病史：近2个月家长发现患儿皮肤逐渐苍白，且活动减少，睡眠增多，无发热，但食欲减少，偶有呕吐，呕吐物为胃内容物，无咖啡色样物，非喷射性，伴解黄稀便，3~4次/天，无黏液或血丝，无黑便，小便清，无血尿，量正常。既往史：既往体健，无湿疹史，无药物过敏史，无传染病及接触史，无创伤史。个人史：足月顺产，人工喂养，6个月起添加辅食，生长发育良好，按计划免疫预防接种。家族史：父母体健，非近亲婚配，否认家中传染病、遗传病史。

体格检查：体温36.5°，呼吸32次/分，脉搏125次/分，体重8千克，身长72厘米，意识清楚，精神稍差，面色苍白，结膜苍白，甲床苍白，皮肤无出血点及瘀斑，双肺呼吸音清，未闻及啰音，心音有力，未闻及杂音，腹软，肝肋下2厘米，脾肋下0.5厘米。四肢及神经系统检查正常。

实验室检查：①血红蛋白68克/升，红细胞计数2.15×10^{12}/升，平均红细胞体积<80飞升，血小板计数365×10^{9}/升，白细胞计数8.5×10^{9}/升，中性粒细胞百分比41%，淋巴细胞百分比53%，C反应蛋白正常；②胸部X线正位片显示双肺纹理增多，心影大小正常；③尿、便常规检查正常；④骨髓常规检查发现骨髓增生活跃，幼红细胞明显增生，早幼红细胞及中幼红细胞比例增高；⑤血清铁水平下降，总铁结合力升高，血清铁蛋白水平下降；⑥末梢血涂片镜下可见红细胞大小不等，以小细胞为主。

问题分析

诊断：营养性缺铁性贫血。

诊断依据：患儿年龄10个月，无外伤史，无血便、血尿等出血史，人工喂养；查体发现中度贫血表现，无肝脾肿大；实验室血常规检查发现血红蛋白水平及红细胞计数下降，平均红细胞体积<80飞升，末梢血涂片显示红细胞大小不等，以小细胞为主，血清铁水平下降，总铁结合力升高，血清铁蛋白水平下降；骨髓增生活跃，胸部X线片未发现异常，白细胞及C反应蛋白正常，故诊断考虑营养性缺铁性贫血。

学前儿童有哪些常见疾病？其病因和症状是什么？如何进行预防和护理？让我们带着这些问题一起进入这一节的学习。

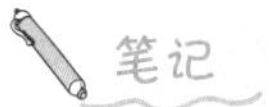

一、常见呼吸道疾病

(一) 急性上呼吸道感染

由各种病原体引起的上呼吸道感染，又称普通感冒，是学前儿童最常见的疾病。该病主要侵犯鼻腔、咽部和喉部。如上呼吸道某一局部炎症特别突出，即按该处器官名称命名炎症，如急性鼻炎、急性咽炎、急性扁桃体炎等。

1. 病因

各种病毒和细菌均可引起上呼吸道感染，但 90% 以上的感染由病毒引起。病毒感染后可继发细菌感染。上呼吸道感染有各种诱发因素，如免疫功能、营养状况和环境因素等。有先天性心脏病、营养不良、慢性腹泻、佝偻病及免疫功能低下的儿童都容易发生上呼吸道感染。当存在受凉、淋雨、过度疲劳等诱发因素，使全身免疫功能或呼吸道局部防御功能降低时，原已存在于上呼吸道或从外界侵入的病毒或细菌可迅速繁殖，引起上呼吸道感染。居住环境潮湿闷热、拥挤、通风不好、被迫吸“二手烟”等，也容易诱发上呼吸道感染。

2. 症状

轻症表现为低热、流涕、鼻塞、轻咳、打喷嚏、腹泻或轻度呕吐，鼻黏膜充血水肿，分泌物增多，咽部稍红，颈部或颌下淋巴结可轻度肿大，精神状态良好，自然病程为 3~7 天。

重症体温升高，常在 39℃以上，症状表现为精神状态不佳、头痛、阵咳、咽痛、呕吐、乏力、畏寒、食欲下降等，有明显的咽部充血，扁桃体红肿，颌下淋巴结肿大压痛，肺部呼吸音正常。炎症还可波及中耳、鼻窦和气管，引起中耳炎、鼻窦炎和气管炎。有时还会伴有腹痛，轻压脐周部位有疼痛感，多为肠系膜淋巴结炎。如果腹痛剧烈没有好转，应及时去医院就诊。患者还可能出现病毒性心肌炎，表现口唇发青、气喘、乏力、心悸、胸闷等。

3. 预防和护理

（1）注意预防。加强体育锻炼，增强抵抗力；保持室内空气清新；尽量减少或避免在呼吸道疾病高发季节去公共场所。

（2）降温。体温超出 38℃时，可用 75% 酒精兑等量的温开水在颈部两侧、腋下、腹股沟部等有大动脉搏动处做酒精擦浴；头部可用冷毛巾湿敷降温，防止惊厥。药物降温可用阿司匹林，一般不用抗生素。

(二) 急性支气管炎

支气管炎的病变主要发生在肺部的细小支气管——毛细支气管，所以又称为毛细支气管炎。毛细支气管炎通常是普通感冒、流行性感冒等病毒性感染引起的并发症，也可能是细菌感染导致的。

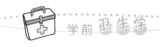

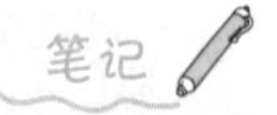
笔记

1. 病因

毛细支气管炎多由病毒与细菌混合感染引起。感染病毒后，细小的毛细支气管充血、水肿、黏液分泌增多，加上坏死的黏膜上皮细胞脱落，造成管腔堵塞，导致明显的肺气肿和肺不张。毛细支气管炎可累及肺泡、肺泡壁和肺间质，故被认为是肺炎的一种特殊类型。此外，气温突变、空气污浊、学前儿童呼吸道解剖及生理特点、过敏因素及免疫功能低下，均为毛细支气管炎的诱因。

2. 症状

毛细支气管炎发病可急可缓，大多先有上呼吸道感染症状，也可忽然出现频繁而较深的干咳，以后渐有支气管分泌物。学前儿童多不会咳痰，分泌物多经咽部吞下。症状轻者无明显病容，重者发热，体温 38~39℃，偶尔可达 40℃，大多 2~3 天即退。患儿感觉疲劳，食欲减退，甚至发生呕吐、腹泻、腹痛等消化道症状。年龄较大的儿童诉头痛及胸痛。咳嗽一般持续 7~10 天，有时迁延 2~3 周，或者反复发作，如不治疗可引起肺炎。患儿白细胞计数正常或稍低，升高者可能有继发细菌感染。

身体健壮的儿童少见并发症，但有营养不良、免疫功能低下、先天性呼吸道畸形、慢性鼻咽炎、佝偻病等情况的，不但易患支气管炎，而且易并发肺炎、中耳炎、喉炎及鼻窦炎。

3. 预防和护理

（1）保暖。温度变化，尤其是寒冷的刺激可降低支气管黏膜局部的抵抗力，加重支气管炎病情。因此，要随气温变化及时给患儿增减衣物，尤其是睡眠时要给患儿盖好被子，使体温保持在 36.5℃。

（2）补充水分。儿童患支气管炎时有不同程度的发热，水分蒸发较多，可用糖水或糖盐水补充水分，也可用米汤、蛋汤补给水分。饮食以半流质为主，以增加体内水分，满足机体需要。

（3）补充营养。儿童患支气管炎时营养物质消耗较大，加上发热及细菌毒素影响胃肠功能，消化吸收不良，因此患儿营养缺乏。对患儿要采取少量多餐的方法，给予清淡、营养充分、均衡且易消化吸收的半流质或流质饮食，如稀饭、煮透的面条、鸡蛋羹、新鲜蔬菜、水果汁等。

（4）翻身拍背。患儿咳嗽、咳痰时，表明支气管内分泌物增多。为促进分泌物顺利排出，可用雾化吸入剂帮助祛痰，每日 2~3 次，每次 5~20 分钟。如果是婴幼儿，除拍背外，还应帮助翻身，每 1~2 小时 1 次，使患儿保持半卧位，有利于痰液排出。

（5）退热。儿童患支气管炎时多为中低热。如果体温在 38.5℃以下，一般不需给予退热药。如果体温高，对年龄较大儿童可予物理降温，即用冷毛巾头部湿敷或用温水擦澡，但对学前儿童不宜采用此方法，必要时应用药物降温。

（6）保持良好环境。患儿所处居室要温暖，通风和采光良好，并且空气要保持一定相对湿度，防止过分干燥。如果家中有吸烟者最好戒烟或去室外吸烟，防止烟雾对患儿的不利影响。

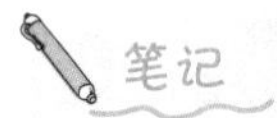

（三）肺炎

肺炎是学前儿童最常见的一种呼吸道疾病，四季均可发病。3 岁以内的儿童在冬季、春季易患肺炎。如治疗不彻底，易反复发作，并引起多种严重并发症，影响发育。

1. 病因

（1）胎儿生活在充满羊水的子宫里，如果缺氧（如脐带绕颈、胎心改变、胎动异常），就会发生呼吸运动而吸入羊水，引起吸入性肺炎。如果早破水、产程延长，或者在分娩过程中吸入被细菌污染的羊水或产道分泌物，易发生细菌性肺炎。如果羊水被胎粪污染，吸入肺内会引起胎粪吸入性肺炎。

（2）如果学前儿童接触的人中有带菌者（如感冒），儿童会很容易受到传染而引起肺炎；如果新生儿患有败血症或脐炎、肠炎，病原体可通过血液循环感染肺部而引起肺炎。这种感染可以由细菌引起，也可由病毒及其他微生物引起。

2. 症状

患儿主要表现为发热、咳嗽、气促、呼吸困难和湿啰音。

轻症患儿开始为频繁的刺激性干咳，随后咽喉部出现痰鸣音，咳嗽时可伴有呕吐、呛奶。患儿呼吸表浅、增快，鼻翼煽动，部分患儿口周、指甲轻度发绀。除呼吸道症状外，患儿可伴有精神萎靡、烦躁不安、食欲不振、寒战、腹泻等症状。

重症患儿表现为呼吸表浅、急促，每分钟可达 80 次，鼻翼煽动，呼气呻吟，颜面部及四肢末端明显发绀，甚者面色苍白或青灰。两肺可闻及密集的细湿啰音。循环系统、神经系统和消化系统受累。①循环系统症状：心功能不全。②神经系统：烦躁、嗜睡、凝视、斜视、眼球上窜；昏睡，甚至昏迷、惊厥；瞳孔改变，对光反应迟钝或消失；前囟门膨胀，有脑膜刺激征；脑脊液除了压力增高外，其他均正常，称为中毒性脑病，严重者颅压更高，可出现脑疝。③消化系统：食欲下降、呕吐、腹泻、腹胀等，严重者呕吐物为咖啡色或便血，肠鸣音消失，甚至中毒性肠麻痹及中毒性肝炎。

3. 预防和护理

（1）保持良好的室内环境。要保持室内安静、空气新鲜，让儿童能够好好休息。

（2）合理饮食及注意排痰。应吃易消化、高热量和富含维生素的食物，以细软的食物最好，有利于消化道的吸收。咳嗽时要轻拍儿童的背部，有利于痰液的排出。房间内空气要保持一定的相对湿度，同时让儿童适当饮水，以稀释痰液，有利于痰液排出。

（3）加强锻炼，增强抵抗力。可根据年龄选择适当的方法指导学前儿童锻炼，同时让其多晒太阳，增强学前儿童的抗病能力。户外活动时，注意适当添加衣物。

（4）远离传染源。感冒流行时期，不要带学前儿童去公共场所。家里有人患感冒时，不要与儿童接触。同时也要教育学前儿童养成良好的卫生习惯，不随地吐痰。

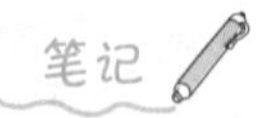

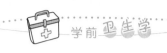

二、常见消化道疾病

（一）急性肠炎

急性肠炎是由细菌及病毒等微生物感染引起的急性炎症，是消化系统常见病、多发病。与急性胃炎同时发病者，又称为急性胃肠炎。

1. 病因

急性肠炎是由于饮食不当，进食发酵分解、腐败或被污染的食物所致的肠道急性炎症。由于微生物对肠黏膜的侵袭和刺激，胃肠道的分泌、消化、吸收和运动等功能发生障碍，最终导致粪便稀薄，排便次数增加。

2. 症状

急性肠炎多在夏季和秋季突然发病，有呈暴发性流行的特点。患者多表现为恶心、呕吐，并伴有腹泻，每天3~5次，甚至10余次，大便为深黄色或带绿色水样便，有恶臭，患者常伴有腹部绞痛、发热、全身酸痛等症状。患者以恶心、呕吐为主要表现者称为急性胃炎；以腹痛、腹泻为主要表现者称为急性肠炎；临床上往往恶心、呕吐、腹痛、腹泻等症状同时出现，故也称为急性胃肠炎。

3. 预防和护理

（1）做好卫生防护。家中安装纱窗，扑灭苍蝇和蟑螂，保持环境清洁。做好个人卫生，尤其是看护患儿者，给患儿换尿布或接触患儿排泄物后要洗手。对患儿用过的便具、尿布及被污染过的衣物、床单，都要及时洗涤并进行消毒处理，以免反复感染或传染给其他人。避免带学前儿童到公共场所。

（2）注意饮食卫生。避免吃生冷不洁的东西。食具应彻底清洗并消毒。

（3）暂时禁食。渐给易消化、清淡食物，及时补充水和电解质。

（4）药物治疗。针对不同病原体选择不同抗生素予以治疗。

（5）注意保护患儿臀部的皮肤。由于排便次数增多，肛门周围的皮肤及黏膜必定有不同程度的损伤。要及时更换尿布，便后应用细软的卫生纸轻擦肛门部位，或者用细软的纱布蘸水轻洗，洗后可涂些油脂类的药膏，以防红臀。

（二）非感染性腹泻

婴幼儿腹泻是婴幼儿期的一种急性胃肠道功能失常，在夏季和秋季发病率最高。本病治疗得当，效果良好，但不及时治疗以致发生严重的水电解质失常时可危及患儿生命。

1. 病因

（1）体质因素。①婴儿胃肠道发育不够成熟，酶的活性较低，但营养需要相对多，胃肠道负担重。②婴儿时期神经系统、内分泌系统、循环系统及肝、肾功能发育均未成熟，调节功能较差。

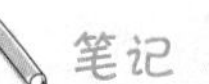

（2）滥用抗生素所致的肠道菌群失调。

（3）消化功能紊乱。如饮食不当、不耐受糖类、食物过敏和药物的毒性作用等均可影响患儿的消化功能。

（4）其他因素。如不清洁的环境、户外活动过少、生活规律的突然改变、外界气候的突变等，也易引起婴儿腹泻。

2. 症状

非感染性腹泻多为轻型腹泻，起病可急可缓，以胃肠道的症状为主，食欲不振，偶有溢乳或呕吐，大便次数增多，但每次大便量不多，稀薄或带水，呈黄色或黄绿色，有酸味，常见白色或黄白色奶瓣和泡沫，无脱水，也没有全身中毒的症状，大多数患儿可在数日内痊愈。

3. 预防和护理

（1）调整饮食。减少饮食量，暂时禁食，以减轻患儿胃肠道的负担。吃配方奶的婴幼儿可暂时减少每顿的奶量，并用米汤稀释。已添加辅食的婴幼儿，应暂停辅食。母乳喂养的婴幼儿，切勿停止母乳而用其他食物代替。母亲在给婴幼儿喂奶前先喝温开水。婴幼儿的膳食应清淡、易消化，使胃肠功能得以恢复。

（2）注意腹部保暖。儿童腹部容易受寒，而患有腹泻的儿童，肠蠕动本已增快，如腹部再受凉肠蠕动会更快，使病情加重。

三、常见营养性疾病

（一）缺铁性贫血

引起贫血的原因很多，营养性缺铁性贫血是儿童最常见的贫血类型，在6个月至3岁婴幼儿中发病率最高。缺铁性贫血严重危害儿童健康，是我国儿童保健重点防治的四大疾病之一。

1. 病因

（1）先天储备铁不足。新生儿体内铁的含量主要取决于血容量和血红蛋白，体重越低，体内铁的总量越少，故早产儿和低体重儿缺铁性贫血的发生率高。

（2）铁摄入不足。母乳中的铁虽然吸收率高，但含铁量低，而其他乳类中的铁吸收率低，故长期单纯母乳喂养或人工喂养儿未使用强化铁的配方乳，是婴儿缺铁性贫血的重要原因。较大儿童则因饮食习惯不良、拒食、偏食或营养供应较差而发生贫血。

（3）肠道铁吸收障碍。长期腹泻、呕吐及各种胃肠道疾病均可影响铁的吸收，进而引起贫血。

（4）生长发育过快，铁的需求量增加。儿童生长发育快，对铁的需求量大。如果不及时添加富含铁的食物，也容易导致贫血。

（5）铁丢失过多。体内任何部位的长期慢性失血均可导致缺铁，继而引发贫血，如胃肠道畸形、息肉、溃疡病等。

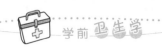

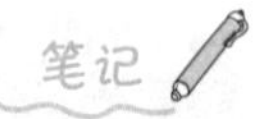
笔记

2. 症状

（1）一般表现。由于供氧不足，体内的血液更多地流向重要脏器，而那些暂时影响不大的脏器，如皮肤、黏膜等的血管则开始收缩，于是常会出现皮肤、黏膜变白。这种现象在口唇、指甲和耳垂等部分尤为明显。患者常有易疲劳、乏力等表现。

（2）造血器官的表现。由于骨髓外造血反应，肝、脾和淋巴结可轻度肿大。年龄越小，病程越久，贫血越重，肝脾肿大越明显。

（3）非造血系统表现。①消化系统：由于代谢障碍，可出现食欲减退，少数有异食癖，可有腹泻、呕吐、口腔炎、舌乳头萎缩、萎缩性胃炎、小肠功能紊乱等表现；②神经系统：表现为精神不振、注意力不集中、理解能力下降、反应慢、记忆力减退；③免疫系统：因细胞免疫功能降低，缺铁性贫血患儿较易发生感染；④心血管系统和呼吸系统：严重贫血患儿可出现呼吸加快，心率增快，心脏扩大，甚至发生心力衰竭。

此外，缺铁还会影响蛋白质的合成和能量的利用，损害人体的免疫机制，导致无机盐和维生素代谢紊乱，使铅在体内蓄积，镁、钴、锌的吸收量增加，血液中维生素 C 的含量减少，血小板的数目增多。

3. 预防

（1）合理喂养和饮食搭配。母亲妊娠期应加强营养，摄入富含铁的食物，及时补铁。婴儿期提倡母乳喂养，早产儿及低体重儿从 3 个月开始，足月儿从 4~6 个月开始给予强化铁饮食。纠正学前儿童厌食、偏食等不良饮食习惯，鼓励进食蔬菜和水果，同时增加动物性食物，做到食物种类多样化、营养均衡。

（2）做好健康检查。定期对高危儿进行贫血筛查，以便早期治疗轻症患儿。早产儿和低体重儿出生后 3~6 个月进行血红蛋白检测，其他婴儿出生后 9~12 个月进行血红蛋白检测，有缺铁高危因素的儿童建议每年检测一次。

（二）维生素 D 缺乏性佝偻病

维生素 D 缺乏性佝偻病，是维生素 D 不足导致钙、磷代谢紊乱和以骨骼钙化障碍为特征的疾病。维生素 D 是钙代谢最重要的生物调节因子之一。维生素 D 不足导致的佝偻病，是一种慢性营养缺乏病，发病缓慢，不容易引起注意，但影响儿童生长发育。维生素 D 缺乏性佝偻病也是我国儿童保健重点防治的四大疾病之一。

1. 病因

（1）维生素 D 摄入及日光照射不足。人体每日所需的维生素 D 可以从食物中摄取，但主要是皮肤经日光中紫外线照射而合成的。

（2）维生素 D 储备不足及生长过快。早产儿及低体重儿维生素 D 储备不足，不能满足婴儿期快速生长对维生素 D 的需要，易导致佝偻病。

（3）胃肠道或肝、肾疾病。慢性腹泻等影响维生素 D 的吸收，肝肾功能不全影响维生素 D 代谢障碍，均可导致佝偻病。

（4）药物影响。抗惊厥药物可导致维生素 D 分解，糖皮质激素有对抗维生素 D 对

笔记

钙的转运调节的作用。长期服用这些药物可导致佝偻病。

（5）钙、磷摄入不足。淀粉类食物含钙量不足，而且含较多植酸，植酸可与钙、磷结合形成难溶性复合物，阻碍钙、磷的吸收。

2. 症状

（1）初期。多数患儿从 3 个月左右开始发病。此期的神经系统症状多为神经兴奋性增高的表现，如多汗、易惊、烦闹、睡眠不安等。出汗后头皮痒而在枕头上摆头摩擦，出现枕秃。

（2）活动期。除初期症状外，患儿此期还会出现骨骼改变和运动功能发育迟缓。①骨骼改变：用手指按在 3~6 个月患儿的枕骨及顶骨部位，感觉颅骨内陷，手放松后弹回，称为乒乓球征；8~9 个月以上的患儿头颅常呈方形；前囟大及闭合延迟，严重者 18 个月时前囟仍未闭合；两侧肋骨与肋软骨交界处膨大如珠子，称为肋串珠；胸骨中部向前突出形似“鸡胸”，或者下陷成“漏斗胸”，胸廓下缘向外翻起为“肋缘外翻”；重症出现脊柱后凸或侧凸；两腿会形成向内或向外弯曲畸形，即“O”形或“X”形腿（图 5-1）。②运动功能发育迟缓。重症佝偻病患儿常出现韧带松弛、肌张力及肌力下降，学会坐、站、走的时间都较晚，容易跌跤。除以上两大症状外，患儿还可能出现其他症状，如出牙较迟，牙齿不整齐，容易发生龋齿；大脑皮质功能异常，患儿表情淡漠，语言发育迟缓；免疫力低下，易并发感染、贫血。

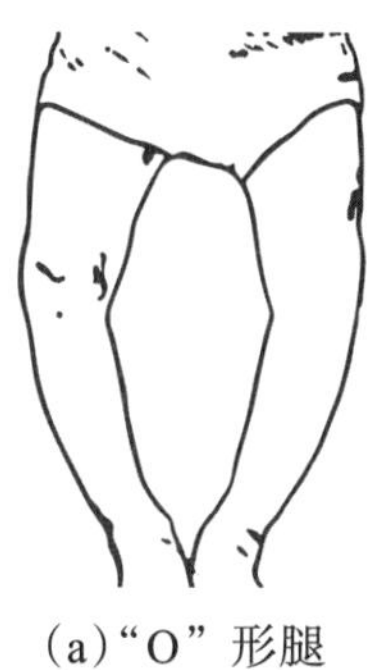

(a)“O”形腿

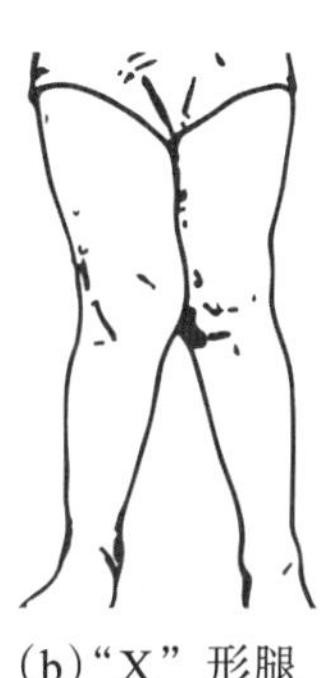

(b)“X”形腿

图 5-1　维生素 D 缺乏性佝偻病症状

（3）恢复期。经日光照射及治疗后，临床症状和体征逐渐减轻、消失。肌张力恢复，血液生化改变和 X 线表现也恢复正常。

（4）后遗症期。重症佝偻病患儿可残留不同程度的骨骼畸形，多见于 3 岁以上儿童。

3. 预防

（1）保证足够的阳光照射。阳光照射是预防佝偻病的关键。人体所需维生素 D 约 80% 靠自身合成，应多在户外活动以获得足够的阳光照射。在阳光充足的室外，不要戴帽。预防佝偻病所需日光浴的时间为每周晒 2 小时。春季和夏季出生的婴儿满月后就可抱出户外，秋季和冬季出生的婴儿 3 个月也可抱出户外。开始时每次外出逗留 10~15 分钟，以后可适当延长时间。

（2）补充维生素 D。补充维生素 D 对预防佝偻病也有重要意义。母乳喂养婴儿，应在出生后 2 周开始补充维生素 D；早产儿、低出生体重儿、双胎儿出生后 1 周开始补充维生素 D；非母乳喂养的婴儿、每天奶量小于 1000 毫升的儿童，应当补充维生素 D。如果生长速度快，即便夏季阳光充足时，也不宜减量或停用维生素 D。

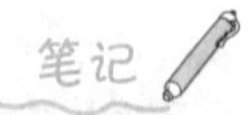

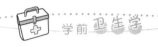

(三)维生素C缺乏症

维生素C缺乏症又称为坏血病，是维生素C缺乏引起的全身性疾病。

1. 病因

(1)维生素C摄入不足。正常母乳中维生素含量可满足婴儿的需要。用牛乳、羊乳或未强化乳喂养的婴儿，如不按时补充维生素C，易发生维生素C缺乏症。

(2)维生素C需要量增加。婴儿生长发育快，特别是早产儿，对维生素C需要量相对较大，应予补充。

2. 症状

(1)一般症状。患儿通常表现易激惹、厌食、体重不增、面色苍白、倦怠无力。

(2)出血症状。主要表现为皮肤、黏膜、皮下组织、肌肉、关节、腱鞘和内脏等出血。

3. 预防

母乳中维生素C含量高，故应提倡母乳喂养。乳母应多食富含维生素C的食物。

(四)维生素B_1缺乏症

维生素B_1缺乏症又称为脚气病，是机体缺乏维生素B_1引起的一组营养性疾病。

1. 病因

(1)维生素B_1摄入不足。膳食中维生素B_1含量不足是常见原因。

(2)维生素B_1需要量增加。生长发育迅速的儿童对维生素B_1的需要量增加，如摄入不足，易发生疾病。

(3)吸收障碍。长期消化功能紊乱、长期腹泻导致维生素B_1吸收障碍。

2. 症状

(1)消化系统症状。表现为食欲不振、呕吐、腹泻、腹痛、腹胀、体重减轻等。

(2)神经系统症状。表现为烦躁不安、反应迟钝、神情淡漠，严重者可发生惊厥、昏迷。

(3)心血管系统症状。表现为烦躁不安、气促、出冷汗、发绀、心率加快、出现奔马律、心音低钝、心脏扩大、肝大，重症会迅速死亡。

3. 预防

婴儿应及时添加辅食，饮食品种应该多样化，不要总以精米、精面为主食，肉类和豆制品均为维生素B_1的主要来源。

(五)单纯性肥胖

一般认为，儿童体重超过按身长计算的评价标准体重20%，或者超过按年龄计算的标准体重加上2个标准差以上时，即为肥胖，可按超重数量分为轻度、中度、重度肥胖。凡体重超过按身高计算的标准体重的20%~30%者为轻度肥胖，超过30%~50%

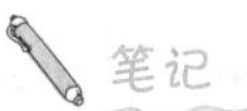

者为中度肥胖，超过 50% 者为重度肥胖。儿童肥胖以单纯性肥胖为主。

1. 病因

（1）遗传因素。父母中有一方肥胖，则子女有 40% 概率出现肥胖。如果父母双方均肥胖，则子女出现肥胖的概率为 70%~80%。

（2）营养过剩。摄入食物过量，过多摄入高热量、高油脂食物或糖类，过剩的能量转化为脂肪储存在体内，导致肥胖。

（3）缺乏运动。运动有助于消耗脂肪。运动量减少，能量消耗相应减少，如果摄入的能量不加控制，很容易导致肥胖。

（4）神经精神疾病。脑炎之后偶见发生肥胖病。下丘脑疾病或额叶切除后也可出现肥胖。有心理创伤（如亲人去世）或心理异常的儿童有时也会发生肥胖。

2. 症状

（1）患儿食欲亢进，进食量大，喜食甘肥，懒于活动。

（2）外表肥胖高大，体重超过同性别、同年龄儿童。

（3）皮下脂肪增多，面颊、肩部、胸部及腹壁脂肪积累显著，四肢表现为大腿、上臂粗壮而肢端较细。

（4）男孩可因会阴部脂肪堆积，阴茎被埋入，而被误认为外生殖器发育不良。

（5）严重肥胖者可出现肥胖低通气综合征。

3. 预防

过度肥胖的儿童不但生活不便，还会出现高脂血症，进而引发动脉粥样硬化、高血压、冠心病、脂肪肝、糖尿病等多种疾病。因此，要从小注意预防肥胖症。

（1）妊娠期预防。母亲妊娠早期要避免营养摄入不足，妊娠后期则要避免营养摄入过度。

（2）婴幼儿期预防。出生后应坚持母乳喂养，4~5 个月前不喂半固体或固体淀粉类食物，避免摄入过多的能量。家长不要把食物作为奖励手段，应定时带孩子到儿童保健门诊检查生长发育情况，尽量在早期发现肥胖倾向，并及时加以纠正。

（3）学龄前期预防。培养儿童良好的饮食习惯，平衡膳食。膳食要遵循少糖、少油，保证蛋白质摄入和多食水果、蔬菜的原则，少吃甜食。对超重儿童要限制食物摄入量，使其体重接近标准范围。培养儿童参加各种体力活动和劳动的习惯，增加运动量。

四、常见五官疾病

（一）龋齿

龋齿俗称蛀牙，是一种极普遍且发病率很高的口腔疾病。龋齿好发于不容易保持清洁的牙面上，如牙齿的点隙、裂沟与邻接面等。龋齿是一种慢性进行性疾病，早期症状不明显，但如果不及时治疗，龋侵蚀牙髓便会引起剧烈的牙神经痛，之后引起根

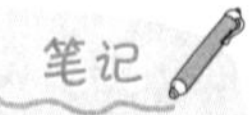

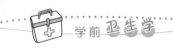

尖周围炎、颌骨骨髓炎，因此龋齿一定要早防早治。

1. 病因

龋齿是在细菌、食物和宿主三种因素的相互作用下发生的，这是龋齿病因的三联因素理论。有学者认为时间因素也必须考虑在内，三联因素理论发展便成为四联因素理论，即龋齿是敏感的牙、致龋菌群及牙菌斑、蔗糖等细菌底物及一定的时间等四种因素共同作用的结果。

（1）致龋菌群。口腔中的主要致龋菌是变形链球菌，其次是某些乳杆菌和放线菌属。这些细菌具有利用蔗糖产酸的能力、对牙体表面的附着能力及耐酸能力等致龋特性。

（2）食物。蔗糖等糖类食物在口腔中可作为细菌分解产酸的底物。

（3）宿主。影响龋齿的宿主因素主要包括牙和唾液。

2. 症状

在龋齿发生初期，牙体硬组织（即牙釉质、牙本质和牙骨质）发生脱矿，牙釉质呈白垩色。以后病变部位有色素沉着，局部呈黄褐色或棕褐色。随着无机成分脱矿、有机成分破坏分解的不断进行，牙体组织疏松软化，发生缺损，形成龋洞。牙齿因缺乏自身修复能力，龋洞不可能自行恢复。

3. 预防

（1）注意合理营养，尤其应多吃含磷、钙、维生素的食物，如黄豆和豆类制品、肉骨头汤、海带、牛奶、新鲜蔬菜和水果。

（2）刷牙是清洁口腔、保持口腔卫生最重要、最有效的方法，要从小养成睡觉前、起床后刷牙的好习惯。

（3）儿童要少吃糖果、糕点。

（二）弱视

眼球无明显器质性病变，经矫正单眼或双眼视力仍达不到 0.9 者称为弱视。目前，我国弱视标准为矫正视力 ≤ 0.8 或两眼视力差 ≥ 2 行。儿童弱视若不能得到及时治疗，也可能发展成为低视力或盲症。

1. 病因

（1）斜视性弱视。发生在单眼，患儿有斜视或曾有过斜视，常见于 4 岁以下发病的单眼恒定性斜视患者。患儿由于大脑皮质主动抑制斜眼的视觉冲动，长期抑制形成弱视。视觉抑制可解除，而弱视为持续性视力减退。斜视发生的年龄越早，产生的抑制越快，弱视的程度越深。

（2）屈光参差性弱视。因两眼不同视，两眼视网膜成像大小清晰度不同，不能形成双眼单视，从而产生被动性抑制，形成弱视和斜视。这类弱视是功能性的和可逆的。临床上有时也不易区分弱视是原发于屈光参差，还是继发于斜视。此型弱视如能早期发现，及时佩戴眼镜，可以预防。

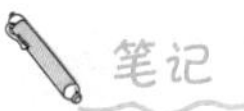

（3）屈光不正性弱视。多为双眼性的，发生于高度近视、近视及散光而未戴矫正眼镜的儿童或成人，多数近视在 6.00D 以上，远视在 5.00D 以上，散光≥ 2.00D 或兼有散光者。双眼视力相等或相似，并无双眼物像融合功能障碍，故不引起黄斑功能性抑制。若及时佩戴适当眼镜，视力可逐渐提高。

（4）形觉剥夺性弱视。在婴儿期，由于上睑下垂、角膜混浊、先天性白内障或眼睑手术后遮盖时间太长等原因，光刺激不能进入眼球，妨碍或阻断黄斑接受形觉刺激，因而产生了弱视，故又称为遮断视觉刺激性弱视。

（5）先天性弱视或器质性弱视。目前该病的发病机理尚不十分清楚，可能是在出生的过程中，新生儿有视网膜或视路出血，影响了视觉功能的正常发育，形成弱视。虽然有些患儿的视网膜及中枢神经系统不能查出明显的病变，目前仍认为属于器质性病变。此型为恒定性弱视，治疗无效。

2. 症状

单眼或双眼视力低下，常在 0.3 以下，且不能用镜片矫正。患儿存在分读困难（又称拥挤现象），即对单个视标的识别力比对同样大小排列成行的视标的识别力要高得多。此类患儿多伴有眼位偏斜或眼球震颤、注视异常等特征。

3. 预防

（1）定期做眼科检查，尽早发现可能引起弱视的疾病，及时治疗。

（2）注意儿童用眼习惯，避免长时间看电视和计算机。

（3）多吃富含维生素 A 的食物。

（三）中耳炎

中耳炎尤其是急性化脓性中耳炎多见于儿童。急性化脓性中耳炎若急性期未及时治疗或治疗不当，一旦转变为慢性中耳炎，不仅会导致听力下降，甚至会出现严重的并发症。

1. 病因

（1）咽鼓管途径。学前儿童的咽鼓管短而宽，且呈水平位，病原体及分泌物很容易经过咽鼓管进入中耳引起急性炎症。发生急性上呼吸道感染时，病原体可通过咽鼓管侵入中耳引起感染。发生急性传染病如猩红热、麻疹、百日咳等时，病原体也可通过咽鼓管入侵中耳引起急性中耳炎。不正确的捏鼻鼓气或擤鼻涕，不恰当的咽鼓管吹张或鼻腔治疗，以及游泳、跳水等，可使致病菌及鼻腔分泌物等逆行进入中耳腔引起感染。学前儿童的咽鼓管的开口处位置低，如果平卧哺乳，乳汁极易经咽鼓管逆流入中耳引起感染。

（2）外耳道鼓膜途径。鼓膜穿刺、鼓膜置管、鼓膜外伤时，外耳道的致病菌可通过穿孔处直接进入中耳引起感染。

（3）血行感染。少数中耳炎是由败血症引起的，常见的病菌是金黄色葡萄球菌、乙型溶血性链球菌和肺炎双球菌等。

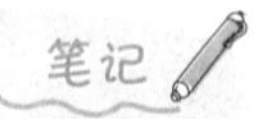

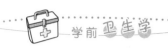

2. 症状

（1）局部症状。①听力下降。②发病时耳深部极度疼痛，也可有乳突部压痛或患侧头痛，以及耳内闷胀感或闭塞感。③鼓膜穿孔时，脓液可从耳道排出，开始可为血性，后为黏液脓性。

（2）全身症状：儿童较成人症状明显，可有发热、乏力、食欲减退等表现，伴呕吐、腹泻，严重时有颅内并发症。

3. 预防和护理

（1）增强身体抵抗力。注意休息，保证睡眠时间和睡眠质量，坚持锻炼身体。

（2）注意耳部卫生和保持耳部干燥。不要在肮脏的水域游泳。若有水流入耳朵里，应及时吹干耳朵，以免造成有利于细菌及霉菌生长的温湿环境。

（3）防治呼吸道感染。预防感冒是预防中耳炎的基础，若不慎感冒应及时治疗。

（4）及时、适当处理鼻腔、鼻咽部疾病。患麻疹等急性传染病时，要多注意口腔、鼻腔的清洁卫生，以防止中耳炎。

（5）合理饮食。饮食要清淡、容易消化、营养丰富，要多吃新鲜蔬菜和水果，不要吃辛辣刺激的食物。

（6）避免婴儿呛咳。给婴儿喂奶时避免过急或奶嘴上的孔较大致婴儿来不及吞咽而引起呛咳，使乳汁通过咽鼓管上行引起中耳感染。

（7）避免耳外伤。如给儿童挖耳朵时，动作要轻柔，避免损伤耳内的皮肤黏膜而引起感染。

五、常见皮肤病

（一）痱子

痱子是夏季或炎热环境下常见的表浅性、炎症性皮肤病。

1. 病因

在炎热潮湿的季节，人体要排出大量的汗液。当汗液不能迅速蒸发时，过多的汗液堵塞汗孔或汗腺导管，汗液潴留于皮内，使汗腺导管内压增高而发生破裂，外溢的汗液刺激周围组织，导致汗孔处出现丘疹、丘疱疹和小水疱。新生儿的皮肤附件尚未发育完全，汗孔很容易发生堵塞，所以新生儿更易生痱子。

2. 症状

痱子多发生在颈、胸背、肘窝、腘窝等部位，儿童可发生在头部、前额等处。初起时皮肤发红，然后出现针头大小的红色丘疹或丘疱疹，密集成片，其中有些丘疹呈脓性。生了痱子后剧痒、疼痛，有时还会有一阵阵热辣的灼痛等表现。

笔记

3. 预防和护理

（1）温度控制。在湿热的环境中特别容易长痱子，因此要注意室内通风散热，以减少儿童出汗和利于汗液蒸发。室温最好保持在25℃左右，相对湿度也不要超过60%。

（2）合理饮食。饮食要清淡易消化，营养适当，可多补充富含蛋白质和维生素的食品。饮食中还应补充适量盐分。及时补充水分，多吃西瓜等水果。

（3）穿着轻薄。儿童夏季服装要轻薄、柔软、宽大一些，最好是吸水和透气好的纯棉织物，有利于身体热量的散发。

（4）及时止汗、勤洗澡。如果儿童活动出汗，要及时用柔软纸巾或毛巾擦拭干净，尤其是颈部和胳膊、腿部关节等容易堆积汗液的地方。勤洗澡，洗澡不但能清洁皮肤，还有利于排汗。不要用刺激性的碱性肥皂。切忌大汗之后马上用凉毛巾擦或用冷水冲洗，因为突然的冷刺激会使汗腺孔收缩，汗液不能排出，反而容易产生痱子。

（5）在树荫下玩耍。带儿童做户外活动，应避开夏季最炎热的时间段，不要在强烈的太阳光下玩耍，宜选择气候凉爽的早上或傍晚在树荫下玩耍。

（二）湿疹

湿疹是由多种内外因素引起的真皮浅层及表皮的炎症，有渗出倾向，是一种常见的变态反应性皮肤病。

1. 病因

学前儿童出现湿疹的主要原因是胃肠道系统不完善，食物中的过敏原易透过较薄的肠壁进入血液，由于皮下毛细血管最丰富，湿疹就立刻表现在皮肤上。

2. 症状

急性湿疹常表现为红斑基础上针头到粟粒大小的丘疹、丘疱疹，严重时有小水疱，瘙痒较重，常因抓挠形成点状糜烂面。急性湿疹炎症减轻后，可见结痂和鳞屑。慢性湿疹患部皮肤肥厚，表面粗糙，呈苔藓样变。

病发部位通常都是对称的。通常病发在面部，继后伸延到颈、手及脚的内折部位。

3. 预防和护理

（1）避免接触有刺激性的物质，不要用碱性肥皂洗患处，也不要用过烫的水洗患处，不要涂化妆品或任何油脂。衣服要穿得宽松些，以全棉织品为好。

（2）饮食要清淡，避免易致敏和刺激性食物。

（3）睡前应适当约束婴儿双手，以防抓伤，引起皮损泛发。

（4）根据皮损情况选用合适的药物和剂型。但激素类软膏用于面部或大面积长期应用可产生不良反应，最好在医师的指导下用药。

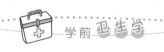

笔记

第二节 学前儿童常见传染病与寄生虫病

问题导入

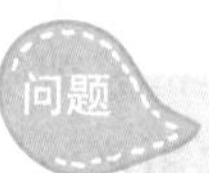
问题
该幼儿患有哪种疾病?

某幼儿，2岁10个月。现病史：幼儿2天前开始发热，体温38.5℃，无寒战、抽搐；昨起发现手心、足底、膝部、臀部散在少量红色斑丘疹，伴饮食减少，当地治疗情况不详，无咳嗽，无鼻塞、流涕，无寒战、抽搐，无呻吟、发绀，稍易惊，未见肢体抖动，大小便外观正常。既往史：既往体健，否认重大疾病史、手术外伤史、食物药物过敏史，入院前5天有手足口病接触史。个人史：足月顺产，初生时情况良好，出生后配方奶喂养，适时添加辅食，现饮食同成人，生长发育良好，营养中等，按计划预防接种。家族史：父母体健，否认家族性遗传性疾病史及结核病、肝炎等传染病史。

体格检查：意识清楚，精神反应可；皮肤弹性可，唇红不绀，咽部充血，咽喉部见数枚小疱疹，颈软；呼吸平稳，两肺呼吸音粗，无啰音，心率112次/分钟，心律齐，心音有力，未闻及杂音；腹软、不胀，肝脾未及肿大；四肢肌张力可；手心、足底、膝部、臀部散在少量红色斑丘疹及小疱疹；神经系统检查阴性。

实验室检查：白细胞计数 7.79×10^9/升，中性粒细胞百分比45.40%，中性粒细胞计数 3.53×10^9/升，血红蛋白129克/升，血小板计数 215.00×10^9/升，C反应蛋白8.5毫克/升，超敏C反应蛋白1.5毫克/升，降钙素原0.18纳克/毫升；肝肾功能、电解质无明显异常，肌酸激酶同工酶（CKMB）25.4单位/升。胸部X线片显示两肺纹理增粗模糊。

问题分析

诊断：手足口病。

诊断依据：患儿入院时正值手足口病高发的夏季，有手足口病接触史，有发热、皮疹表现，查体发现咽部充血，咽喉部见数枚小疱疹，手心、足底、膝部、臀部散在少量红色斑丘疹及小疱疹，临床可诊断手足口病。

什么是免疫？什么是免疫系统？什么是非特异性免疫？什么是特异性免疫？传染病有什么特点？如何对传染病进行管理？学前儿童易患的传染病有哪些？如何进行预防和护理？学前儿童易患的寄生虫病有哪些？如何进行预防？带着这些问题我们一起进入这一节的学习。

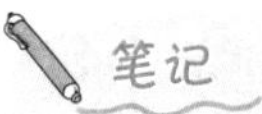

一、免疫基础知识

（一）免疫的概念

免疫是指机体免疫系统识别自身与异己物质，并通过免疫应答排除抗原物质，以维持机体生理平衡的功能。免疫是人体的一种生理功能，人体依靠这种功能识别“自己”和“非己”成分，从而破坏和排斥进入人体的抗原物质或人体本身所产生的损伤细胞和肿瘤细胞等，以维持人体的健康；免疫是人体抵抗或防止微生物或寄生物的感染或其他所不希望的生物侵入的状态。

（二）免疫系统的组成

免疫系统是由免疫器官、免疫细胞和免疫活性物质组成的。

（1）免疫器官是免疫细胞生成、成熟或集中分布的场所，包括骨髓、胸腺、脾、淋巴结等。

（2）免疫细胞是发挥免疫作用的细胞，包括吞噬细胞和淋巴细胞等。淋巴细胞包括 T 细胞、B 细胞和自然杀伤细胞。

（3）免疫活性物质是指由免疫细胞或其他细胞产生的发挥免疫作用的物质，包括抗体、淋巴因子、溶菌酶等。

（三）免疫作用的种类

1. 非特异性免疫

非特异性免疫又称为天然免疫或固有免疫，是指机体先天具有的正常的生理防御功能。它和特异性免疫一样都是人类在漫长进化过程中获得的一种遗传特性，但非特异性免疫是人一生下来就具有的，而特异性免疫需要经历一个过程才能获得。非特异性免疫对各种入侵的病原微生物能快速做出反应，在特异性免疫的启动和效应过程中也起着重要作用。

非特异性免疫系统包括：①组织屏障（皮肤和黏膜、血脑屏障、胎盘屏障等）；②固有免疫细胞（吞噬细胞、杀伤细胞、树突状细胞等）；③固有免疫分子（补体、细胞因子、酶类物质等）。

2. 特异性免疫

特异性免疫又称为获得性免疫或适应性免疫，是机体后天感染（病愈或无症状的感染）或人工预防接种（菌苗、疫苗、类毒素、免疫球蛋白等）而使机体获得抵抗感染的能力，一般是在微生物等抗原物质刺激后才形成的（免疫球蛋白、免疫淋巴细胞），并能与该抗原起特异性反应。特异性免疫具有特异性，能抵抗再次进入机体的相同抗原，不能遗传。

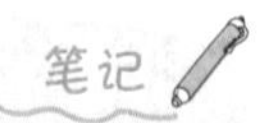

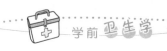

二、传染病基础知识

（一）什么是传染病

传染病是由各种病原体引起的能在人与人、动物与动物或人与动物之间相互传播的一类疾病。病原体中大部分是微生物，小部分为寄生虫，寄生虫引起的疾病又称为寄生虫病。通常这种疾病可借由直接接触已感染个体、感染者体液及排泄物、感染者所污染的物体，通过空气传播、水源传播、食物传播、接触传播、土壤传播、垂直传播（母婴传播）等。

（二）传染病的特征

1. 有病原体

每一种传染病都有特异的病原体。传染病的病原体主要是微生物（包括病毒、细菌、立克次体、螺旋体和真菌）和寄生虫（包括原虫和蠕虫）两大类。每种传染病都是由其特殊的病原体引起的，多数传染病的病原体是病毒。

2. 有传染性

传染病的病原体可以由人或动物经一定的途径直接或间接地传染给他人。

3. 有免疫性

机体感染病原体后，可产生不同程度的保护性的特异性免疫。不同传染病产生的免疫力不同，有的传染病在病愈后可获终身免疫，如麻疹、水痘等；有的传染病免疫时间短，在病愈后可再次感染，如流行性感冒。

4. 病程的发展有一定的规律性

传染病的发生、发展过程一般分为潜伏期、前驱期、症状明显期和恢复期。可以通过控制传染源、切断传播途径、增强机体抵抗力等措施，有效预防传染病的发生和流行。

5. 有流行病学特征

传染病能在人群中流行，流行过程受自然因素和社会因素的影响，并表现出地方性、季节性的流行特征。另外，传染病在不同人群中有不同的表现。

（三）传染病传播的三个环节

传染病是具有传染性的疾病，会对个人、群体造成极大的危害，随着人口越来越多，人类的活动范围遍布全球每一个角落，以前人迹罕至的地方所特有的致病体就会进入人类社会，在人群中传播。在认识新的致病体并找到治疗方法之前，应对传染病的重要措施就是预防传染病的传播。这就需要控制传染病流行中的传染源、传播途径、易感人群三个环节。

（1）传染源是指体内带有病原体，并不断向体外排出病原体的人和动物。

笔记

（2）传播途径是指病原体从传染源体内排出后经过一定方式到达易感人群的途径。

（3）易感人群是指对某种传染病病原体缺乏免疫力，容易发生感染的人群。

以上三个环节中任何一个环节被控制即可控制疾病的传播。

（四）托幼机构对传染病的预防与管理

托幼机构对传染病的预防和控制关键是针对传染病传播的三个基本环节采取相应的保健措施：控制和消灭传染源、切断传播途径和保护易感人群。

1. 控制和消灭传染源

针对传染源，托幼机构应做到早发现、早报告、早隔离、早诊断和早治疗。

（1）早发现。健全各项健康检查制度，包括：①入园健康检查制度，每名入园儿童均应行健康检查，同时了解儿童生长发育和预防接种情况、有无传染病接触史等；②定期进行健康检查；③晨午检查；④工作人员健康检查制度，工作人员应每年进行健康检查，新聘的工作人员必须通过严格的健康检查方能开始工作。

（2）早报告。发现传染病应及时报告。

（3）早隔离。托幼机构应设立隔离室，极早将传染病患儿或可疑儿童与健康儿童隔离，防止传染病的蔓延。病重的儿童应送医院隔离治疗，使用过的物品应进行消毒。对曾与传染病患儿接触过的儿童，需实施隔离观察。

（4）早诊断和早治疗。早诊断和早治疗可控制和消灭传染源，防止传染病病原体的进一步传播。

2. 切断传播途径

搞好托幼机构的环境卫生和学前儿童的个人卫生是切断传染病传播途径的主要措施。室内应经常通风换气，室外应经常打扫、减少尘埃，可减少经呼吸道传播的传染病。提供清洁的饮水和新鲜的食品，食具、玩具等应经常消毒处理，预防消化道传染病。搞好托幼机构的环境卫生，消灭蚊蝇，减少虫媒传播的传染病。对学前儿童实施健康教育，使其养成良好的个人卫生习惯，做到饭前便后洗手、不吃变质和未熟的食物、不随地吐痰。

3. 保护易感人群

学前儿童属于传染病易感人群。可通过加强营养、体格锻炼，以及有计划的预防接种，提高其身体素质和抵抗传染病的能力。

三、学前儿童常见传染病

学前儿童常见的病毒性传染病有水痘、麻疹、流行性腮腺炎、流行性感冒、流行性乙型脑炎、病毒性肝炎、手足口病，细菌性传染病有百日咳、猩红热、结核病、细菌性痢疾、流行性脑脊髓膜炎。

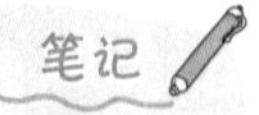

（一）水痘

水痘是由水痘—带状疱疹病毒初次感染引起的急性传染病，四季均可发病，以冬季和春季最多见。该病为自限性疾病，病后可获得终生免疫，也可在多年后复发而出现带状疱疹。水痘传染性强，人类是水痘—带状疱疹病毒唯一宿主，患者为唯一传染源，免疫缺失患者可能在整个病程中均具有传染性。

1. 病因

（1）传染源。水痘和带状疱疹患者是水痘的传染源，以水痘患者为主。

（2）传播途径。主要通过空气飞沫经呼吸道传播，也可经接触患者疱液感染。

（3）易感人群。人群普遍易感，5~9 岁儿童发病率较高。

2. 症状

（1）潜伏期。潜伏期为 10~21 天，平均为 14 天。

（2）前驱期。发热、不适、食欲减退、头痛等。

（3）出疹期。发热 1~2 天出现皮疹，皮疹先见于头皮，继而成批出现在面部或躯干，呈向心性分布。初为红色斑疹或丘疹，很快发展为水疱疹，然后结痂，伴瘙痒。各期皮疹同时存在是水痘的特点。

3. 预防和治疗

（1）一般预防。水痘患儿应在家隔离治疗，直至全身皮疹结痂为止。与水痘患者接触过的儿童，应隔离观察 3 周。

（2）主动免疫。易感儿童应进行水痘减毒活疫苗接种。

（3）被动免疫。水痘病毒免疫球蛋白可用于与高危易感人群接触后预防。

（4）药物治疗。对免疫能力低下的播散性水痘患者、新生儿水痘等严重病例，应及早采用抗病毒药物治疗，如阿昔洛韦。

4. 护理

患病儿童因皮肤瘙痒，经常会抓挠皮肤，所以要勤给患儿剪指甲，避免其抓破皮肤，导致皮肤感染。

（二）麻疹

麻疹是由麻疹病毒引起的急性出疹性呼吸道传染病，具有较强的传染性。四季均可发病，以冬季和春季最多见。目前尚无特效药物治疗。我国自 1965 年开始普种麻疹减毒活疫苗，发病率显著下降。

1. 病因

（1）传染源。麻疹患者是麻疹唯一的传染源。

（2）传播途径。主要通过直接接触和呼吸道分泌物飞沫传播。

（3）易感人群。未患过麻疹也未接种麻疹疫苗者对麻疹病毒易感。

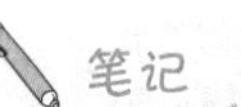

2. 症状

（1）潜伏期。一般潜伏期为 6~8 天，接种麻疹疫苗者或接受过被动免疫者，潜伏期可延长至 3~4 周。

（2）前驱期。一般持续 3~4 天，发热 38~39℃，甚至更高，有结膜炎、流泪、畏光、流涕、咳嗽等症状。发病后 2~3 天时，口腔黏膜上出现白色斑点，周围有红晕，称为麻疹黏膜斑。

（3）出疹期。发热后 3~4 天开始出现皮疹，一般先从耳后、发际开始，渐波及前额、面部、躯干及四肢。皮疹为淡红色斑丘疹。皮疹持续 3~4 天，出疹时高热不退，皮疹出齐后，即开始消退，体温也随之下降。

（4）恢复期。皮疹按出疹顺序逐渐消退，体温降至正常，食欲和精神也逐渐好转。皮疹消退后留有糠麸样脱屑及褐色色素沉着，7~10 天痊愈。

3. 预防

（1）一般预防。早发现，早隔离。一般患者隔离至出疹后 5 天，合并肺炎者隔离期延长至出疹后 10 天。接触麻疹患者的易感者应隔离观察 3 周。患者衣物应放在阳光下暴晒，患者住过的房间宜通风并用紫外线照射。流行季节易感儿童应尽量少去公共场所。

（2）被动免疫。在接触麻疹后 5 天内立即给予免疫血清球蛋白，可预防麻疹发病。被动免疫只能维持 8 周。

（3）主动免疫。接种麻疹减毒活疫苗是预防麻疹的重要措施，其预防效果可达 90%。虽然 5%~15% 的儿童接种后可发生轻微反应，如发热、不适、无力等，少数在发热后还会出疹，但不会继发细菌感染，也无神经系统并发症。国内规定初种年龄为 8 个月。由于免疫效应随时间推移减弱，所以 4~6 岁或 11~12 岁时，应第二次接种麻疹疫苗。

4. 护理

患儿应卧床休息。保持室内空气流通，温度适宜。患儿发热期间应给予易消化而营养的食物，补充足量水分。做好口腔、眼、皮肤的清洁护理。

（三）流行性腮腺炎

流行性腮腺炎是由腮腺炎病毒感染引起的呼吸道传染病，四季皆可发病，以冬季和春季多见。其特征为腮腺的非化脓性肿胀和腮腺区肿痛，并可侵犯各种腺组织和神经系统等，常可引起多种并发症，病后可获得终身免疫。

1. 病因

（1）传染源。传染源为流行性腮腺炎患者和隐性感染者。

（2）传播途径。主要通过呼吸道飞沫传播。

（3）易感人群。人群普遍易感，5~14 岁儿童发病率最高。

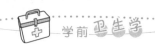

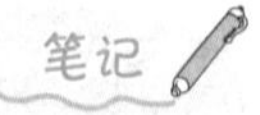

2. 症状

（1）潜伏期。潜伏期为 14~25 天，平均为 18 天。

（2）前驱期。常有发热、头痛、食欲不振、全身无力等症状。

（3）腮腺肿期。腮腺肿大先见于一侧，肿大以耳垂为中心，向前、后、下扩大，边缘不清，伴轻触痛。2~3 天后对侧腮腺也出现肿大。常有腮腺管口红肿。整个病程 6~10 天。

（4）并发症表现。儿童时期常见的并发症有脑膜脑炎，表现为发热、头痛、呕吐、颈项强直等。

3. 预防

（1）一般预防。应隔离患者至腮腺肿大完全消退为止。与流行性腮腺炎患者接触过的儿童，应隔离观察 3 周。对患儿使用的物品应煮沸或暴晒消毒，以切断传播途径。

（2）主动免疫。接种腮腺炎减毒活疫苗。大于 12 个月的儿童应普遍接种。目前麻疹、腮腺炎和风疹三联疫苗免疫效果较好，属于国家免疫规划接种，初种对象为 8 月龄和 18~24 月龄各 1 剂次，皮下或肌内注射。

（3）被动免疫。丙种球蛋白和腮腺炎高价免疫球蛋白均无预防效果。

4. 护理

患儿应卧床休息，选择容易消化的流质或半流质食物，避免吃酸辣等刺激性口味的食物，补充足量水分。保持口腔清洁。

（四）流行性感冒

流行性感冒（简称流感）是一种潜伏期短、传染性强、传播速度快的疾病，可引起较严重的并发症。冬末春初是高发期。

1. 病因

流感由流感病毒引起。流感病毒主要通过空气中的飞沫、人与人之间的接触或与被污染物品的接触传播。感染人类的流感病毒主要是甲型和乙型流感病毒，其中甲型流感病毒经常发生抗原变异，传染性强，传播迅速，极易发生大范围流行。

2. 症状

潜伏期为数小时或 1~2 天，一般表现为高热、寒战、头痛、咽痛、乏力、全身肌肉酸痛。肠道症状为主者表现为恶心、呕吐、腹痛、腹泻等，肺炎症状为主者表现为咳嗽、气促、气喘、发绀，精神症状为主者表现嗜睡、惊厥；常并发中耳炎。

3. 预防

冬季和春季尽量保持室内空气流通，温度适宜。平常要注意锻炼，增强儿童的抵抗力。在流感流行时期，尽量避免去公共场所。

4. 护理

患儿应卧床休息，其所在房间要阳光充足、空气新鲜。饮食要营养、易消化，补充足量水分。

笔记

（五）流行性乙型脑炎

流行性乙型脑炎常简称乙脑，是乙型脑炎病毒引起的以脑实质炎症为主要病变的中枢神经系统急性传染病，主要分布在亚洲远东和东南亚地区，多见于夏季和秋季。

1. 病因

（1）传染源。人、动物（家畜、家禽）均是传染源。

（2）传播途径。通过蚊虫传播。

（3）易感人群。多发于儿童。

2. 症状

流行性乙型脑炎潜伏期一般为 10~14 天。初期患儿体温快速上升至 39~40℃，伴头痛、恶心和呕吐，部分患者有嗜睡或精神倦怠，并有颈项轻度强直。2~3 天后进入极期，体温持续上升，可超过 40℃，初期症状逐渐加重，出现明显的意识障碍，由嗜睡、昏睡直至昏迷。极期过后体温逐渐下降，精神、神经系统症状逐渐好转。重症患者仍有意识障碍、痴呆、失语、吞咽困难、颜面瘫痪、四肢强直性痉挛或扭转痉挛等症状。经过积极治疗大多数症状可在半年内消失。少数重症患者半年后仍有精神神经症状，为后遗症，主要有意识障碍、痴呆、失语及肢体瘫痪、癫痫等，如予积极治疗病情可有不同程度的减轻。

3. 预防

流行前 1~2 个月接种流行性乙型脑炎病毒疫苗。保持环境卫生，防蚊、驱蚊。

（六）病毒性肝炎

1. 病因

病毒性肝炎是由多种肝炎病毒引起的以肝脏病变为主的一种传染病。病毒性肝炎的病原学分型，目前有甲型、乙型、丙型、丁型、戊型五种肝炎病毒，分别写作 HAV、HBV、HCV、HDV、HEV，除乙型肝炎病毒为 DNA 病毒外，其余均为 RNA 病毒。

2. 症状

（1）急性肝炎。可分为急性黄疸型肝炎和急性无黄疸型肝炎。

急性黄疸型肝炎起病急。黄疸前期表现为畏寒、发热、乏力、食欲不振、恶心、厌油、腹部不适、肝区痛、尿色逐渐加深，本期持续 5~7 天。进入黄疸期后，体温下降，巩膜、皮肤出现黄染，黄疸出现而自觉症状有所好转，肝大伴压痛、叩击痛，部分患者轻度脾大，本期持续 2~6 周。进入恢复期，黄疸逐渐消退，症状减轻以至消失，肝脾恢复正常，肝功能逐渐恢复，本期持续 1~2 个月。

急性无黄疸型肝炎起病徐缓。主要表现是食欲不振、全身乏力和肝区疼痛等。部分患者会出现恶心呕吐、头昏头痛，也有发热和上呼吸道症状。多数病例肝大并有压痛、叩击痛。无黄疸型肝炎对肝功能的损害不如黄疸型显著，大多数患者在 3~6 个月

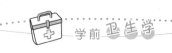

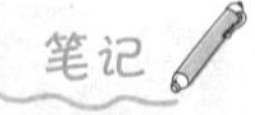
笔记

恢复健康，但部分病例病情迁延，转为慢性。

（2）慢性肝炎。既往有乙型、丙型、丁型肝炎或乙肝表面抗原（HBsAg）携带史或急性肝炎病程超过 6 个月，而目前仍有肝炎症状、体征及肝功能异常者，可以诊断为慢性肝炎。常见症状为乏力、全身不适、食欲减退、肝区不适或疼痛、腹胀、低热，体征为面色晦暗、巩膜黄染，可有蜘蛛痣或肝掌、肝大、质地中等或充实感，有叩痛，脾大严重者可有黄疸加深、腹腔积液、下肢水肿、出血倾向及肝性脑病。

3. 预防

（1）管理传染源。对急性甲型肝炎患者进行隔离直至传染性消失。慢性肝炎及无症状 HBV、HCV 携带者应禁止献血及从事饮食和幼托等工作。对 HBV 标志物阳性肝病患者，要依其症状、体征和实验室检查结果，分别进行治疗和管理指导。

（2）切断传播途径。对于甲型、戊型肝炎，重点是加强水源保护、食品及个人卫生，加强粪便管理，防止粪—口传播。对于乙型、丙型、丁型肝炎，重点加强献血员筛选，严格掌握输血及血制品应用，防止通过血液、体液传播，如发现或怀疑通过伤口或针刺感染乙型肝炎病毒时，可应用高效价乙肝免疫球蛋白注射器介入性检查治疗，器械应严格消毒，控制母婴传播。

（3）保护易感人群。对病毒性肝炎要早发现、早诊断、早隔离、早报告、早治疗及早处理，以防止其流行。人工免疫特别是主动免疫为预防肝炎的根本措施。甲肝疫苗、乙肝疫苗和戊肝疫苗是预防甲型、乙型和戊型肝炎的有效措施。但目前对丙型、丁型肝炎尚无特异性免疫预防措施。

（七）手足口病

手足口病是由肠道病毒引起的急性传染病，引发手足口病的肠道病毒有 20 多种（型），其中以柯萨奇病毒 A16 型（CoxA16）和肠道病毒 71 型（EV71）最为常见。手足口病四季都可发病，5~6 月多见。手足口病多见于 5 岁以下儿童。

1. 病因

（1）传染源。手足口病患者和阴性感染者均为传染源。

（2）传播途径。主要通过消化道、呼吸道和密切接触等途径传播。

（3）易感人群。多发生于学龄前期儿童，3 岁以下年龄组发病率最高。

2. 症状

（1）潜伏期多为 2~10 天，平均 3~5 天。

（2）普通病例表现。急性起病，有发热、咳嗽、流涕、食欲缺乏等症状。口腔黏膜出现疱疹，手、足、口和臀部出现散发性斑丘疹、疱疹，疱疹周围可有炎性红晕，疱内液体较少。部分病例仅表现为皮疹或疱疹性咽峡炎。多在 1 周内痊愈，预后良好。

（3）重症病例表现。少数病例（尤其是小于 3 岁者）病情进展迅速，合并严重并发症，多器官功能受损，如脑膜炎、脑炎（以脑干脑炎最为凶险）、脑脊髓炎、肺水肿、循环障碍等，严重者可致死亡，存活者可留有后遗症。神经系统症状有精神差、

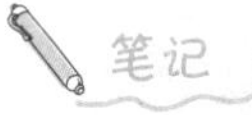

嗜睡、易惊、头痛、呕吐、四肢抖动、惊厥甚至昏迷。呼吸系统症状有呼吸浅促、呼吸困难、口唇发绀、咳嗽、肺部可闻及湿啰音等。循环系统症状有面色苍灰、皮肤花纹、四肢发凉、出冷汗、心率增快或减慢、血压下降或升高等。

3. 预防

注意饮食及个人卫生。手足口病流行期间不宜带儿童到人群聚集、空气流通差的公共场所。接触者应进行隔离，避免交叉感染。

（八）百日咳

百日咳是由百日咳杆菌引起的一种常见急性呼吸道传染病。其特征为阵发性、痉挛性咳嗽，咳嗽末伴有特殊的吸气吼声。百日咳的病程较长，可达数周甚至3个月左右。

1. 病因

（1）传染源。百日咳患者、隐性感染者及带菌者为传染源。潜伏期末到病后2~3周传染性最强。

（2）传播途径。经呼吸道飞沫传播。

（3）易感人群。5岁以下儿童易感性最高。

2. 症状

临床病程可分为三期。

（1）卡他期。从发病开始至出现痉挛性咳嗽，一般为1~2周。开始症状类似感冒，除咳嗽外，可有流涕、喷嚏、轻度发热，也可只有干咳，并不引起注意。

（2）痉咳期。一般为2~4周或更久。阵发性、痉挛性咳嗽为本期特点。发作时连续出现十余声短促的咳嗽，继而是深长的吸气，此时喉部仍呈痉挛状态，故伴有高音调的鸡鸣样吼声，接着又是下次痉咳，如此反复多次，直至咳出黏稠痰液为止。咳嗽剧烈时，患儿表情痛苦、面红耳赤、头向前倾、张口伸舌、唇色发绀等，呕吐后缓解。轻者一天数次，重者一天数十次，以夜间为多。痉咳发作前无明显征兆，奔跑、进食、受凉、烟熏、哭吵等均可诱发。

（3）恢复期。咳嗽发作次数减少，程度减轻，不再出现阵发性痉咳。但若遇到浓烟等刺激或有呼吸道感染时，可重复出现阵发性痉咳。

新生儿和婴儿常无典型痉咳，表现为阵发性屏气发绀，易致窒息、惊厥。呼吸动作可停止在呼气期，心率先增快，继而减慢乃至停止。若不及时进行人工呼吸、给氧等积极抢救，患儿可窒息死亡。

3. 预防

目前接种白喉、百日咳、破伤风三联疫苗是重要的预防措施。接触患者的易感者，应隔离观察3周。

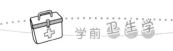

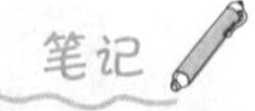
笔记

4. 护理

患儿应隔离治疗，卧床休息。患儿房间要保持空气新鲜和一定的相对湿度。卡他期或痉咳期早期，可应用抗生素治疗，降低传染性，减轻症状并缩短病程。6 个月以下婴儿易发生窒息，应有专人看护。

（九）猩红热

猩红热为 A 组溶血性链球菌感染引起的急性呼吸道传染病，细菌本身及其产生的毒素和蛋白酶参与了致病过程，引起了一系列化脓性、中毒性和变态反应性病变。四季均可发病，以冬季和春季为多。

1. 病因

（1）传染源。猩红热患者和带菌者是主要传染源。

（2）传播途径。通过空气飞沫传播，也可经皮肤伤口或产道感染。

（3）易感人群。人群普遍易感，但发病多见于 5~15 岁儿童。

2. 症状

（1）前驱期。起病急，突发高热，伴头痛、咽痛、杨梅舌、食欲减退、全身不适、恶心呕吐。婴儿可有谵妄和惊厥。咽红肿，扁桃体上可见点状或片状分泌物。软腭充血水肿，并可有米粒大的红色斑疹或出血点，即黏膜内疹，一般先于皮疹而出现。

（2）出疹期。皮疹为猩红热最重要的症状之一。多数自发病第 1~2 天出现，偶有迟至第 5 天出疹。从耳后、颈底及上胸部开始，1 天内即蔓延及胸、背、上肢，最后及于下肢，少数需经数天才蔓延及全身。皮疹的特点是充血发红的皮肤上散布着针尖大小的丘疹，手压全部消退，伴有痒感。

（3）恢复期。皮疹持续 48 小时达到高峰，然后按出疹顺序逐渐消退。退疹后开始脱皮，轻者为面部和躯干糠状脱皮，重者手掌足底皮厚处见大片膜状脱皮。

3. 预防

猩红热流行期间不宜带儿童到人群聚集的公共场所。对接触猩红热患者的易感者，应隔离观察 7 天。

4. 护理

患儿应卧床休息。多喝水，清淡饮食。保护口腔和皮肤清洁卫生，不要用手剥皮屑。给予对症治疗。

（十）结核病

结核病是由结核分枝杆菌引起的慢性传染病。结核菌可能侵入人体全身各器官，但主要侵犯肺部。健康人感染结核菌后并不一定发病，只有在机体免疫力下降时才发病。

1. 病因

（1）传染源。排菌的患者和动物为重要的传染源。

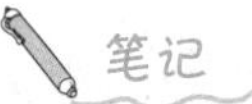

（2）传播途径。结核菌主要通过呼吸道经飞沫传播。此外，患者咳嗽排出的结核菌干燥后附着在尘土上，吸入带菌尘埃可致感染。通过消化道感染、母婴传播和经伤口感染比较少见。

（3）易感人群。学前儿童和糖尿病、硅沉着病、肿瘤、器官移植患者，以及长期使用免疫抑制药物或皮质激素者易伴发结核病。生活贫困、居住条件差及营养不良也是结核病高发的原因。

2. 症状

起病可急可缓，表现为37.4~38℃的低热，午后为著，可持续数周，热型不规则，部分患者伴有脸颊、手心、脚心潮热感。其他全身症状还有夜间盗汗、疲乏无力、食欲减退、消瘦等。呼吸道症状有咳嗽、咳痰、咯血、胸痛、不同程度的胸闷或呼吸困难。

3. 预防

（1）控制传染源。做到早发现、早隔离、早治疗。

（2）切断传播途径。注意开窗通风，对患者进行消毒，将患者用物放在阳光下暴晒。

（3）保护易感人群。接种卡介苗，预防结核分枝杆菌感染。注意锻炼身体，提高自身抵抗力。

4. 护理

应用抗结核药物，严格遵医嘱。给予富含高蛋白和多种维生素的食物，补足水分。肺结核活动期应卧床休息，恢复期可适当活动和体育锻炼。

（十一）细菌性痢疾

细菌性痢疾（简称菌痢），是由痢疾杆菌引起以腹泻为主要症状的急性肠道传染病。菌痢常年散发，多见于夏季和秋季。可通过抗菌药治疗，治愈率高。

1. 病因

（1）传染源。人是痢疾的唯一传染源，包括患者和带菌者。

（2）传播途径。可通过食物传播、水源传播、日常接触传播及苍蝇、蟑螂传播。

（3）易感人群。人群普遍易感，儿童发病率最高。

2. 症状

（1）急性菌痢。①普通型：起病急，有中度毒血症的表现，畏寒、发热、乏力、食欲减退、恶心、呕吐、腹痛、腹泻、里急后重。稀水样便渐转成脓血便，每天数十次，量少，失水不显著。一般病程10~14天。②中毒型：多见于2~7岁健壮儿童，起病急，全身中毒症状明显，而肠道炎症反应极轻。表现为骤起高热，体温可高达40~41℃，精神萎靡，反复或持续惊厥，可迅速发生中毒性休克或因呼吸衰竭而死亡。

（2）慢性菌痢。可反复发作或迁延不愈达2个月，可能与急性期治疗不当或致病菌种类（福氏志贺菌感染易转为慢性）有关，也可能与全身情况差或胃肠道局部有慢

笔记

性疾病有关。多无发热，常有腹胀、腹泻、黏液脓便等消化道症状，时轻时重，迁延不愈，可伴有乏力、消瘦、食欲下降、贫血等症状。主要病理变化为结肠溃疡性病变，溃疡边缘可有息肉形成，溃疡愈合后留有瘢痕，导致肠道狭窄。若瘢痕正在肠腺开口处，可阻塞肠腺，导致囊肿形成，其中贮存的病原菌可因囊肿破裂而间歇排出。

3. 预防

（1）控制传染源。做到早发现、早隔离、早治疗。

（2）切断传播途径。培养学前儿童的卫生习惯。注意饮食和饮水卫生。幼儿园做好清洁消毒工作。

（3）保护易感人群。

4. 护理

给予抗菌治疗和对症治疗。给予流质或半流质的清淡饮食，忌食生冷、油腻和刺激性食物。排便后用温水清洗外阴和肛门。注意消毒和隔离。

（十二）流行性脑脊髓膜炎

流行性脑脊髓膜炎（简称流脑），是由脑膜炎双球菌引起的急性化脓性脑膜炎，全年有散发病例，但冬季和春季最常见。流脑的特点是起病急、病情重、变化多、传播快、流行广、病死率高、危害性大。若不及时抢救，常于 24 小时内死亡。

1. 病因

（1）传染源。流脑患儿及脑膜炎双球菌带菌者是传染源。

（2）传播途径。主要通过呼吸道传播。

（3）易感人群。人群普遍易感，5 岁以下儿童发病率最高。

2. 症状

潜伏期一般为 2~3 天，最短 1 天，最长 7 天。

（1）上呼吸道感染期。主要表现为鼻炎、咽炎或扁桃体炎等上呼吸道感染症状，如低热、鼻塞、咽痛等。

（2）败血症期。突发高热，伴有头痛及全身痛、精神萎靡。起病数小时后皮肤或黏膜上迅速出现出血性皮疹或瘀点、瘀斑。

（3）脑膜炎期。败血症期 1~2 天后进入脑膜炎期，患儿出现脑膜刺激征，伴剧烈头痛、喷射性呕吐，重者出现抽搐及意识障碍。

（4）恢复期。经治疗后体温逐渐降至正常，皮肤上的瘀点瘀斑吸收或结痂，症状逐渐消退，神经系统检查正常。患者一般在 1~3 周内痊愈。

3. 预防

（1）控制传染源。做到早发现、早隔离、早治疗。对接触猩红热患者的易感者，应隔离观察 7 天。

（2）切断传播途径。在流脑流行的季节，尽量少带儿童到人群密集、通风效果差

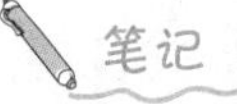

的公共场所。要保持室内卫生，经常打开门窗通风，可用1‰过氧乙酸、5%醋酸喷雾对室内空气进行消毒。

（3）保护易感人群。接种流脑疫苗预防感染。平时坚持锻炼身体，合理饮食，多喝水，多吃新鲜的水果和蔬菜。

四、学前儿童常见寄生虫病

（一）蛔虫病

蛔虫病是儿童时期最常见的寄生虫病之一。蛔虫感染呈世界性分布，在温带、热带、经济不发达、温暖潮湿和卫生条件差的国家或地区感染更为高。四季均可感染，以春季和夏季最常见。

1. 病因

（1）传染源。粪内含有受精蛔虫卵的人类是蛔虫感染的传染源，猪、狗、鸡、猫、鼠等动物也可成为传染源。

（2）传播途径。经口吞入感染期虫卵是儿童感染的主要途径。儿童饮食、卫生习惯不良，虫卵很容易被带入口中。

（3）易感人群。人群普遍易感，5~14岁儿童感染率最高。四季均可感染，以春季和夏季最常见。儿童脾胃虚弱、饮食不洁，更易发生本病。

2. 症状

（1）幼虫所致症状。幼虫移行至肝脏，可导致右上腹痛，肝脏肿大；幼虫移行至肺，虫多时患儿出现干咳、哮喘、发热等，如继发感染，可发展为肺脓肿或脓胸。

（2）成虫所致症状。①消化道症状：食欲不振、厌食、偏食，间歇性脐周疼痛反复发作。②神经系统症状：精神萎靡或烦躁不安，易怒、易惊等。③过敏症状：荨麻疹、皮肤瘙痒、血管神经性水肿等。④其他：蛔虫异位寄生可导致胆道蛔虫病、肠梗阻等严重并发症。

3. 预防

（1）控制传染源。对蛔虫感染者进行驱虫治疗。

（2）切断传播途径。加强粪便管理，消灭粪便中的寄生虫、虫卵及有害细菌。

（3）保护易感人群。普及卫生知识。注意饮食及个人卫生，减少感染机会。

（二）蛲虫病

蛲虫病是蛲虫寄生于人体的小肠末端、盲肠和结肠引起的一种寄生虫病。蛲虫感染呈世界性分布，在卫生状况差的地区、卫生习惯不良的人群中，感染率高。

1. 病因

（1）传染源。人体是蛲虫的唯一自然宿主，蛲虫感染者是蛔虫病的传染源。

（2）传播途径。经消化道传播，主要是摄入含有虫卵的食物所致；也可经内衣裤、

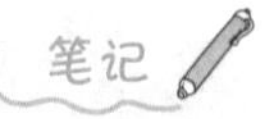

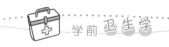

被褥感染；还可通过吸入含虫卵的灰尘感染。

（3）易感人群。人群普遍易感，儿童感染率最高。

2. 症状

（1）局部症状。雌虫移行至肛门周围排卵时，刺激局部皮肤引起会阴部和肛周皮肤瘙痒。

（2）全身症状。①胃肠激惹症状：恶心、呕吐、腹痛、腹泻等；②神经系统症状：焦虑不安、失眠、夜惊等；③其他：蛲虫异位寄生可引起阴道炎、盆腔炎、阑尾炎等。

3. 预防

（1）控制传染源。对蛲虫感染者进行驱虫治疗。

（2）切断传播途径。改善环境卫生，患者的用物应经常清洗和消毒，或者放在阳光下暴晒，以杀灭虫卵。

（3）保护易感人群。普及卫生知识，培养良好的卫生习惯，饭前便后洗手，勤洗会阴部，勤换内衣裤和被褥等。

（三）钩虫病

钩虫病是由钩虫寄生人体十二指肠和小肠所引起的疾病。寄生于人体的钩虫主要为十二指肠钩口线虫或美洲板口线虫。钩虫感染呈世界性分布，在热带和亚热带地区最普遍。

1. 病因

（1）传染源。钩虫病患者和钩虫感染者是传染源。

（2）传播途径。主要通过皮肤感染，也可随污染的食物直接进入小肠。

（3）易感人群。人群普遍易感，与土壤、粪便接触多者感染率高。

2. 症状

（1）幼虫所致症状。幼虫侵入处皮肤有奇痒和烧灼感，继而出现小出血点、丘疹和小疱疹。感染后 3~5 天，患儿出现咳嗽、痰中带血、哮喘发作等呼吸道症状，常伴发热、畏寒。

（2）成虫所致症状。成虫吸附在肠壁上，引起消化道症状，如上腹部不适或疼痛、食欲减退、腹泻、乏力、消瘦等。成虫吸血，故导致患者出现失血性贫血症状，如面色苍黄、皮肤干粗、毛发稀疏、乏力、眩晕、气短等。消化功能紊乱和贫血影响儿童生长发育。少数患儿出现异食癖，喜欢吃生米、泥土等。

3. 预防

（1）控制传染源。冬季在流行地区进行普查普治。

（2）切断传播途径。加强粪便管理，推广粪便无害化处理，或者用药物杀灭粪内虫卵。

（3）保护易感人群。不吃不洁的生蔬菜，防止钩蚴经口感染。尽量避免赤手裸足

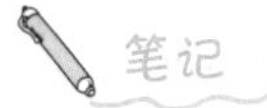

接触被污染的土壤。此外，在暴露皮肤上涂布防护药物，也有一定效果。

（四）绦虫病

绦虫病是由寄生在肠道内的各种绦虫所引起的肠道寄生虫病，呈世界性分布。致病的绦虫以猪带绦虫和牛带绦虫最常见。绦虫呈乳白色，扁长如带状。虫卵 3 个月发育为成虫，成虫寿命为 3~35 年。

1. 病因

人进食生的或未煮熟的含有囊虫的猪肉或牛肉。

2. 症状

患儿上腹部、脐周隐痛，常伴有呕吐、腹泻、食欲改变，体重减轻等症状。内裤、被褥或粪便中可见白色节片，或伴肛门瘙痒。

3. 预防

（1）控制传染源。在流行地区开展普查普治，对绦虫病患者进行彻底的驱虫治疗。加强人粪管理，防止猪牛感染。

（2）切断传播途径。加强肉类检疫，注意饮食卫生，不吃半生的肉食，处理生熟食的砧板、厨具要分离。

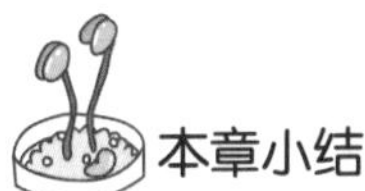

本章小结

疾病是某些原因导致人体形态或功能改变，影响人的生命活动的异常反应。学前儿童是疾病的易感人群。由于学前儿童各器官、系统发育不成熟，机体免疫功能处于较低水平，对疾病的抵抗力较弱，很多致病因素均可导致学前儿童患病。不论疾病的严重程度如何，都会或多或少影响儿童的生长发育，有时甚至危及生命。学前儿童疾病重在早发现、早预防、早治疗，因此，要了解和掌握学前儿童疾病的表现。疾病分常见病和传染病，它们有不同的致病因素、不同的临床表现和不同的发病率，掌握各种疾病的病因、症状、预防和护理措施，便于及时发现和控制学前儿童疾病的发展，把疾病对儿童的影响降到最低。

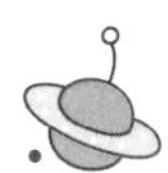

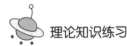

理论知识练习

一、简答题

1. 什么是免疫、特异性免疫和非特异性免疫？
2. 肥胖症有什么特点？
3. 弱视产生的原因是什么？该如何预防？
4. 佝偻病有什么特点？该如何防治？

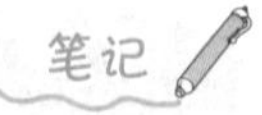

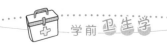

二、论述题

1. 请论述传染病的特征、发生和流行的环节及预防措施。

2. 学前儿童有哪些常见的寄生虫病？该如何预防？

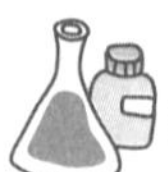

实践能力提升

1. 小组活动：查阅相关文献，了解幼儿园眼保健和龋齿预防工作，设计一个保护眼睛或牙齿的主题活动。

2. 小组学习活动：查阅相关文献，同时对幼儿园儿童、家长及保健医师进行调查，了解学前儿童肥胖和超重情况，提交一份有关儿童体重管理的建议报告。

3. 在幼儿园实习活动中，结合所学知识，观察所在班级儿童的体温、精神状况、大小便等疾病判断指标，练习掌握初步识别儿童疾病的方法。

4. 根据所学知识，总结各种传染病的幼儿园预防和管理要点，针对当季流行性传染病，提出幼儿园预防工作计划。

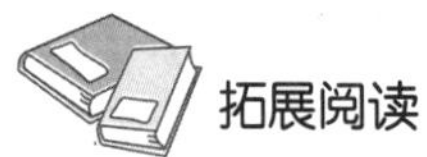

拓展阅读

儿童常见自身免疫性疾病

一、幼年型特发性关节炎

幼年型特发性关节炎是儿童时期一种常见的结缔组织病，以慢性关节炎为主要特点，并伴有全身多系统的受累，是儿童时期致残和失明的首要原因。

1. 症状

根据最初 6 个月的临床表现，幼年型特发性关节炎分为三型。

（1）全身型。可发生于任何年龄，但以 5 岁以前多见。弛张型高热是本型的特点，体温在 36~40℃波动，发热可持续数周至数月。皮疹也是本型的典型症状，其特点为发热时出现，体温下降后消退，皮疹呈淡红色斑丘疹，可融合成片，可见于身体的任何部位。关节痛或关节炎是幼年型特发性关节炎的主要症状，常在发热时加剧，膝关节最常受累，反复发作数年后，部分患儿可形成关节强直。约半数患儿有轻度肝脾及淋巴结肿大，约 1/3 患儿出现胸膜炎及心包炎。部分患儿出现脑膜刺激症状及脑病表现。

（2）多关节炎型。多见于女孩。受累关节不少于 5 个，多为对称性的。表现为关节肿、触痛和活动受限。发病先从大关节如膝关节、踝关节、肘关节开始，逐渐累及手、足等小关节。颈椎受累致颈部活动受限，颞颌关节受累可致张口困难和小颌畸形。关节症状反复发作，最终发作关节强直变形，关节附近肌肉萎缩。

（3）少关节型。多见于女孩。受累关节不超过 4 个，膝关节、踝关节、肘关节等大关节为好发部位，常为非对称性的。关节炎反复发作，导致双腿不等长。20%~30%

笔记

患儿发生慢性虹膜睫状体炎而造成视力障碍，甚至失明。

2. 一般治疗

本病的治疗目的是控制临床症状、抑制关节炎症、维持关节功能和预防关节畸形。

急性发作期宜卧床休息。但不主张过多卧床休息，应鼓励患儿参加运动，体育疗法和物理疗法在整个治疗过程中很重要。

二、儿童系统性红斑狼疮

系统性红斑狼疮是一种累及多系统和脏器的全身结缔组织病，可见于儿童的各个年龄时期，以学龄期儿童发病多见。

1. 症状

（1）全身症状。早期表现为非特异性的全身症状，多有发热，热型不规则，伴全身不适、食欲不振、乏力和体重减轻等。

（2）皮肤或黏膜症状。70% 患儿可有皮肤症状，典型皮疹为位于两颊和鼻梁的鲜红色蝶形红斑。皮疹也可见于四肢暴露部位，日晒加重。

（3）关节症状。70%~80% 的患儿有关节症状，最常见为关节炎或关节痛。

（4）肾脏症状。儿童较成人易发生肾损害，表现为蛋白尿、血尿、管型尿和不同程度的水肿。狼疮性肾炎儿童死亡的主要原因之一。

（5）心脏症状。常见心包炎、心肌炎和心内膜炎。

（6）神经系统症状。常见意识障碍、头痛、癫痫发作、嗜睡、舞蹈样动作、偏瘫等。

（7）呼吸系统症状。常见胸膜炎及胸腔积液，表现为咳嗽、气促、胸痛等。

（8）消化系统症状。常见腹痛、腹泻、恶心、呕吐等。

（9）血液系统症状。多数患儿有不同程度的贫血。

（10）眼部症状。可出现巩膜炎、虹膜炎。

2. 一般治疗

治疗方案强调个体化，目的在于短期内抑制自身免疫反应。

急性期应卧床休息，加强营养，积极预防感染，避免服用诱发系统性红斑狼疮的药物（如磺胺类药等）。

3. 预后

儿童系统性红斑狼疮的预后与疾病的活动程度、肾脏损害的类型和进展情况、临床血管的表现及多系统受累的情况有关。主要死亡原因有感染、肾衰竭、中枢神经系统疾病和脑血管意外、肺出血、肺动脉高压及心肌梗死等。

三、川崎病

川崎病又称为皮肤黏膜淋巴结综合征，是一种以全身血管炎为主要病变的急性发热出疹性疾病，易累及冠状动脉。

1. 症状

（1）发热。最常见症状（99% 患儿）为持续性发热，长达 7~14 天或更久，体温 39℃以上，抗生素治疗无效。

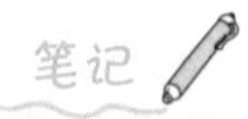

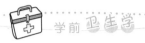

（2）皮肤黏膜症状。双侧球结膜充血，口唇潮红、皲裂，口腔黏膜弥漫性充血，可见杨梅舌。

（3）手足症状。急性期可出现手足硬性水肿和掌跖红斑，恢复期指（趾）下和皮肤交界处出现膜状脱皮，指（趾）甲有横沟，重者指（趾）甲也可脱落。

（4）淋巴结肿大。急性非化脓性一过性淋巴结肿大，以颈前部为显著，直径在1.5 厘米以上。

（5）皮肤表现。发热 3~4 天出现多形性皮疹，常见播散性红斑。

（6）其他。可出现心脏损害，发生心肌炎、心包炎、心内膜炎。偶见咳嗽、流涕、腹痛、腹泻、黄疸等表现。

2. 治疗

（1）急性期治疗。①阿司匹林：大剂量阿司匹林有抗炎作用，与丙种球蛋白联合使用为标准疗法。②输注丙种球蛋白：宜于起病 10 天内用药（单剂 2 克 / 千克），与阿司匹林联合使用为川崎病的标准疗法。③糖皮质激素：糖皮质激素有较强的抗炎作用，但不宜单独使用。

（2）恢复期治疗。阿司匹林 3~5 毫克 / 千克，每天 1 次，服用至血小板恢复正常。无冠状动脉异常，一般发病后 6~8 周停药。如有冠状动脉病变，应延长用药时间。

3. 预后

绝大多数患儿预后良好，呈自限性过程，经过适当治疗可以逐渐康复。15%~30%的患儿可发生冠状动脉瘤，由于冠状动脉瘤破裂、血栓闭塞、心肌梗死或心肌炎而死亡。

第六章

学前儿童心理问题及防治

关键词

心理问题；心理健康；心理发育；问题行为；心理障碍；心理疾病

学习目标

1. 了解学前儿童心理健康的标志和影响因素。
2. 掌握学前儿童常见的问题行为及干预方法。
3. 掌握学前儿童常见的心理障碍及干预方法。
4. 理解学前儿童常见的心理疾病及干预方法。

内容结构图

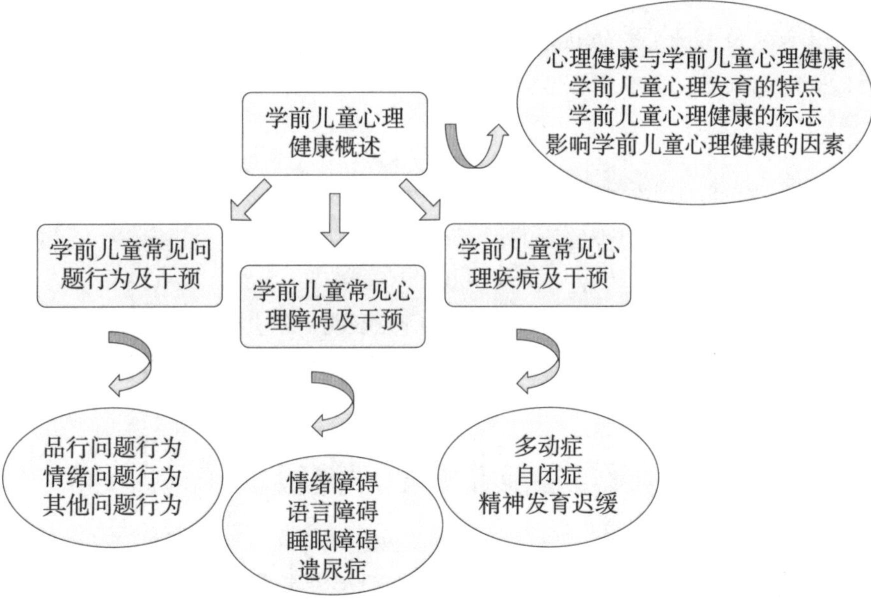

本章第一节介绍学前儿童心理健康的概念、心理发育的特点和心理健康的标志，阐明影响学前儿童心理健康的因素。第二节阐述学前儿童问题行为的特征，并列举常见的问题行为及预防和矫正措施。第三节阐述学前儿童常见的心理障碍及治疗和矫正措施。第四节阐述学前儿童常见的心理疾病及治疗和矫正措施。问题行为、心理障碍、心理疾病的心理问题严重程度是逐步加深的。本章学习重点是掌握学前儿童的各种心理问题及治疗、矫正及预防措施，这也是本章的难点。

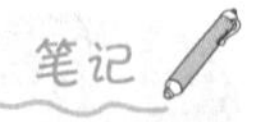

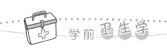

第一节 学前儿童心理健康概述

问题导入

佳佳的爸爸妈妈经常因为家务事吵架。妈妈经常一生气就回外婆家，这使得佳佳总担心妈妈会离开自己。遇到妈妈不辞而别，她在幼儿园就会不安心，时不时发呆，中午也要幼儿园保育员带着自己去找妈妈。保育员婉拒她之后，她就会哭闹。最近，爸爸妈妈又大吵了一次，佳佳就坚决不去幼儿园了，一步也不离开妈妈。妈妈安慰她多次保证不会离开她，佳佳还是不放心，不肯去幼儿园。

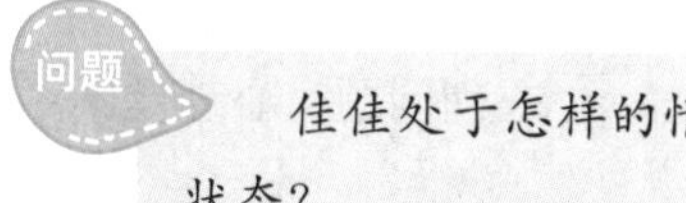

佳佳处于怎样的情绪状态？

问题分析

佳佳表现出的不安、烦躁，以及与妈妈分开的强烈担心影响了她的生活和学习。终日焦虑不但会对儿童的社会功能造成影响，时间一长也会导致儿童性格发展出现问题，如过分敏感、自卑、恐惧、焦虑，过分注意自身的不适和变化。

什么是心理健康？学前儿童的心理发育有哪些特点？学前儿童心理健康的标志是什么？影响学前儿童心理健康的因素有哪些？让我们带着这些问题，一起进入这一节的学习。

心理健康是健康的重要方面。许多研究证明，幼儿时期儿童的心理健康状况将直接影响一生的健康成长。然而许多家长、教师、幼儿园比较重视学前儿童的身体健康，而忽视心理健康。

一、心理健康与学前儿童心理健康

关于什么是心理健康，一直以来有多种定义。

1946年第三届国际心理卫生大会将心理健康定义为：“在身体、智能及情感上与他人的心理健康不相矛盾的范围内，将个人的心境发展成最佳的状态。”世界心理卫生联合会则将心理健康定义为：“身体、智力、情绪十分调和；适应环境，人际关系中彼此能谦让；有幸福感；在工作和职业中能充分发挥自己的能力，过着有效率的生活。”《简明不列颠百科全书》将心理健康解释为：“心理健康是指个体心理在本身及环境条件许可范围内所能达到的最佳功能状态，但不是十全十美的绝对状态。”

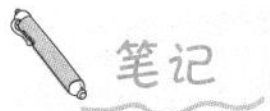

综合各种观点，我们认为，广义的心理健康是指一种高效而满意的持续的心理状态。狭义的心理健康是指人的基本心理活动的过程内容完整、协调一致，即认知、情感、意志、行为、人格完整和协调，能适应社会，与社会发展保持同步。

学前儿童心理健康是指心理发展达到相应年龄组学前儿童的正常水平，情绪积极、性格开朗，无心理障碍，对环境有较快的适应能力。

二、学前儿童心理发育的特点

虽然不同国家和地区的学前儿童在身心发展上存在明显的差异，但也存在某些共同的和基本的特点。

（一）认知发展方面

学前儿童语言发展迅速。在这一时期，儿童对掌握语言很感兴趣，接受能力也很强。多数地区的儿童都在学走路时开始说话，在 3 岁时就能掌握 1000 个基本单词，并具有运用本民族语言语法结构的基本能力。

学前儿童的思维活动具有了一定的目的性和预见性。但学前儿童的思维仍离不开实物和实物的表象，具有明显的直觉形象性。例如，两排相等数目的棋子如果等距离摆开，儿童都知道是“一样多”，但如果将其中的一排棋子聚拢，不少儿童就会认为短的一排棋子数目少些，因为“这一排比那一排短”。

学前儿童的想象力丰富，这集中表现在游戏、手工、绘画、讲故事等活动中。

儿童的注意和记忆仍具有很强的随意性，但有意注意和有意记忆开始发展。

（二）情绪发展方面

学前儿童的情绪体验已经相当丰富，一般成人体验到的情绪大部分已为儿童所体验，只是引起情绪的动因、情绪表现方式有许多不同。儿童的情绪表现完全是外显的，缺少控制，常常极度强烈和高涨。他们有时会出现极度的恐惧，有时会莫名其妙地发脾气。儿童的恐惧随年龄的变化而变化，他们对声音、陌生人或陌生的东西、疼痛或身体失去平衡的恐惧渐渐减弱，而对想象中的事物，如黑暗危险的动物、鬼怪的恐惧则有所加剧①，对讥笑、斥责、伤害等威胁的焦虑也不断增加。刚入园的儿童也会因不适应而产生抑郁情绪，强迫性的早期教育会使这种情绪更加严重。

（三）人际交往方面

学前儿童与同伴活动在生活中所占的比重在不断增长，而且玩伴的数量也随年龄的增大而增多。游戏已从平行性游戏转向联合性游戏与合作性游戏，玩伴关系也从比较松散的撮合发展到比较协调、有规则约束的结合，社会化程度大大提高。有的儿童在没有玩伴的情况下会为自己假想一个玩伴，这种情况在 3~10 岁儿童中占一定比例。当然，学前儿童的玩伴还很不稳定，而且经常变化。游戏中争吵是常有的现象，一般

① 郑雪．幼儿心理教育手册 [M]. 广州：暨南大学出版社，2000：39.

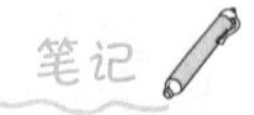

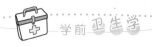

是为了争夺玩具、争演某个角色，也有的是为了让别的儿童服从自己。不过他们争吵的时间不长，也不会因此而耿耿于怀。

（四）自我意识与个性发展方面

学前儿童在与成人和同伴的交往中自我意识有所发展，他们已对自我形成某种看法。学前儿童已知道自己是聪明的还是愚笨的，是勤快的还是懒惰的，是漂亮的还是丑陋的，是讨人喜欢的还是惹人讨厌的，等等。他们的这些自我认识基本上就是家长、同伴、教师平时对其评价的翻版。一直受到周围人肯定的、积极评价的儿童往往会对自己产生满意感和自信感，而经常受到别人否定的、消极评价的儿童容易产生自卑感与孤独感。

（五）游戏成为促进儿童心理发展的主要活动

游戏是学前期的主导活动，也是儿童内在心理活动的反映。弗洛伊德精神分析学派的游戏理论曾述："儿童有许多愿望和冲动在现实中得不到实现，就通过游戏加以补偿。"儿童心理学家让·皮亚杰（Jean Piaget）曾说："任何形式的心理活动最初总是在游戏中进行的。"总之，许多学者都认为游戏是儿童的活动方式，游戏构成了儿童发展的环境氛围。他们可以在游戏中表现出一系列特有的心理活动和规律状态。因此，游戏对儿童的心理发展有重要的影响，儿童可以通过游戏了解外部世界，融入现实生活，发展认知。例如，游戏涉及的角色扮演和社会参照等能广泛地促进儿童的各种能力，如记忆、语言、认知合作等能力的发展。

三、学前儿童心理健康的标志

根据心理健康的概念，学前儿童心理健康有如下标志。

（一）动作发展正常①

学前儿童的动作发展与大脑的形态及功能的发育密切相关。学前儿童心理健康的基本条件是躯体大动作和手指精细动作的发展水平处在正常范围内。

（二）认知发展正常②

学前儿童的认知能力是今后学习与生活的重要条件。虽然学前儿童的认知发展存在个体差异，但如果某个儿童的认知发展水平明显低于同年龄组儿童，那么该儿童的认知能力就是低下的，心理也是不健康的。幼儿期是认知发展极为迅速的时期，应避免各种原因造成的脑损伤或不适应的环境刺激，防止儿童不健康心理的形成。

---

① 李庶泉. 学前心理学[M]. 北京：北京师范大学出版社，2012：171.

② 姬建锋，贾玉霞. 学前心理学[M]. 西安：陕西师范大学出版社，2012：180–181.

笔记

（三）情绪积极向上

积极的情绪状态反映了中枢神经系统功能的协调性，也表明个体的身心处于良好的平衡状态。学前儿童的情绪具有很强的冲动性和易变性，但随着年龄增长，他们的情绪自我调节能力有所增强，稳定性逐渐提高，并开始学习合理地疏泄消极的情绪。如果儿童经常出现紧张、焦虑、抑郁、恐惧等不良情绪，会影响其潜能的发挥，也表明该儿童的心理处于不健康的状态。

（四）人际关系融洽

学前儿童之间的交往是维持心理健康的重要条件，也是获得心理健康的必要途径。心理健康的学前儿童能够与同龄人建立平等、互助、和睦相处的伙伴关系，能在游戏中相互谦让。心理不健康的学前儿童，其人际关系往往是失调的，或自己远离同伴，或成为群体中不受欢迎的人。如果早期社会交往被剥夺，家庭不和睦，接受较多的消极影响，就易形成孤僻、敌意、敏感、过度警觉、自我中心、妒忌、自私等不合群的不良个性，进而导致人际关系不协调。

（五）反应适度与行为协调

心理健康的学前儿童的心理活动和行为模式和谐统一，对外部刺激反应适度，表现既不异常敏感也不异常迟钝，并具有一定应变、应对能力。

（六）社会适应性较好

对环境的适应能力标志着一个人的心理健康水平。一个心理健康的学前儿童能够较快地适应变化了的环境，包括学习环境、生活环境、自然环境及人际环境等。即使环境突然发生变化或身处恶劣环境中，也能较快地顺应环境并保持心理平衡。有些独生子女由于早期娇生惯养，生活自理能力下降，不能有效地处理与现实环境的关系，往往导致适应性障碍。

（七）自我意识良好

自我意识是个性中最核心和本质的成分。自我意识反映在个体对客观现实和自我认知的稳定态度及习惯化的行为方式中。心理健康的学前儿童一般具有正常发展的自我评价、自我控制和自我体验，以及自信、自尊、主动、合作等特征。如果儿童常常表现出冷漠、胆怯、自卑、被动、孤僻等特征，则说明其自我意识水平较低，心理健康水平较差。

（八）心理年龄符合实际年龄

心理健康的学前儿童应具有与其实际年龄相符合的心理、行为特征，并形成与其年龄阶段相适应的心理行为模式。如果心理、行为严重偏离相应的年龄阶段特征，如发展严重滞后或超前，说明可能存在心理发育问题，是心理不健康的表现。

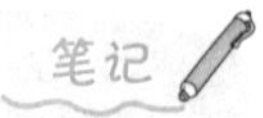

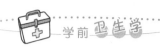

（九）没有严重的心理卫生问题

学前儿童不健康的心理往往以各种行为表现出来，如吸吮手指、遗尿、口吃、多动等。心理健康的学前儿童则没有上述严重或复杂的心理卫生问题。

四、影响学前儿童心理健康的因素

（一）生物学因素

1. 遗传因素

遗传的生物特征，或称为遗传素质，主要是指那些与生俱来的身体构造、形态、感官和神经系统等方面的生理特征。遗传素质是儿童心理发展必要的物质前提，正是它使儿童在社会生活条件下成为一个具有高度心理发展水平的人。我们知道，除人之外，最高等的动物即使长期与人接触，而且受人的专门训练，也不可能具有人的心理发展水平。生下来有大脑缺陷的婴儿，常常有遗传上的缺陷，也不能发展成为一个正常的人。可见，没有正常人的遗传素质，就没有正常的心理，遗传素质在儿童心理发展中具有重要的作用。

遗传素质的个体差异为儿童发展的差异提供了最初的可能性。正常儿童都具有人类的遗传素质，这是遗传素质的共性。但是儿童遗传素质也存在一定的个体差异，这是遗传素质的个性。遗传素质的个体差异使有的儿童活泼好动，有的儿童安静沉默；有的儿童易于发展成一个有才能的音乐家，有的儿童易于发展成一个优秀的运动员。

2. 生理成熟

生理成熟是指儿童机体发育所达到的某种水平。生理成熟为儿童心理的发展提供了新的可能性，它使新的心理活动的出现处于准备状态。当某种器官特别是大脑达到一定的成熟水平时，只要适时地给予适当训练，就会使儿童产生相应的行为模式。当儿童生理成熟达不到某一水准，与之相关的儿童心理的发展就不可能实现。生理成熟还制约着儿童心理发展的顺序性。遗传的程序规定了个体生长发育的先后顺序，而生理成熟的程序则必然制约着儿童心理发展的顺序性。总的来说，在儿童心理发展的早期阶段，生理成熟的影响较大，随着年龄的增长，生理成熟的影响逐渐减弱。

（二）心理社会因素

1. 早期经验

早期经验的获得对个人一生的发展具有重要的作用。这一观点已被许多理论学者认同，并在实践研究中受到肯定。现代神经科学证实了人的大脑在 2 岁左右已经基本发育成形，此时的经验对智力发展影响很大。有研究表明，幼儿期儿童的大脑已经具有 140 亿个神经细胞，如果采取措施，可使个体潜能得到更大的发挥。美国现代精神

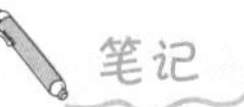

分析学家埃里克·H. 埃里克森（Erik H. Erikson）曾指出，婴儿出生后若能得到母亲或其他抚养者一贯的、可预见的、持续的喂养和照顾，则会产生信任感；如果出生后得不到父母的关爱，则成人后很难对他人及世界产生基本的信任。此外，儿童与家人的相互交往是儿童最初的社会化过程。许多儿童心理问题都能在其早期经验中找到问题的雏形，如幼儿期受到虐待，会对儿童的心理健康产生严重的不良影响。

2. 应激事件

应激事件是指引起个体高度紧张的事件。创伤后应激障碍是个体经历或目睹了极其严重的、不可抵抗的创伤事件后出现的一种精神障碍，常表现为强烈的恐惧、无助或焦虑等。对儿童来讲，所能经历的应激事件主要来自家庭。家庭中发生的生活事件对儿童的心理健康影响最大，其中最严重的生活事件是父母死亡，其次是父母离异、分居、长期争吵或冲突。这些事件会造成儿童出现心理应激反应。长期争吵的家庭对儿童产生的心理影响甚至大于父母死亡对儿童带来的伤害。

此外，社会生活中的重大事件，如战争、自然灾害等，也会引起儿童出现心理应激反应，对儿童的心理健康产生直接或间接的影响。

（三）环境教育因素

儿童的心理健康也会受到社会与文化因素的影响，各种价值观、习俗角色期望和行为规范等会通过各种渠道，以各种方式影响儿童的知识、技能、态度和情感。因此，给儿童营造一个良好的社会环境、教育空间，对儿童的心理健康意义重大。

1. 家庭

家庭是一个人最初的生活环境，是心理健康教育的第一课堂，是儿童心理发展的重要影响因素。社会和时代的要求通过家庭在儿童的心灵中打下深深的烙印。良好的家庭环境是儿童心理健康发展的重要条件和保证。

家庭结构是影响儿童心理健康的一个主要因素。有研究表明，由父母和孩子组成的核心型家庭对孩子的成长最为有利。在核心型家庭中，父母双方可以为儿童提供行为范例，对儿童的性别角色发展有益。扩展性家庭中除了父母还包括其他家属，这类家庭对儿童心理健康发展的影响主要取决于家庭中的人际关系和家庭气氛。家庭中孩子的数目过多或太少也会对儿童的心理健康产生影响。近年来，随着离婚率的逐年上升，单亲家庭的数目也在增多。大量研究表明，单亲家庭儿童的心理健康水平取决于家长处理问题的态度。如果父母双方共同抚养孩子，孩子发生心理问题的概率较低；如果父亲或母亲独自一人抚养孩子，没有其他的社会支持，则孩子出现心理问题的概率较高。

家庭的气氛影响儿童心理健康。研究发现，生活在宁静而愉快的家庭中的儿童与生活在气氛紧张家庭中的儿童，性格上有很大差别。如果父母关系融洽，儿童在家里愉快，就会有安全感，信心十足。如果父母关系紧张，经常发生争执甚至打闹，就会使儿童害怕父母迁怒于自己或认为由于自己做得不好而让父母生气，造成儿童情绪不

笔记

稳定、紧张和焦虑，缺乏安全感，对人不信任，长期忧心忡忡，从而出现心理问题。因此，需要家长保持积极乐观的态度，消除不良情绪的干扰，维持良好的心境，营造和谐的氛围。

在我国，"望子成龙，望女成凤"的父母比比皆是。父母对子女的期望如果不符合儿童自身发展意愿，违背教育规律的教育理念，则不仅不能如其所愿，反而会影响儿童的心理健康。只有尊重儿童自己的愿望，适度地提出要求，儿童才会全面健康地发展。

2. 幼儿园

世界卫生组织专家委员会曾提出："与人生命的其他时期相比较，儿童时期的心理健康问题与周围环境有着更为直接的联系。关于这方面，在人的一生中占据重要位置的是学校，学校在人的心理健康形成和发展中起着十分重要的作用。"

幼儿园是儿童进入社会的第一个场所，在幼儿园，儿童接受的教学内容、教学方法、教师和幼儿园的气氛都与儿童的心理健康关系密切。幼儿园课程设置不合理、学习方式及评价方法不适宜，都容易给儿童带来心理压力。在压力下学习，儿童很有可能产生紧张的情绪，出现厌学的现象。更为严重的是，枯燥的学习会使儿童对幼儿园产生厌恶感，导致儿童精神痛苦。

幼儿园的环境包括物理环境和人文环境。物理环境包括幼儿园的自然环境和人文设施。有研究表明，人员密度过高的幼儿园活动室，有可能使儿童产生更多的攻击性行为；低劣的空气质量会影响儿童大脑的智力活动；室内光照不足、采光过差，也会对儿童的心理健康造成不良影响。人文环境主要包括幼儿园的气氛和人际关系。幼儿园的气氛与教师的职业道德素养、职业意识和教学水平密切相关。教师的言行、情绪和人格特质影响儿童的心理与行为表现。许多研究表明，儿童与教师关系的好坏对其心理健康的影响巨大。教师应对儿童充满爱心和耐心，在教学中重视对儿童兴趣的培养，积极与儿童进行情感交流，这对儿童的心理健康具有积极的建设性作用。此外，同伴关系也会影响儿童的心理发展，如果同伴之间关系紧张，儿童可能会体验到许多负面情绪，长此以往，会对其心理健康造成不良影响。

(四) 儿童自身的调节与实践活动

遗传因素与环境影响不能完全决定儿童心理的发展，因为儿童不是遗传作用与环境影响的消极、被动的接受体，他们可以通过自身的调节来平衡各种内外环境因素的影响，并且可以通过自己的实践活动来主动地作用于环境，选择或改造环境，使环境适合自己的发展。

1. 儿童自身的调节

儿童心理从低级到高级、从简单到复杂的发展过程中，儿童自身的调节与平衡是一个关键的因素。儿童并没有一套与生俱来的、预定好的发展规划，儿童心理发展是一个连续的发展过程，其中每一个新的发展都是建立在以往的心理发展的基础上。在

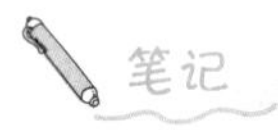

发展过程中，如果受到内外环境因素干扰，心理发展偏离了正常的发展轨道，儿童可以通过自身调节回到正常的轨道上来。如果一个儿童在生活中遭受重大的创伤，超出了他的心理所能承受与顺应的范围，平衡化机制失效，儿童有可能出现心理障碍，影响心理的正常发展。

随着自我意识的发展，儿童形成个人愿望与自我理想，儿童自身的调节作用会从无意识的和自动化的状态向有意识的和主动性的方向转化，并对儿童个性的形成和发展起着积极的作用，增强儿童对生存环境的适应与革新的能力。

2. 儿童的实践活动

儿童是通过活动与周围环境发生关系的。儿童的主要活动有游戏、学习和劳动，学前儿童的心理就是在以游戏为主要形式的各种活动中不断发展的。

游戏是儿童最喜欢的活动，也是儿童期活动的主要形式。儿童往往把他们所感知、观察到的家庭生活、成人劳动、人际关系等都在自己的游戏中反映出来。在游戏中，儿童共同商量游戏规则，设计情节，制作游戏材料，他们始终处于积极主动状态，探索各种事物的性质、作用和关系，促进各种心理过程和个性心理发展。

学习是儿童参加的另一种活动。儿童在教师的指导下，在各种形式的教育活动中学习音乐、舞蹈，练习绘画，听故事，念儿歌，学习数数，了解科学常识，掌握基本知识和简单技能，既培养了学习的兴趣，也发展了能力和意志品质。

儿童的劳动主要是自我服务的劳动，也包括一些力所能及的家务劳动和为集体服务的劳动。劳动活动能培养儿童良好的道德品质，养成热爱劳动的习惯，学习珍惜劳动成果，同时也促进心理的发展。

综上所述，影响学前儿童心理发展的因素是比较复杂的，各种因素相互影响、共同作用。各种因素在不同的情况下对学前儿童的影响因人而异。遗传因素与环境因素对学前儿童的心理形成与发展都极为重要，而这些因素的影响作用是通过儿童自身的心理活动实现的。

第二节 学前儿童常见问题行为及干预

问题导入

午睡时间到了，小朋友们在准备如厕。男孩子有序地站在小便池前排队，刚刚紧挨在壮壮后面站着。壮壮转过头对刚刚说：“刚刚，你往后面站一下行吗？”刚刚没理他，仍然贴在壮壮身

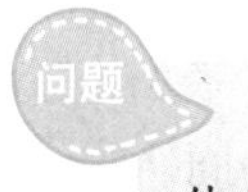

刚刚的问题严重吗？他为什么会有这种行为？

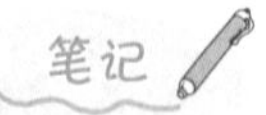

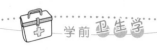

后。壮壮上完厕所提裤子的时候，胳膊肘不小心碰到了挨着他的刚刚，刚刚不由分说从背后紧紧勒住壮壮的脖子，壮壮大喊："放开我，你干吗？"老师见了，立刻走上前，一边叫刚刚松开手，一边观察壮壮的脖子。老师问刚刚："你为什么要勒壮壮的脖子？"刚刚理直气壮地说："他用胳膊肘撞我。"

问题分析

在幼儿园经常会看到和刚刚类似的攻击行为，严格意义上讲，这些应属于学前儿童问题行为。学前儿童在发展过程中出现的问题行为一般是暂时的，并且主要是在不良的环境和教育影响下形成的。那些破坏课堂秩序、抢别人东西等现象，或由情绪和社交商不成熟所引起的怯懦、缺乏信心、打人骂人等表现，会随着儿童生理和心理水平的发展、认识能力的提高、行为控制能力的增强而逐渐减少；那些不符合社会规范的不良行为，在成人的正确引导和教育下，也可以逐步矫正。

学前儿童问题行为的含义是什么？学前儿童问题行为有什么特点？该如何有效干预其问题行为？让我们带着这几个问题一起进入这一节的学习。

一、什么是问题行为

问题行为实际上就是行为问题，也称为行为困扰、不良行为等，主要是指儿童偏离社会正常要求或个人正常发展的行为。

对于儿童问题行为，美国心理学家林格伦（Lindgren）所下的定义是："问题行为是指任何一种引起麻烦的行为，或者说这种行为所产生的麻烦。"问题行为的界定要考虑以下几点：首先，问题行为的主体一般是儿童，问题行为在儿童的成长过程中是普遍存在的，有其自身的规律性，是发展的现象、教育的现象；其次，问题行为的影响是不良的，既影响正常的教学秩序，阻碍集体活动的顺利开展，给家庭、学校、社会带来麻烦，又影响自身的智能发挥、社会适应、品格形成和个性发展，妨碍身心健康，这些问题行为如果得不到及时纠正，任其发展，就可能形成心理困扰甚至心理障碍①；最后，问题行为偏离于同龄人的正常行为。因此，普遍认为问题行为是指儿童在发展过程中普遍存在的、反复发生的偏离社会正常要求和个人正常发展，既影响他人又影响自身发展的行为和情绪异常问题。

二、学前儿童问题行为的一般特征②

学前儿童问题行为虽然有各种不同的表现，但他们又有一些共同的特征。概括起来可以归纳为六个方面。

（1）良好行为不足。良好行为不足是指人们所期望的行为很少发生或从不发生。如儿童很少讲话或不愿和同伴接触交往、不会自己穿衣服和吃饭等。

①② 王萍，冯璐，潘小东．学前儿童问题行为及矫正 [M]. 北京：清华大学出版社，2013：6.

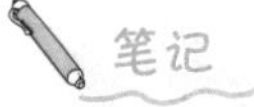

（2）行为过度。行为过度是指某一类行为出现得太多。如儿童上课时经常注意力不集中、不遵守纪律、做小动作，经常扰乱别人，经常咬指甲等。

（3）行为不适当。行为不适当是指期望的行为在不适宜的情境中产生，但在适宜的条件下却不发生。如儿童叫送奶员为“爸爸”，儿童将喜爱的玩具放在垃圾堆里，或者在悲伤时大笑、在欢乐时大哭等。

（4）行为持久性困难。行为持久性困难是指儿童做事情没有耐心，不能坚持。这种问题行为往往持续存在，一般会持续半年以上。

（5）行为不受控制。行为不受控制是指学前儿童不理会教育者，我行我素，或者行为过度而不合时宜，不符合要求，或者行为自控性差。

（6）不理会现实。不理会现实是指学前儿童经常忽视四周的环境，对现实情景不予理会。

三、学前儿童常见的问题行为及矫正

（一）品行问题行为

品行问题行为是儿童心理行为异常发展的一种类别，是指那些习惯性的、经常出现的、对他人造成伤害的，而非偶然的或过失性的行为，包括说谎、偷盗、攻击性行为、破坏行为、虐待小动物等。品行问题行为与儿童的“调皮”不同，它远远超过了一般儿童的顽皮和恶作剧的程度，年龄较大儿童的品行问题常常涉及违法与犯罪行为。下面着重讨论说谎行为和攻击性行为。

1. 说谎行为

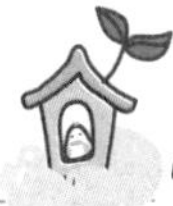

情境案例

案例 1：周末，小丽的家长带小丽去动物园玩儿。周一上幼儿园时，老师让小朋友们讲一讲周末看到或听到的事情。轮到小丽讲时，小丽就说他在动物园里看到的各种动物，但她所描述的动物中，有一些动物园里根本没有（如恐龙）。原来小丽把自己听到或看到的故事里的动物也放进了现实的动物园。

> 问题
>
> 案例 1 和案例 2 中，两名幼儿为什么要说谎？他们的性质一样吗？

案例 2：小明的家长去幼儿园接小明回家，发现小明的脸上有被人抓伤的痕迹。家长问小明谁抓了他的脸，这时小明的旁边正好站着另一名小朋友娜娜，小明就说是娜娜抓的。可是根据幼儿园老师的观察，小明的脸根本不是娜娜抓的，而是另外一名小朋友。

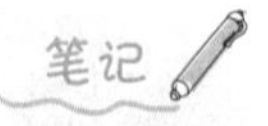

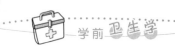

案例分析

小丽的说法属于想象性谎言，把想象的事当成事实。这主要是因为小丽年龄小，认知水平低，分不清想象与现实之间的界限，通常把想象与现实混淆，把自己想象的东西当成事实加以描绘，形成无特殊目的的谎言。这种“谎言”实质上是儿童想象的反映。小明的谎言和小丽的不太一样，根据皮亚杰的分类，小明的谎言是不符合事实的一种断言，当然也可能是因为长时记忆能力的局限性导致儿童记忆错误[①]。

说谎是指儿童有意或无意讲假话。学前儿童说谎在生活中具有一定的普遍性，但从学前儿童心理发展的角度来看，学前儿童的说谎行为不是一个简单的道德问题，还有着许多更复杂的原因。正常儿童也会出于种种原因说谎，只是带有一定的偶然性，并与一定的具体情境相联系。例如，4 岁左右的儿童会讲述一些偏离事实的话题或故事，这是因为学前儿童想象力有了初步发展，却不能将想象与现实区分开来，因而常常把各种零碎经验，包括童话、神话中的描述杂乱地编在一起。另外，学前儿童在遭遇困难和处境难堪时，也会说一句小小的谎言来掩饰自己，这不足为奇。但如果使用过度，经常撒谎，屡教不改，就会受到他人的鄙视和不信任，造成社会适应不良，形成人格偏差。

（1）原因。学前儿童说谎的原因可从无意说谎和有意说谎两个方面进行分析。

1）无意说谎。无意说谎是指学前儿童分不清想象和现实，企图用语言描述某种幻想的东西，这种谎言实质上是儿童想象的反映。

无意说谎的原因有以下几点。一是满足愿望的心理。学前儿童有时会把幻想、愿望与现实混在一起。他们为了满足某种心理需要常常无意识地和不自觉地“说谎”，这与品德行为无关。二是理解性心理错觉。学前儿童常因认识不足和理解错误产生心理错觉，用想象的情节代替记忆不确切的情节，于是便出现“说谎”现象。例如，有个小朋友在幼儿园里做了错事，老师教育说：“你做错事是不对的，以后注意改了也同样是好孩子。”小朋友听到“好孩子”这样的词语，往往会把它当成“表扬”，回家就高兴地报告给家长，说：“老师今天表扬我了，说我是好孩子！”这种情况就是学前儿童缺乏经验而产生的理解性心理错觉。三是自信心的萌动。学前儿童由于理解问题简单化和不善于分辨想象与现实，往往不切实际地说“大话”，夸“海口”。例如，在进行体育游戏拍皮球时，老师问：“咱们班谁会拍皮球？”结果全班儿童都争着举手说：“我会拍皮球！”这是学前儿童自信心的萌动，教师切不可将此视为“说谎”或“吹牛”，应对学前儿童的积极性加以保护。

2）有意说谎。有意说谎通常带有明显的欺骗目的。有时，学前儿童说谎是他们推理的产物。例如，当他们知道一旦讲出事实真相将要受到惩罚时，就会用谎言来掩盖

① 董会芹．学前儿童问题行为与干预 [M]. 北京：清华大学出版社，2012：177.

笔记

事实；或者，当学前儿童意识到不隐瞒事实将得不到社会承认或家长表扬时，也可能采用说谎的手段。有意说谎容易变成一种习惯行为，这类行为与品行有关，反映了学前儿童品德发展中存在的问题。对于这类说谎，教师应当给予足够的重视。

有意说谎的原因有以下几点。一是取悦家长，虚夸成绩。这类说谎，属于有意编造事实骗人，是学前儿童说谎现象中性质较为严重的一种，这类错误的产生，多与成人的教育不当有关。二是谎造优越感，满足虚荣心。学前儿童有时也会谎造优越感，以满足自己的虚荣心。例如，见别人有一件好玩具，便谎说自己家中那件更好；见别人的爸爸是一个警察，也谎说自己的爸爸是个“大警察”，还捉住了很多大坏蛋……这类说谎在学前儿童中常见，产生的原因也常与家庭教育不当有关。三是开脱责任，逃避惩罚。这类说谎，往往是儿童的恐惧心理导致的，而滥施惩罚就是造成学前儿童产生恐惧心理进而导致说谎的一个重要原因。当儿童做错事或有行为过失时，为了开脱责任，逃避家长、教师的惩罚或打骂，便会有意说谎。四是成人说谎，殃及儿童。有些学前儿童说谎，往往与成人的影响有关。特别是学前儿童家长的说谎行为，常是造成学前儿童说谎的直接原因。教师对儿童说的话不兑现，也往往被儿童视为“骗人”。父母和教师是儿童心目中的权威人物，如果在儿童面前说了谎，就会使他们产生“说谎不为错”的错觉，为他们说谎壮胆。

（2）矫正。说谎习惯一旦养成，再进行干预就比较困难。但只要家长和教师持之以恒，采取正确的教育方法，最终会引导儿童走向正确的发展道路。一般来说，在说谎行为干预过程中，家长和教师除了要遵循树立良好榜样、不贴消极标签等原则之外，还要根据不良行为矫正的一般原理，采取积极措施。具体而言，需要从以下几个方面着手。

一是根据消退原理，对儿童的说谎行为不予强化。根据行为主义的理论观点，儿童所表现的行为得到他人的强化后，该行为的发生频率将会增加，他人的强化实际上起到了唤起个体外部动机的作用。同时，行为主义理论指出，有机体做出以前曾经被强化过的反应，如果这一反应在以后不再有强化物相伴，那么该行为在以后的发生频率会降低，称为消退。因此，儿童说谎行为干预的第一步就是对儿童的说谎行为不予强化，达到不良行为逐渐消退的目的。家长和教师对儿童的说谎行为不予理睬，转而关注其他事情或行为，只有儿童表现出让家长和教师满意的行为（如助人行为、诚实的表现）时，才给予关注。

二是根据强化原理，强化儿童表现出的诚实行为。在干预过程中，家长和教师一方面不要强化儿童的说谎；另一方面还要引导儿童说话办事要诚实，并对儿童所表现出的诚实行为进行强化。

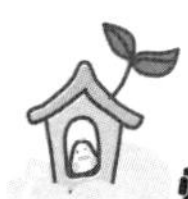

情境案例

周六上午，妈妈要出去买菜，走时嘱咐小莉：“在家里不要乱跑，妈妈一会儿就回来。”妈妈出去后，小莉在家里骑自己的小车来回跑，不小心撞到了花架上，

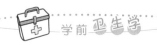

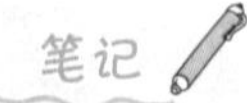
笔记

花盆掉下来摔碎了。妈妈回来问小莉："你碰坏了花盆吗？"小莉说："不是我，是点点（家里的宠物狗）。"

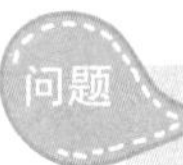
问题

小莉为什么要说谎？

案例分析

案例中，小莉认为，如果诚实地告诉妈妈自己把花架碰倒并打碎了花盆，妈妈可能会批评她。因此，为了避免妈妈的惩罚，小莉就谎称花盆是由小狗打碎的。这时家长不要妄下断言、批评指责，应该和颜悦色地询问当时的真实情况，引导小莉说实话。在对儿童诚实的表现予以表扬的同时，明确告诉儿童自己喜欢诚实的表现，不希望别人对自己说谎。这样做会让小莉明白，说谎是不受欢迎的，诚实会得到表扬。家长和教师如果能够做到这些，以后儿童的说谎行为就会逐渐减少。

三是制定明确的是非标准，家长和教师要言行一致。儿童说谎，与其所掌握的说谎知识无关，但与儿童心理理论、执行功能及言语能力等认知水平有关，儿童认知水平越高，说谎水平就越高。这说明，认知水平高的儿童更可能了解他人（尤其是家长和教师）的想法，从家长和教师教养的漏洞中获得益处。因此，家长和教师要根据儿童年龄和身心发展水平的不同采取灵活机动的教育方法。对那些认知水平较高而又经常说谎的儿童，家长和教师要制定明确的行为目标，通过多种渠道向儿童讲清楚说谎与诚实的区别，制定明确的奖惩规则，并严格按照奖惩规则行事，家长和教师做到本人言行一致，家长和教师之间教养一致，不给这类儿童留下规则漏洞。当然，也有一些儿童可能因缺乏辨别是非的能力而说谎。对待这类儿童，家长和教师应该训练他们的认知能力，帮助他们明辨是非。

四是进行自我控制能力训练，提高儿童抵抗诱惑的能力。学前儿童说谎除了受认知能力的影响外，也受其自我控制能力的影响。学前儿童缺乏自我控制能力的表现之一就是不能抵御物质的诱惑。为了得到自己想要的东西（如小红花、小奖品等）或达到一定的目标（如在幼儿园获得老师的表扬等）可能会出现不诚实的言行。家长和教师可以采取多种方法对儿童进行引导。首先，给儿童充分活动的自由，不要过于严厉。其次，要教给儿童合适的自我控制策略。学前儿童神经系统发育尚不成熟，自我控制能力还很差，最直接的表现就是自我控制时间短，缺乏一定的自我控制技巧和策略。家长和教师可以通过适当的教育措施教导学前儿童使用相应的自我控制策略，提高他们的自我控制能力。最后，采用游戏法训练提高儿童的自我控制能力。家长和教师可以让儿童在游戏中扮演各种社会角色，引导儿童学会承担责任，学习行为规范和行为准则，学习建立和维持秩序，学习轮流、等待、合作等社会技能，提高儿童的自我控制能力。

五是给儿童树立良好的行为榜样。首先，家长和教师要以身作则。一般来说，榜样行为越明确、简单，越容易被注意、模仿，得到强化的行为要比得到惩罚的行为更

笔记

容易引起模仿的倾向。另外，具有个人魅力（如社会地位较高、能力较强等）的榜样容易引起观察者的关注。家长和教师是学前儿童首先模仿的对象。因此，家长和教师要时刻保持自己在儿童心目中的良好形象，以自己诚实的言行带动儿童的言行，给儿童树立良好的言行榜样。其次，树立诚实的同伴榜样。在与同伴交往的过程中，儿童会通过观察学习模仿同伴的言语行为。培养儿童诚实的品行，减少儿童的说谎行为，仅仅由家长和教师给儿童树立良好的榜样还不够，还要给儿童树立诚实的同伴榜样。需要注意的是，榜样儿童应该具有诚实的品质，家长和教师也要经常表扬榜样儿童表现出来的诚实品质，以引发其他儿童模仿的动机。最后，提供良好的亚文化氛围。邻里关系、社区环境等可影响儿童问题行为的发生，儿童不仅模仿家长和教师、同伴的说话行为，也模仿大众媒体、其他社会成员所表现的行为。因此，家长和教师除了以身作则提供良好的行为榜样外，还要给儿童提供良好的大众媒体资料和社区文化背景，杜绝不良环境对儿童的消极影响。

2. 攻击性行为

攻击性行为是学前儿童，特别是小班儿童常见的一种不良行为。攻击性行为又称为侵犯行为，是指身体上的进攻（打、踢、咬）、言语上的攻击（大声叫嚷、贬低他人），也可以是侵犯别人权利（如用暴力抢走别人的东西）的行为。

情境案例

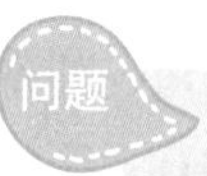

小刚为什么要这样？

小刚，男，6岁，幼儿园大班。他长得很高，身体很结实，攻击性强。在幼儿园，他好强霸道，经常欺负其他小朋友。老师批评后，他会暂时收敛一点，但很快又旧态复萌，继续有意无意地碰、撞、踩、踢其他小朋友，小朋友都很讨厌他，老师也感到头痛。

询问其家长，了解到小刚自幼由祖父母照顾，到4岁半才被接回来和父母同住。祖父母对小刚十分宠爱，使其养成了小霸王作风。在家里，小刚同样横行霸道，稍不如意就乱抓乱叫、乱扔东西，有时还用头冲撞父母。

案例分析

小刚的这些行为表现，就属于攻击性行为，是一种既会对他人造成伤害，又会导致人际关系恶劣的不良行为。攻击性行为是学前儿童比较容易出现的一种问题行为，是一种不受欢迎却经常发生的行为，一般年龄越小的儿童攻击性越强。通常具有攻击行为的儿童，都会因为难以与他人发展良好的关系、缺乏正常交往的活动与经验，性格、能力等心理品质的正常发展会受到影响。如不及早干预，攻击性行为还可能转化为品行问题，甚至走上犯罪的道路。①

① 郑雪．幼儿心理教育手册 [M]. 广州：暨南大学出版社，2000：209-210.

笔记

在日常生活中，学前儿童的攻击性行为通常可分为三类：第一类是自卫性攻击，是指儿童针对同伴的攻击性行为而做出反应的自我防卫方式；第二类是非自卫性攻击，是指儿童为了支配、干扰其他同伴而攻击、辱骂同伴等行为；第三类是强迫性攻击，是指儿童没法控制情绪的攻击性行为。这里主要讨论第二类攻击性行为。

（1）原因。儿童产生攻击性行为原因可以归结为教育方式、社会影响、生理因素和认知四个方面的问题。

1）教育方式不恰当。过分放纵和过分专制的教育都可能导致儿童的攻击性行为。过分放纵会养成儿童自以为是、专横自我的个性特征，这种习性会被带进幼儿园，在与其他小朋友的交往中表现出攻击性行为。而过分的专制，则会导致儿童严重的挫败感，并引发攻击性行为。一些心理学家认为，攻击性行为就是针对心理挫败的一种反应方式。如果一个人在满足其需要和实现其目标的过程中遇到干扰或阻碍，这时他就会做出攻击性的反应。

2）不良的社会影响。学习理论认为，攻击性行为是一种社会行为，儿童的攻击性行为主要是在社会生活中通过学习获得的。这种学习分直接学习和间接学习两种。①直接学习——强化。当儿童的攻击性行为得到奖励或“默认”（正强化）时，他便从攻击性行为中得到了“好处”，从而在今后去重复它。例如，儿童在与别人争抢玩具时，采取攻击性行为（打或推倒对方等）获得了玩具，成人不加理睬（默认），儿童以后就会更多地采取类似的方法。在外打架的儿童，如果父母不管甚至夸奖他，儿童就会更愿意用打架的方法解决问题。相反，如果教师、父母对儿童的攻击性行为进行干预，如没收抢到的玩具，进行批评、惩罚（负强化），使有攻击性行为的儿童不能从中获得“好处”，而是获得批评、惩罚，那他以后的攻击性行为就会减少。②间接学习——模仿。儿童喜欢模仿成人的语言、动作、活动、为人处世的方式等。我们常常可以看到一些儿童不仅长得像父母，就连说话的神气、腔调、手势、动作甚至性格都与父母惊人地相似。有的儿童由于模仿电影、电视中的英雄、神仙、妖怪等从房屋、墙头飞身而下。同样，儿童通过模仿也可以学习攻击性行为，他们如果看到别人的攻击性行为，在相似的情境中，他们就可能采取攻击性行为。

3）生理因素。一般认为，身体疾病、睡眠不足和营养不良等会引起儿童的烦躁不安，令他们容易出现攻击性行为。而个子矮小或身体虚弱儿童可能经常遭受其他同伴的欺负，当他忍无可忍时，可能会奋起反抗，并以武力来威胁其他儿童，显示自己不再是懦弱无能，不再甘心受欺负。

4）认知存在偏差。学前儿童攻击性行为的发生主要依赖具体情境和儿童的认知水平。认知行为理论认为，某些具有攻击性行为的儿童可能缺乏社会信息的处理能力，或者是对社会信息的解释出现了偏差。攻击性强的学前儿童在社会交往中，总是带着敌意的眼光去解释伙伴的行为和意向，存在着归因偏差。

（2）矫正。对儿童攻击性行为的矫正方法有很多，教师和家长首先要做的是搞清楚儿童产生攻击性行为的主要原因，然后对症下药，选择有效的方法。常用的矫正攻击性行为的方法有如下几种。

笔记

1）了解和满足儿童的合理需要。有些儿童长期压抑、正当需要得不到满足，造成心理挫折，从而产生攻击性行为。对于这类儿童，家长先要学会在日常生活中了解并尽可能创造条件满足儿童的合理需要。教师和父母要了解儿童的需要，特别要注意不能主观想象，而是要通过与儿童沟通和交流，来真正了解儿童的感受、愿望及需要。在沟通时，要尽量听儿童说，并注意不要随意打断儿童的讲话，待儿童讲完后，教师和父母再就其所讲的内容，与儿童进行交流。如果儿童的要求是合理的，就应该创造条件尽可能满足他们。对一些不合理的需要，也要心平气和地向其讲清道理。

2）为儿童树立榜样。为儿童提供学习的榜样，最好让他多与那些情商高、善于理智地处理问题的儿童接触，交朋友。心理学研究表明，若将有攻击性行为的儿童置身于无攻击性行为的楷模之中，可以减少其攻击性行为。教师和父母在遇到儿童之间发生矛盾、冲突的时候，也应该用理智的、非攻击性的方式帮助儿童解决矛盾与冲突，忌打骂儿童。要禁止儿童观看有暴力内容的影视节目，或者和儿童一起看，帮助儿童分析暴力行为的复杂动机与后果，讨论使用非暴力手段解决问题的方法。

3）正确应用奖励与惩罚。在矫正儿童攻击性行为的过程中，及时的奖励与惩罚也很重要。对儿童正确的行为，应马上给予奖励，如口头赞扬、允许他看电视或玩一会儿游戏、带他去一次公园，或者做他特别喜欢吃的东西等。对儿童的不良行为，则应及时给予制止和惩罚。当然，惩罚的手段必须与儿童的心理惧怕程度相一致。另外，采用代币制方法来矫正儿童的攻击性行为，实践中取得了较好的效果。

4）培养儿童的自控能力。矫正儿童攻击性行为最根本的一点在于培养儿童的自我控制能力，具体可从两方面着手。第一，教给儿童正确的社会道德规范，使儿童树立正确的认识、观念，从内心深处认识到攻击、伤害他人是错误的，逐步学会用规范约束自己，进而有效地控制攻击性行为。第二，培养儿童的同情心，即让有攻击性行为的儿童学会体会受害者的痛苦。心理学家称之为“同理心”，即从他人的角度感知某种现象和体验他人的情感、感受的能力。研究表明，一个人的同理心越强，对他人的攻击性就越小。也就是说，同理心能有效抑制攻击性行为。对儿童同理心的培养，关键在于使儿童知道其他人也会疼痛、痛苦、不快，帮助他们把自己对疼痛和不快的感觉与别人处在同样状态时的感受加以对比。

5）强身健体。对于患有疾病、身体虚弱的儿童，则应加紧医治，加强锻炼和营养，适当休息，改善他们的身体状况，使他们健康、快乐，从而减少攻击性行为。

（二）情绪问题行为

学前儿童的情绪问题较为常见，是心理行为问题中的一个大类。一般来说，学前儿童的情绪发展不稳定，情绪问题的症状不典型，而且多数情绪问题会随着年龄的增长而自然缓解。但我们也不能忽略儿童的情绪问题，一旦发现儿童有情绪问题，一定要及时给予疏导，在寻找到问题根源的基础上，有针对性地进行教育和矫正。

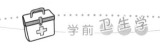

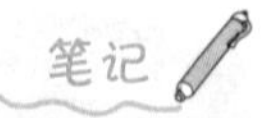

1. 羞怯、胆小

羞怯、胆小的儿童总是被周围其他儿童指挥、摆布，他们往往显得被动、无助；当一群人尤其是陌生人关注他的时候，羞怯、胆小的儿童总是表现出拒绝与逃避。

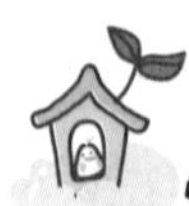

情境案例

娇娇，女，4岁，幼儿园小班。她平时动作特别慢，胆小、怕事。在班级的集体生活中，她常常处于游离状态。如果老师一天内不找她谈话，她可能一天也不说话，也从来不与同伴交流。有时，老师单独找她问一些简单的话，让她回答“是”或“不是”，她也只是慌乱地四处看看，却不回答问题，问急了才勉强回答。在她脸上，很少能看到笑容。她也不玩玩具，所以不存在与人争吵的问题。

有一次，幼儿园有集体活动，要到礼堂去，路上必须要跨六七个台阶。老师知道她胆子小，就牵着她的手。在跨台阶时，她的手明显在抖，每跨一步就停一下，慢慢地挪动脚步，小鼻子上也渗出了细细的汗珠。

由于家离幼儿园比较远，她上幼儿园经常迟到。有时她来的时候已经上课了，她总是小心、害怕地挪步，家长前脚刚走，她便旁若无人地哇哇大哭，以表示她心中的羞怯、委屈和害怕。

背景资料

娇娇和父母、祖父母住在一起，家住五层楼。其父性格比较内向，做事谨慎，多愁善感。其母性格比较温和，做事慢条斯理，但周到细致。娇娇从小就胆小，全家都想锻炼她、培养她，希望她大胆一些、勇敢一些，但每次看到她遇事紧张、焦虑的样子，又不忍心，便替她包揽了一切事情。娇娇到4岁时上下楼还是大人抱着。日常生活起居，如吃饭、穿衣等基本都由家长照顾。

案例分析

娇娇生性内向、胆小怕事，全家对她“无微不至”“全包全揽”的溺爱更养成了她事事处处都要依赖大人的性格，以至于完全没有自主性、独立性，活脱脱成了一个胆怯的“小玩偶”。进入集体生活后，娇娇胆小的天性暴露无遗，加之动手能力差，性格内向、羞怯，她经常处于紧张状态，无法与同伴交往。时间一长，娇娇渐渐产生了强烈的自卑心理。

对策与建议

1. 可以从走楼梯入手，开始由老师牵着她的手一起走楼梯，边走边给予鼓励和肯定；接着请一个自信、大胆的小朋友拉着她的手一起走楼梯，及时肯定她的积极行为；最后让她独自一人走楼梯，注意及时给予表扬和鼓励，帮助她建立自信心。

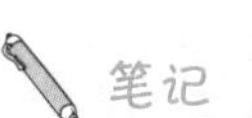

2. 带着她多玩一些大型体育器具，提高动作的协调性。

3. 从基本的生活自理能力入手，教给她穿衣、穿鞋、吃饭的技能和方法。这样不仅可以培养娇娇的独立能力和自理能力，而且可以通过“正强化”的方法帮助她建立自信，克服自卑心理。

4. 引导娇娇多与同伴交往，教给她与人交往的方法，逐渐打开她的心扉。

5. 密切与家长的沟通，家园共育，促进儿童健康发展。

（1）原因。当儿童处在新的、陌生的环境中或见到不熟悉的人时，常常会变得迟疑和顾虑重重，出现害羞感。这是儿童的一种自我保护反应，并无什么异常。

儿童羞怯、胆小常常有以下几个原因：一是儿童依赖心较重，无法独立地适应周围环境；二是儿童自卑感较强，缺乏自信，没有勇气去面对周围所发生的一切；三是儿童因身体原因对事物丧失信心；四是儿童不能正视、理解家庭在经济上、生活上或其他方面的与众不同，感到自卑，与他人有严重隔阂；五是过度保护也会使儿童无法承受和面对外在紧张的气氛和压力，从而变得胆小怯懦，不能独立行动，不开心，不合群。此外，也有可能是因为某种隐私生怕成人知道而不能大胆地行动。

（2）矫正。对于羞怯、胆小的儿童，老师和家长注意事件发生的整个情境，而不要专注于该儿童的个性或其行为；给儿童权利充分表达自己的情感和需求；鼓励儿童参与那些可以增进其自信心的活动；在可能的情况下，帮助儿童了解可能出现的问题；对儿童做出的任何独立而自信的事件表示赞赏；鼓励儿童多与同伴接触、交往。

2. 依恋、替代

很多儿童会强烈地依赖某些物品，以此获得安全感和满足感。他们所依赖的物品可能是一块已经磨得发白的毯子，是一个旧的玩具熊，或者是一个满身污垢的洋娃娃。轻度的恋物行为在一定程度上可以满足儿童的需要，帮助儿童稳定情绪、获得安全感和快乐。这种依恋的替代同样能使儿童产生自信、自控，从而拥有更好的情绪适应能力。但重度的恋物行为会使儿童根本无法离开所恋之物，儿童心理的正常发展将遭遇重大考验。更有甚者，到了青春期，其恋物行为会发展成为恋物癖。

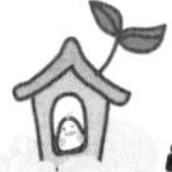

情境案例

晨晨，男，6岁。特别依恋婴儿期使用过的一只小动物枕头，似乎只要有这只枕头在身边，就比较安全。一次外出，他要带上这个枕头，父母想说服他不带枕头，可他无论如何也不肯，并哭闹不止。最终父母妥协了，因为他们担心如果不让晨晨带枕头，晚上睡觉时他会不停吵闹。平时无论在家还是在幼儿园，只要是和小伙伴一起玩，他就会暂时忘记枕头。但是一旦安静下来，他就会想到枕头。特别是睡觉时，他对枕头的依恋更甚，即便有父母陪伴左右也无济于事。

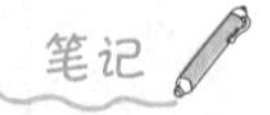

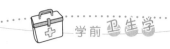

背景资料

晨晨在婴儿阶段，睡眠质量不高，家长常常要费很大力气才能把他哄睡着，但是只要有一点声响，他就会被惊醒。6 岁以前，父母分居两地，他一直由祖母照看。平时他都是一个人睡在小床上，较少被家人哄抱。家里没有人陪伴他，他总是一个人默默无声地玩玩具。父亲虽然在身边，但性格内向，很少和他交流，并且当他哭闹时还会吓唬他、呵斥他，所以晨晨一直害怕父亲发脾气。

案例分析

情绪特征是性格结构的重要组成部分。随着时间的推移，儿童在一定的、不断重复的情境中，经常体验同一情绪状态，这种情绪便逐渐稳定成为儿童的性格特征。晨晨恋物习惯的产生，一方面与其性格孤僻有关，另一方面与其对父母的依恋有关。他从小依恋母亲，然而母亲常常不在身边，父亲不但很少关心他而且还朝他发脾气，在孤独无助、情绪焦虑时，小枕头理所当然地变成了他的依靠，只有小枕头才能给他安全感，才能缓解他紧张、焦虑的情绪。

对策与建议

1. 多给晨晨关心与鼓励，让他感觉到周围很多人都喜欢他，和大家在一起很快乐、很安全。

2. 丰富其日常生活，使他觉得每天都有许多有趣的事情发生，把他的兴趣、注意力集中到符合其年龄特点的游戏、学习和劳动上去，逐渐淡化他对枕头的依恋。

3. 适当推迟就寝时间，待其有睡意时，再让他上床，并培养其良好的睡眠习惯。

4. 多与他谈心，了解他抱枕头睡觉的真实想法，帮助晨晨克服心理弱点，耐心说服，鼓励他改掉这一不良习惯。

（1）原因。儿童出现依恋、过度行为主要有两方面原因。

1）安全感的缺失。儿童产生过度依恋、替代行为，很大程度上是因为其内心需求得不到满足，从而缺乏安全感。我们都知道，儿童依恋一直照顾他的人，通常这个人会是母亲。这种依恋会让儿童产生安全感。因此，有专家认为，儿童需要母亲而得不到满足时，会把某些物品当作母亲的象征或替代品，从中获得安慰。

2）接触的需要。一般有依恋、替代行为的儿童，喜欢抱着、含着、抚摸着自己依恋的物品，在这种身体接触和摩擦中，他们的感知觉得到发展，心理得到放松。有学者认为，儿童会从对物体的抚摸、摩擦中接受肌体刺激，促进相应感知觉的发展，促进自我抚慰能力的发展，并因为这种行为获得快感并释放紧张感。从某种意义上讲，这也是儿童的生理需要和发展需要。

（2）矫正。对这一问题的矫正，可采取以下策略。

1）不要过分关注儿童的这一行为，也不要急于要求他们马上改掉这一习惯，要

笔记

给幼儿创设一个温暖和谐的家庭氛围。

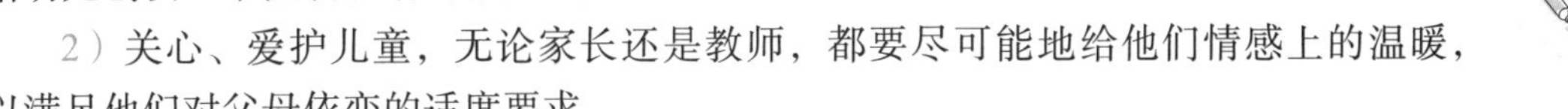

2）关心、爱护儿童，无论家长还是教师，都要尽可能地给他们情感上的温暖，以满足他们对父母依恋的适度要求。

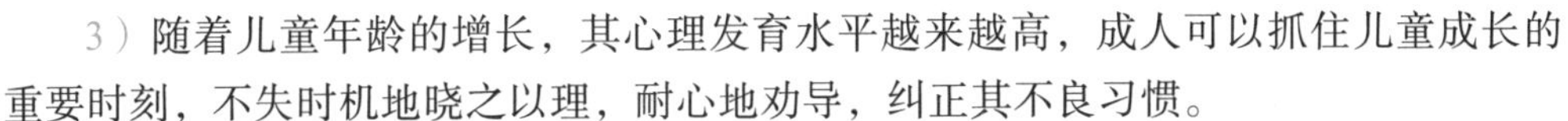

3）随着儿童年龄的增长，其心理发育水平越来越高，成人可以抓住儿童成长的重要时刻，不失时机地晓之以理，耐心地劝导，纠正其不良习惯。

（三）其他问题行为

1. 拒上幼儿园

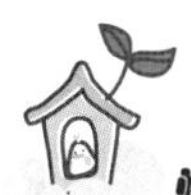

情境案例

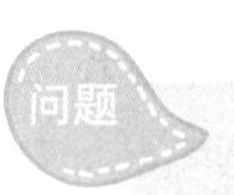

如何缓解童童的入园分离焦虑？

童童，男，3岁。进幼儿园已经2个星期了，童童还不愿意与妈妈分离，哭闹得很凶，每天早晨都紧紧拽着妈妈的衣袖不放。在幼儿园里不肯吃饭、午睡，甚至不喝牛奶和水，整天哭闹着要妈妈，再三哄劝都无效。童童经常站在教室门口等候妈妈，表情呆板，不与其他小朋友交往。回家后，由妈妈陪同在房间里玩，妈妈起身开门，他就马上扔掉手里的玩具，哭喊着跟上去，害怕与妈妈分离。入幼儿园引起的分离焦虑使童童的恋母情结更加强烈，入睡后还经常惊叫“妈妈不要走”。

案例分析

童童患有入园分离焦虑。这种焦虑并非不可避免，解决问题的方法是给幼儿一个适应期。在幼儿进入幼儿园的头几天，家长可陪同幼儿在幼儿园玩玩，随着幼儿与幼儿园老师的熟悉、亲近，家长逐渐减少陪伴时间，直至最后完全放手。另外，家长还要加强与幼儿园老师的沟通，使老师能够快速了解幼儿在家里的生活习惯、性格和爱好，以及家中的教养方式。幼儿园老师要以亲切、和蔼的态度把幼儿从家长的怀里抱过来，给幼儿以爱抚、关心和照顾，慢慢地，幼儿就会减少对家长的依恋。

（1）原因。儿童长大了，去幼儿园适应集体生活是一个重要的课题，然而，由于家庭生活与幼儿园生活有着极大的差异，儿童难免会遇到问题，需要一个适应过程。许多儿童渡过了开学初期的不适应后，就渐入佳境，越来越习惯幼儿园的生活。也有一些儿童因为自身及外部环境问题，无法快速适应幼儿园生活，这就使入园变成了他们最大的压力来源。可能会导致儿童不想上或拒上幼儿园原因：①不想与爸爸妈妈分开；②对陌生环境感到害怕；③无法适应集体生活；④跟不上集体生活的节奏；⑤人际交往受到挫折。

（2）预防和矫正。为了预防和避免发生类似的拒上幼儿园的行为，也为了避免日后儿童形成更为严重的学校恐惧症，应从日常生活入手，为其创设适宜的心理环境。

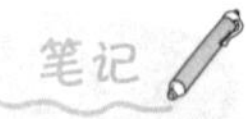

1）帮助儿童克服陌生人恐惧。儿童在6个月以后，已经能够区分出经常接触他的人和陌生人。大多数儿童不愿意接近陌生人，因为他们对不熟悉的人缺乏安全感。因此当有陌生人抱他或亲近他时，甚至只是靠近他时，有的儿童会表现得惊恐不安，这就是陌生人恐惧，也就是俗话所说的“认生”。对待害怕面对陌生人的儿童，父母可以让儿童与陌生人保持一定的空间距离，而父母与陌生人很轻松地谈话，显得很高兴的样子。儿童就会明白陌生人并不可怕。等儿童的情绪平静下来，他便有可能出于对陌生人的好感和好奇，主动与陌生人接近和交流，这会为发展良好的人际交往能力奠定基础。

2）帮助儿童克服分离焦虑。儿童在与父母长期密切的共同生活中，会对照顾他最多的人（通常是母亲）形成强烈的依恋。有母亲在身边，他会感到特别安全和幸福。而一旦母亲离开，他就会缺乏安全感。

以下几种方法可帮助儿童克服分离焦虑。

第一，如果幼儿园允许家长在入园适应期间适当陪伴和过渡（如一周），建议家长陪伴孩子一段时间，期间家长可与儿童约定离开一段时间，并按约定时间返回，这样会使儿童更加确信家长离开后还会回来。而后妈妈可逐步增加分离的时间，一个小时、两个小时、半天，直至一天。

第二，家长离开时要对孩子说“再见”后才离开，也鼓励儿童对家长说“再见”，这能增加儿童的掌控感，促进他为自己行为负责，更有勇气地去面对新环境。

第三，让儿童带上最喜欢抱着睡的玩偶或小毯子去幼儿园，在陌生的环境下有了熟悉的玩偶和毯子陪伴，儿童午间入睡会容易很多。玩偶或小毯子作为家长不在时的替代物，既是想象的玩伴，又凝聚着家长的爱，可以帮助儿童减轻与家长分离时的焦虑。

第四，如果条件允许，在入园前家长可以带孩子熟悉幼儿园的环境，试着使用幼儿园设施（桌椅、洗手台、卫生间等）。家长当着孩子的面和老师亲切交谈，儿童会凭借社会参照而对老师产生信任。拍张家长和儿童在幼儿园的照片，放在教室的相片墙上或小床上，也能增加儿童对陌生环境的信任。

第五，平时让儿童多表达自己感受和需求，多和小朋友接触，这样儿童也会更容易适应陌生的幼儿园环境。

3）“你不乖，送你上幼儿园”不能说。在儿童不听话时，往往会听见父母用这句话来威胁孩子。儿童听了也许会暂时地依顺父母，停止哭闹，却对幼儿园产生了厌恶、恐惧的心理，因此不愿上幼儿园。

4）入园前的准备。在日常生活中，鼓励儿童多与邻居家的小朋友玩，锻炼儿童的社会交往能力。外出散步时，可以让儿童带上一些玩具和儿童爱吃的食物，让儿童和大家一起玩玩具，分享美味。在平时的言语交谈中，要让儿童感觉到上幼儿园是一件非常美好的事情，产生对幼儿园生活的向往。也可以经常给儿童讲一些小动物离开妈妈独立生活的故事。

为了确保儿童上幼儿园不哭闹，可以事先询问好幼儿园的作息时间，调整家庭作息，与幼儿园保持一致。应培养儿童自己吃饭、大小便、穿脱衣裤等生活自理能力，使其能很快地适应幼儿园生活。

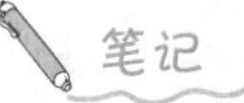

2. 吮吸手指

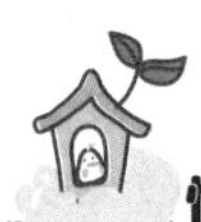

情境案例

毛毛，男，2005 年 4 月出生。幼时体弱，患有哮喘病，多次住院治疗，常年服药。家人见他身体不好，就比较娇惯他，奶奶对他更是百依百顺，有求必应。2006 年 7 月开始断奶，8 月就发现他吮吸手指，当时家人觉得很好玩，没有加以制止，有时奶奶还会逗他吮吸手指。2007 年 5 月妈妈发现他经常吮吸手指，每次约 5 分钟。妈妈想制止，但一把他的手拿开，他就大声啼哭。奶奶不忍心，就不让管。为了避免孩子哭闹，全家不再制止这一行为。2008 年 9 月入园时，幼儿园老师发现他有严重的吮吸手指的行为。2008 年 9 月 6 日的一日观察记录显示，毛毛在园 8 小时，吮吸手指 17 次，最后一次长达 9 分钟。

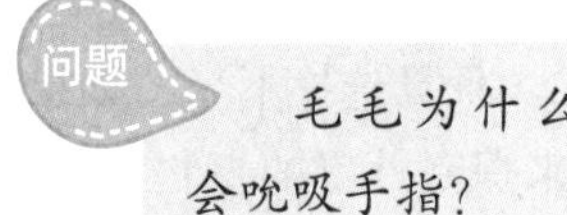

案例分析

毛毛吮吸手指的主要原因是环境和教育不当。毛毛体弱多病，全家人对他百依百顺，使他养成了任性、蛮横的个性。当发现毛毛第一次吮吸手指的时候，家人只是觉得好玩，这无疑是对他的一种鼓励；奶奶的“逗乐”则强化了他的这一行为；妈妈想制止时，又受到了来自奶奶的阻力，所以只得听之任之，以致发展成严重的吮吸行为。可见不适当的教育和环境因素导致并强化了毛毛不良行为习惯的形成。

从心理发展的角度来看，婴儿吮吸手指是一种正常现象，而不是一个坏习惯。这种行为标志着他的身心发育进入一个重要阶段，即手眼协调逐渐形成，手功能的分化已经开始；吮吸手指还起到了满足心理需求、稳定自身情绪的效果。但 1 岁之后仍有吮吸手指现象，并且形成习惯，则属于一种不良行为，应该及时纠正。

儿童吮吸手指的危害极大。首先，儿童如果经常吮吸手指来满足其婴儿时期得不到满足的欲望，会受到父母及周围人的责备，使儿童处于一种想做又不敢做的紧张、不安的状态中，这对儿童心理的发展不利。其次，儿童经常吮吸手指还容易使细菌进入肠道而引起肠道寄生虫疾病。最后，这种行为如果持续到换牙阶段，还会导致下颌骨发育不良，突唇露齿，影响面容。所以，对儿童吮吸手指的问题必须及时干预。

（1）原因。吮吸手指的原因可归纳以下几个方面。

1）自我分化不良。婴儿刚开始不知道身体的哪一部分属于自己，而将自己的手指、脚趾当作母亲的乳头一样吸吮，当咬到手指、脚趾痛的时候，这些婴儿就会自动停止吮吸行为，只有少部分儿童将吮吸行为保留下来。

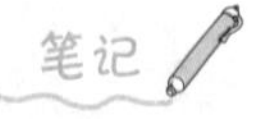

2）心理忽视。婴儿因为未得到及时喂哺，就会自然地将自己的手指放到嘴里吮吸。此外，婴儿生活环境单调，缺乏爱抚，或者受到惊吓而恐惧、受到惩罚而内心不安时，便以吮吸手指聊以自慰，缓解焦虑，时间久了，就会养成习惯。

3）喂养方式不当。喂养方式不当，不能满足婴儿吮吸的欲望也会造成这一现象。例如，有的父母对婴儿采取人工喂养的方式，但奶瓶嘴洞过大，只喂几口婴儿便饱了，虽然他的肚子已经饱了，但心理上仍没有满足，就会通过吮吸手指来满足；或者突然断奶，使婴儿吮吸的欲望未得到充分满足，婴儿也会通过吮吸手指来满足。

4）玩具选择不当。如果给婴幼儿选择棒状、条状的玩具，而此时的婴幼儿又喜欢用嘴来探究外界的事物，当体验到手指与玩具有类似的作用时，他就喜欢吮吸自己的手指。

（2）治疗和矫正。可采取以下方法治疗和矫正幼儿吮吸手指的行为。

1）避免无聊，转移注意力。要提供条件，让儿童多与小朋友一起玩耍；多带儿童参观、游览，观察各种事物；多陪他玩积木、看图书，以及进行画画、折纸等学习活动和游戏活动。当儿童有吮吸手指的倾向时，要尽可能地把他的手指拿开，引导其玩各种玩具、做游戏或看图书等，以转移其注意力。不要让学前儿童单独待在某个地方（如在床上）太久，以免他感到无聊而将手放在嘴里吮吸。

2）消除引起心理紧张的因素。首先，不要给儿童过多的压力，压力过大容易使儿童心理紧张，导致各种不良行为的产生，吮吸手指只是其中之一。其次，要及时找到并消除使儿童心理紧张的环境因素，和儿童建立融洽的关系，创设气氛温馨的家园环境，让儿童保持平和稳定的情绪，这是帮助其克服吮吸手指习惯的关键。最后，要以正确的方法对待有该习惯的儿童，切忌责怪或打骂，以免让他们产生自卑感和恐惧心理，或者让他们产生对立情绪，拒绝成人的帮助。

3）提高儿童的认识。用亲切、简单易懂的语言向儿童反复说明吮吸手指的害处，如会影响口腔发育、牙齿会长不好、讲话会不清楚等。也可以带儿童到自然博物馆去看一些寄生虫的实物，让儿童知道把手放在嘴巴里很不卫生。另外，还可以告诉儿童吮吸手指的样子很不美观。

4）行为疗法。首先，可以采取儿童不易觉察到的强制性措施，如某些儿童时常在入睡之前吮吸手指，家长或教师可轻轻拉住儿童的手，给他讲一个轻松的故事或哼个甜美的歌曲等，使其在不吮吸手指的情况下安然入睡。其次，不予理会。成人首先要调整心态，明白儿童吮吸手指并不是什么大不了的问题。当儿童吮吸手指时，不要关注他。如果成人过于忧虑，并采取不恰当的纠正方法，如指责、打骂等，反而会增加儿童的心理负担，强化儿童对自己行为的意识，造成恶性循环。最后，奖惩分明。给儿童规定一个时间段，告诉他这一段时间不吮吸手指，会给予表扬或物质奖励，如奖励小红花等。如果吮吸了手指，则给予惩罚，如不能玩喜欢的玩具等。

3. 咬指甲

咬指甲是儿童期常见的不良习惯，多见于3~6岁儿童，男女均可发病，随着年龄增长多数儿童咬指甲行为可自行消失，少数顽固者可持续到成人。学前儿童咬指甲行

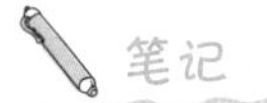

为表现为反复咬指甲，甚至咬坏指甲周围的皮肤，少数学前儿童还咬趾甲。部分学前儿童常伴有其他行为问题，如睡眠障碍、多动、焦虑、紧张不安、抽动障碍、吮吸手指、挖鼻孔等。

经常咬指甲会对儿童的牙齿造成损害，造成牙齿排列不整齐，如牙齿外暴、门牙缺角，影响儿童的容貌。咬指甲还可能造成指甲畸形，破坏甲床，引发出血或感染，损伤甲板，使甲板缩短，周边不整齐，甲板板面粗糙，失去原来的光泽，如侵及甲沟还会造成甲沟炎。

（1）原因。儿童咬指甲的原因可归纳为以下几个方面。

1）需求得不到满足。自小缺乏爱抚和关心，尤其是缺少母爱，以及家长要求过高、情绪变化莫测，会让儿童焦虑不安，他们便通过咬指甲来缓解焦虑的情绪。

2）缺少同龄伙伴。如果学前儿童大多数时间是独自一个人玩耍，他会感到孤独、寂寞、乏味，会不自觉地咬指甲，以此得到些许慰藉，时间一长便养成了咬指甲的不良习惯。

3）生活节奏改变，适应困难。例如，儿童刚进入幼儿园时，会感到紧张、焦虑，会通过咬指甲来缓解。

（2）治疗和矫正。可采取以下方法治疗和矫正咬指甲行为。

1）关心爱护儿童，满足其被爱、被关注的需要。多与儿童交流情感，进行肌肤接触，如陪他游戏、交友等，消除其焦虑、紧张情绪，使儿童获得安全感、满足感和幸福感。

2）切勿随意批评和斥责儿童，也不要过于关注儿童的咬指甲行为。要了解并理解儿童的心理状态，利用周边环境引导他把注意力转向游戏和学习活动，鼓励儿童多参加各种有趣的活动。

3）耐心说服教育。以谈话方式进一步了解他咬指甲的原因，对症下药。告诉他这样做既不美观也不卫生，脏东西吃到肚子里会生病，以后指甲长了要请老师和家长用剪刀修剪。

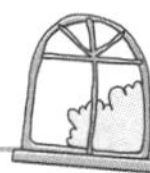

知识窗

咬指甲与吮吸手指行为的不同

咬指甲一般与吮吸手指并存，但二者是有区别的。吮吸手指显得比较从容，不慌不忙；咬指甲动作比较快，似乎有些神经质和具有攻击性。吮吸手指一般在睡觉前寂寞无聊时出现，咬指甲一般是在十分紧张，如遭到严厉谴责时出现。儿童咬指甲是较常见的行为问题，一般发生在情绪紧张或压抑、抑郁的情况下。当儿童情感不能充分表达出来时，或者精神焦虑、过度紧张、家庭不和睦、心情矛盾冲突、适应困难时，就会产生咬指甲的行为。也有的咬指甲行为是通过模仿习得的。①

① 傅宏，倪敏，徐群．学前儿童心理健康 [M]. 南京：南京师范大学出版社，2002：127.

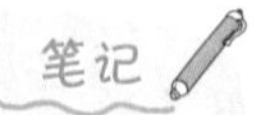

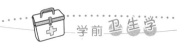

4. 习惯性阴部摩擦

儿童将两腿交叉上下移擦，或者骑坐在某些物体上来回活动身体，摩擦阴部，引起脸红、眼神凝视、表情不自然，甚至大汗淋漓等生理性反应，但意识清楚，没有其他异常表现，称为“习惯性阴部摩擦”，又称为“夹腿综合征”。该行为多见于1~3岁的婴幼儿，多数时发生在入睡之前或刚醒来时。一般表现为两腿内收，摩擦自己的外生殖器。年龄稍大的儿童可表现为在突出的家具角上或骑在某种物体上活动身体。有时甚至为避免大人的干涉而暗自进行，每次持续几分钟。

（1）原因。造成习惯性阴部摩擦的原因可归纳为以下两个方面。

1）会阴部瘙痒不适。学前儿童常因外阴瘙痒，躺卧成某种姿势摩擦外阴止痒，逐渐成为习惯。女孩外阴部的皮肤十分娇嫩，清洗的水稍烫即可造成皮肤轻微的损伤，引起瘙痒。有过敏性体质的学前儿童，可因外阴湿疹引起皮肤瘙痒。患蛲虫病的学前儿童，因蛲虫夜间行至肛门外产卵，使肛门周围奇痒，也会诱使其摩擦外阴止痒。男孩包皮口狭小，或者包皮与阴茎头粘连，引起包皮炎，使阴茎头瘙痒不适。衣服过紧或穿得太多，也会引起学前儿童阴部不适。

2）心理因素。有的儿童因家庭气氛紧张、缺乏母爱、遭受歧视，感情上得不到满足，又无玩具可玩，就寻求刺激和宣泄，从而产生夹腿动作。紧张、焦虑、担心或恐惧等这些负面的情绪都可导致儿童去寻求一种自我安慰和自我发泄的方法。

3）体内缺铁。大约有70%具有该行为的儿童血液中铁蛋白含量较低，故认为习惯性阴部摩擦是体内存储铁不足，引起儿茶酚胺代谢紊乱的结果。

（2）预防与矫正。可采取以下措施预防和矫正习惯性阴部摩擦行为。

1）提高认识。一旦发现儿童有习惯性阴部摩擦的迹象，应及早向儿童心理专家咨询。

2）及时转移。当儿童将要发作或正在发作时，应装作若无其事的样子将患儿抱起来走走，或者给儿童玩具玩，或者领儿童出去玩耍，以转移儿童的注意力。如能持之以恒，一般均能奏效。

3）按时作息。要养成其按时睡眠的好习惯，晚上不要过早上床，早晨不要晚起赖床，以减少发作的机会。

4）去除病因。不要穿太紧的衣服，尤其注意内裤不要太紧；要注意儿童会阴部卫生，如果有蛲虫、湿疹等，要及时就医；要给儿童营造一个良好的家庭环境，给儿童充分的温暖和爱抚。

5）避免刺激。不要对儿童施以任何强化行为，如嘲笑、吓唬、责罚、打骂等，或者强行制止，这些行为有强化作用，可能会适得其反。

笔记

第三节 学前儿童常见心理障碍及干预

问题导入

明明，男，4岁半，上幼儿园小班。刚进班时，他一句话也不说，也不合群。刚开始带班教师也没注意，过了两三周，他还是老样子，没什么改变，但开始接近小朋友，还是不说话，爱打架。如果他想要什么东西或吃什么东西，他就拉着别人的手要。教师向他的父母询问，他的父母说："他一直都是这样，不管你怎么教他发音，他都不说话，甚至连'爸爸''妈妈'都不会叫。"教师了解到这些情况，就想了些方法来引导他发音，但效果都不明显，只会说"一，二"。

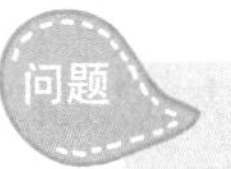

明明出现了什么问题？

问题分析

明明患有发育性语言障碍。发育性语言障碍是指由发育延迟引起的语言障碍，并不是听力障碍、中枢神经系统的器质性损害及严重的精神发育迟缓引起的。

学前儿童常见心理障碍有哪些？有什么症状表现？产生原因是什么？该如何进行积极干预？带着这些问题，我们一起进入这一节的学习。

一、情绪障碍

儿童期情绪障碍特指发生于儿童少年时期，以焦虑、恐惧、强迫、抑郁及转换症状为主要临床表现的一组疾病，是十分常见的儿童心理卫生问题。

日常生活中儿童的某些情绪反应，如痛苦、悲伤、愤怒等都是正常的。有很多的儿童情绪问题是情绪发育阶段的突出化，不构成十分肯定的质的变化。儿童的情绪障碍却不同，可能持续时间长达数周甚至数月以上，环境改善后仍不好转，并可能影响日常生活、学习和交往。临床上常见的儿童情绪问题表现有焦虑、抑郁、恐惧、适应障碍、强迫症、癔症等，如果这些情绪问题的严重程度和持续时间达到相应的诊断标准，则成为情绪障碍。

（一）儿童恐惧症

儿童恐惧症是儿童对某些事物、情境或观念表现出不适当的、异常强烈的恐惧情绪。

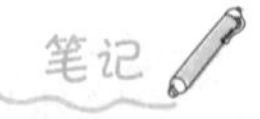

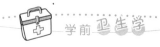

1. 表现

（1）患儿对某些物体或特殊环境产生异常强烈、持久的恐惧，明知恐惧对象对自身无危险，却无法自制恐惧与焦虑情绪，内心极其痛苦。根据恐惧对象，临床上分为动物恐惧、疾病恐惧、社交恐惧、特殊环境恐惧（如高处、学校、黑暗、广场等）。

（2）患儿有回避行为，往往有逃离恐惧现场的行为。

（3）自主神经系统功能失常表现，如心慌、呼吸急促、出汗、血压升高等。

2. 病因

（1）对特定对象缺乏了解。由于知识和经验有限，许多事物对儿童来说都是陌生的，所以他们比成人更多地表现出自本能的害怕，如恐惧黑暗、巨大的声响等。

（2）不适当的联系和想象。儿童的想象力十分丰富，而且他们的想象又常与现实混淆。例如，有的儿童看了一些动画片或图画书，常常会将其中的人物及事件与自己联系在一起，认为事实上不存在的妖魔鬼怪会来到家里，因此不敢独自待在家中。

（3）成人恐惧对儿童潜移默化的影响。儿童可以通过直接或间接的学习方式，建立起对某些事物的恐惧。如果母亲怕狗、怕老鼠等，儿童也可能怕狗、怕老鼠。

（4）成人的错误言行。许多家长为了制止儿童的某些不当行为，常使用恐吓的手段，对儿童喊叫："再不听话，就把你一个人关在家里。"有时甚至将恐吓付诸行动，如把儿童关在黑屋里，这就使儿童的恐惧感更加强烈。

（5）儿童自身气质性因素。具有敏感、胆小、容易受暗示等性格特征的儿童经常表现出恐惧的情绪。

（6）生物学因素。有人推论恐惧症患者可能是突触后5-羟色胺受体超敏感。

3. 预防和矫正

（1）提高儿童的认知水平。儿童恐惧有的是源于错误的认知，因而提高其认知水平是降低恐惧的有效途径。教师和家长应在日常生活中教给学前儿童科学的知识，帮助他们正确认识自然界的动植物及各种现象，不断积累生活经验，学会与人交往，正确对待批评和挫折等。对于有恐惧症的儿童，成人要给予充分的同情理解，设身处地去倾听，感受当事人的恐惧，逐步帮助其提高认知水平。

（2）培养积极、健康的情绪。患有恐惧症的儿童的情绪大多是消极、退缩的，而积极、健康的情绪体验对他们的发展十分重要。教师和家长要有意识地为他们创设机会，发展才能和兴趣，让他们享受成功的喜悦；还可设计新颖有趣的游戏，让恐惧情绪得以宣泄，愉快情绪得以建立和巩固。

（3）用事实消除恐惧。家长和儿童共同操作完成儿童认为恐惧的事情，用事实来证明恐惧实际上是不必要的，而且很多事情并非他们原来想象的那样。

（4）改变错误的教育方式。教师和家长要在日常生活中注意培养儿童良好的性格品质，如乐观、坚强、开朗。不用恐吓的方法教育儿童，而且自己也要给儿童做出良好的榜样，对患儿要有较大的耐心，积极配合医师对患儿的治疗。

（5）就医。应带症状严重的患儿及时就医，寻求专业的心理治疗与药物治疗。

笔记

（二）儿童抑郁症

学前儿童会患抑郁症吗？他们的抑郁症状表现和成人又有什么相同和不同呢？对于这些问题，精神医学领域众说纷纭，有部分学者认为儿童不会表现出明显的抑郁症状，直到 20 世纪 80 年代学者们才对儿童抑郁症有了一致的看法。儿童抑郁症是以情绪低落为主的一组心理障碍，约 20% 的儿童会出现抑郁症状，约 4% 的儿童符合抑郁症临床诊断。儿童抑郁症往往是通过与其年龄水平相当的行为问题表现出来。

1. 表现

儿童抑郁与成人抑郁有较大不同。由于学前儿童的情绪发展、语言和认知发育尚不成熟，较少能讲清楚自己的内心体验，往往表现为哭泣、退缩、活动减少、缺乏游戏兴趣、食欲下降、睡眠障碍等。部分也会出现头痛、腹痛、胸闷、疲劳、食欲下降等躯体不适症状。另一类较明显的症状是行为异常，如攻击行为、破坏行为、多动、逃学、说谎、自伤等。需要注意的是儿童抑郁表现不典型，并且难自述、少求助，父母难以觉察，如果病史仅依靠对儿童的询问，约 1/4 的患儿会被漏诊，如果仅靠询问父母，约 1/2 会被漏诊。

2. 病因

儿童抑郁与遗传、环境、个体特征、不良事件等多种因素有关。

（1）生物学因素。如慢性病、性别（女性）、父母抑郁家族史、使用某种药物。

（2）社会心理因素。如儿童期受到虐待、失去亲人。

（3）其他。如焦虑障碍、学习困难等。

3. 治疗和矫正

部分学前儿童的抑郁情绪可在数周内自然好转。若儿童抑郁症状明显且持续数月，则需要医学干预。常见的治疗方式有抗抑郁药物治疗和心理行为治疗。

在幼儿园教育中，教师应积极回应儿童的情绪反应，适时规范其不适当的行为，并教导其如何调整情绪、表达情绪、寻求帮助和解决问题。在平时的教学中应细致观察儿童的情绪变化，了解其不良情绪产生的原因，给予理解的同时还要帮助他用语言来表达情绪、解决问题，这对其健康人格的塑造有着潜移默化的作用。

（三）儿童强迫症

强迫症是一种明知不必要，但又无法摆脱，反复呈现的观念、情绪和行为。

1. 表现

（1）强迫思维。强迫思维是指一种思想反反复复、持续地出现，这种思想可包括一句话、一个数字、一个想法、一件想象的事、一件回忆的往事、一个冲动的意念、一种情感体验等。有的儿童会反复怀疑自己事情没有做好，有的则反复回忆某件事、某句话，如被打断就必须从头开始，因怕被打扰而情绪烦躁。

笔记

（2）强迫行为。强迫行为或强迫动作是指反反复复的动作或必须按照某种规则或程序而做出的动作，如强迫数数、反复洗手、反复计数（数道路的地砖、路上的车和人）、反复检查（物品是否还在、门窗是否关好）等，以及反复做一套有先后次序的动作，这些动作往往与“好”“坏”或“某些特殊意义的事物”联系在一起，在动作做完之前被打断则重新来过，直到满意为止。强迫症状的出现往往伴有焦虑、烦躁等情绪反应，儿童明知没有什么意义，想摆脱却摆脱不掉，浪费了时间，影响了生活和学习，感到痛苦、情绪低落。在儿童期，强迫行为多于强迫观念，年龄越小这种倾向越明显。

2. 病因

儿童的先天素质、性格基础、父母不良性格的影响、教育方法不当等，均与强迫症的发生有关。儿童患病前常有过于严肃、拘谨、胆小、呆板、好思考、不活泼的表现。儿童的父母也常有胆小怕事、过分谨慎和拘谨、循规蹈矩、按部就班、追求完美、缺乏自信心、遇事迟疑不决、不善改变、过于克制呆板等不良性格特征。父母对儿童过于苛求，如对清洁卫生过分要求、对生活刻板规矩等，可能是诱发强迫症的原因。儿童严重的疾病、外伤、突然的严重精神创伤，或者长期处于过度的精神紧张状态，精神负担过重等，均可成为诱发因素。

3. 治疗和矫正

有强迫思维或行为的表现不等于强迫症，在儿童正常发育过程中也可能出现类似强迫症的现象，如走路数格子、反复折手帕等，做一种特殊含义的动作，做好了就很舒服，否则就情绪不好。与病态的强迫症不同的是，他们对此并不感到苦恼，反而会感到很有意思，愿意去做，这种情况持续一段时间后自然就消失了，并不会对生活和学习造成影响。如果儿童的强迫思维或行为表现影响到儿童正常的睡眠、交往、学习等则需考虑就医。药物治疗是治疗强迫症的主要方法之一。行为治疗与认知行为治疗是治疗儿童强迫症最常用的心理治疗方法。家庭治疗也是治疗强迫症的重要方法，主要是对父母进行咨询指导，纠正其不当的教育方法，鼓励父母建立典范行为来影响儿童。

二、语言障碍

（一）发育性语言障碍

发育性语言障碍是指儿童在理解或使用语言符号及规则方面发生问题，或者儿童语言能力的发展明显落后于同龄伙伴的水平。本书中强调的语言障碍是指学前儿童在日常语言交谈中，表现出吐字不清楚，主要是对韵母发音不清，或者发声有变调、错误、遗漏、替换等现象，以及讲话不能成句的问题。

笔记

1. 表现

以语言发育迟缓为主要表现，如一岁多还不会叫“爸爸”“妈妈”，为了表达自己的愿望、感情和需要，常借助手势、眼神及其他动作。儿童开始学语时，语言缺陷即显现出来。此类患儿可以发出一些音节，但不能组成词，记不住普通的名字，词汇十分贫乏，不能用完整的句子去描述需要的东西，因此说出的语句十分生涩难懂。有发育性语言障碍的儿童学习语言的速度很慢。

发育性语言障碍又可分为表达性语言障碍和感受性语言障碍。患有表达性语言障碍者，语言理解能力尚好，但表达能力差。患有感受性语言障碍者，不能理解简单的命令，不能根据语言要求指出或拿到某种物体。语言发展迟缓的儿童往往还会有行为上的问题，如不依赖母亲、对人不关心、不能和小朋友一起玩、很难管教、心神不定等。

2. 原因

（1）生理因素。某些器官的发育不良会影响语言发展，如脑性瘫痪、兔唇、齿列不整、舌头发育异常等。

（2）环境因素。儿童不幸处在不良的生活环境中，会影响语音发育。儿童想与父母沟通时，父母并不理会，会让他缺少语言刺激，没有语言的记忆。

（3）智力因素。智力发育出现迟缓，必然导致与其程度相对应的语言发育的迟缓。无论是开始讲话的时间，还是对字词的使用，患儿语言发育的各个方面都要比正常儿童慢。

3. 治疗和矫正

（1）给儿童专一的语言环境。儿童在最初接触语言学习时，需要一个相对专一的语言环境，多听多说，集中学习一种语言，最好是普通话。随着年龄的增长，可逐步将儿童对字、词、句的听、说、认、读结合起来。

（2）激发儿童说话的欲望。利用机会多和儿童说话，用他能听懂的语言讲故事，创造融洽的交流氛围，逐渐培养儿童说话的欲望。

（3）个性化训练。针对儿童的口头表达和语言理解能力进行一对一训练，注意要增强儿童学习的信心。

（4）学会倾听。仔细倾听儿童说话，即使他说不清楚或难以理解，教师和家长也应表现出极大的兴趣。

（5）医学治疗。及时让儿童接受科学治疗，及早恢复正常语言发育，以免错过语言能力发育的黄金期。

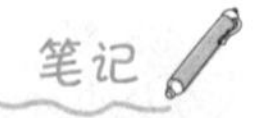

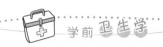

（二）语言节律障碍——口吃

情境案例

佳佳，男，5岁。说话时情绪紧张、激动，脸部充血，心跳加快，呼吸急促，字、词、句表述极不连贯，有时不该停顿的地方能停顿几秒钟、重复好几遍，一个字能拖很长的音，才过渡到下一个字或词，并常不由自主地伴有手势（如做模拟动作）、体态（如摇晃身体）和表情（如伸舌头、眨眼）等多余动作，似乎想借此来解释他所要表达的内容的意思，缓解、掩饰自己的紧张情绪。

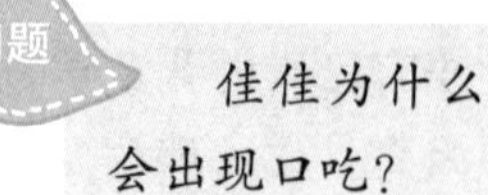

佳佳为什么会出现口吃？

背景资料

佳佳入园前大部分时间是在外地祖父母家住。上幼儿园后和父母居住在一起，有时因父母工作忙，祖父母就来照看他。刚入园时，他胆子比较小，说话声音低，加上又是外地口音，老师经常搞不清楚他说些什么。进入中班后，他能和老师说上几句话了，老师发现他接受能力比较强，什么东西都一学就会，就是话说不好，一说话脸就红，口齿也不清楚。据他母亲讲，他家周围的邻居常逗弄他，故意让他说他平时说不清楚的话（如“西瓜”说成“西吧”），然后哄堂大笑。后来，他似乎知道自己上当了，便不爱说话了，而且一说话就结巴。

案例分析

佳佳在和祖父母生活期间，祖父母没有发现他有口吃现象，这说明他没有生理上的缺陷或疾病。后来为什么会出现口吃？一是环境变化。祖父母家与自己家所在地的方言不一样，语言不通使初来乍到的他无所适从，不知如何发音，于是不敢大声说话。二是邻居的逗弄和嘲笑对他来讲是一种负强化。起初，他以为被人哄笑是为他喝彩，赞许他。后来，他逐渐发现别人是在笑话他，自尊心受到了伤害，产生了自卑心理，不敢说话，还没开口，就已经感到紧张、害怕。他越紧张，口吃越厉害。

1. 表现

口吃属于语言节律障碍，突出表现为说话中不正确的停顿和重复。口吃为一种常见的语言障碍，男孩较女孩多，常见于2~4岁儿童。

口吃患儿最突出的表现是说话时面部、躯体和四肢十分紧张，有时呈僵硬的姿态，讲话时面红耳赤、张口结舌、伸颈昂头、双手握拳。但是，患儿在智力、身体活动等方面均表现正常。

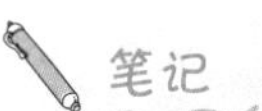

2. 原因

（1）遗传因素。一般认为，口吃与遗传有关，与大脑两半球优势或某种脑功能、语言器官功能障碍有关。

（2）情绪紧张。有关专家用心理状态解释口吃的形成，认为紧张是造成口吃的原因。有研究发现，口吃患者并非在任何场合都口吃，他们在轻松的状态下，能够正常地与人交谈；而在公共场合或紧张情况下，或者与他们惧怕的人交谈时，常常出现口吃或口吃加重。观察发现，父母对儿童态度粗暴、打骂儿童，儿童受到惊吓、父母死亡等强烈刺激，会引起或加重儿童的口吃。

（3）心理因素。由于儿童语言机制还不完善，思维与口语表达不同步，想得很快，却不能很快找到恰当的语言来表达，造成说出一个字后停顿一下；发音器官紧张抽搐，出现反复说一个字的现象。而当这些现象发生后，儿童的自我意识会使他更在意这一障碍，造成心理压力过大，形成不良的条件反射。有些成人不了解儿童生理和心理发展状况，不能正确处理儿童偶尔出现的口吃现象或由于发育不同步造成的暂时性口吃，过分强化口吃行为，严厉要求儿童不许有口吃行为。这样，反而加重了儿童的心理负担，一开口就紧张，形成习惯性口吃。

（4）个性因素。有些专家认为，性格内向的儿童易口吃。性格内向的儿童往往过分注重自己的言行，言谈举止过分拘谨，唯恐自己的言谈引起不良反应，因此形成紧张心理，导致口吃。性情急躁的儿童，办事急于求成，说话不加考虑，也容易出现口吃。

（5）模仿。有些学前儿童口吃是模仿别人所致。调查发现，许多儿童口吃是因为模仿其他口吃患者说话。他们经常与口吃者接触，觉得他们说话好笑而模仿，渐渐地形成口吃习惯。

3. 治疗和矫正

（1）消除病理因素。检查儿童是否有言语器官闭塞、声带不正常或癫痫等疾病，根据病情做出处理。

（2）正确对待儿童语言表达不流畅现象。学前儿童表达不流畅属于正常现象。随着年龄的增长，绝大多数儿童的语言表达会流畅起来，因此不必过分担忧。当发现儿童口吃时，不要表现出特别关注的神态，也不要训斥、嘲笑他或让他重复他说得不流利的话。这时成人可以用一个适当的词提醒儿童，让儿童接着说下去。

（3）消除引起儿童紧张的不良因素。平时不要动辄训斥打骂儿童，更不要因为口吃而训斥儿童。建立和睦的家庭气氛，使儿童在轻松愉快的环境中生活。

（4）给儿童创设良好的语言环境。儿童学习语言的重要手段是模仿，而儿童模仿的对象多是父母。因此，儿童语言表达能力的发展取决于后天的语言环境。这就要求与儿童经常接触的人一定要吐字清楚，发音准确。只有这样，才能对儿童的语言表达产生潜移默化的良好影响。成人在与口吃儿童说话时，注意语言要轻、柔、慢，连贯地同其交谈，以此来影响儿童。

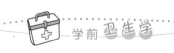

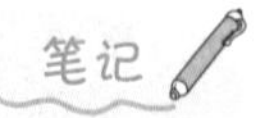
笔记

（5）要注意陶冶儿童的性情，改善个性中的不良因素。让性情急躁的儿童学会心平气和地表述自己的要求和思想。对于性格内向的儿童，则要注意培养其自信心和胆量。创造条件，让儿童多与其他人接触交谈，使其逐渐习惯与人自如交谈。

（6）设计特种训练。有的患儿在说话时还伴有歪脖子、低头等动作，可以要求他站在镜子前看着自己端正姿势说话。

三、睡眠障碍

情境案例

冬冬，男，5岁。一天凌晨3点钟突然坐起，又哭又喊，眼睛紧闭，浑身冒汗，父母喊他也没有反应，持续了大约3分钟又躺下入睡了。父母吓坏了，不知是怎么回事。

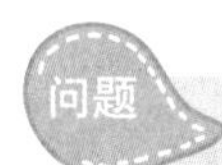

冬冬怎么了？

案例分析

冬冬的表现就是通常所说的梦游症或睡行症，是睡眠障碍之一，大多发生在儿童期，发生率较高，为1%~6%。

睡眠是大脑皮质的抑制过程，对神经系统起保护作用。但有的学前儿童晚上迟迟不能入睡，或者只睡一会儿便醒来不再入睡，甚至哭吵、夜惊、睡行等。儿童睡眠障碍是由睡眠时间不足及一系列相关症状构成的。相关症状包括打呼噜、喉头哽咽、呼吸暂停、睡眠不安、张口呼吸、多汗、肢体抽动、磨牙、说梦话、睡行等。

1. 类型

（1）失眠。各个年龄阶段的儿童都有可能出现失眠，在低龄儿童中发生的概率较低。失眠常表现为入睡困难、半夜醒后难以继续入睡及早醒。

（2）夜醒。夜醒是指夜间不能连续睡眠，常见于婴幼儿。1岁半以内的婴儿有时会出现睡眠时摇头的现象，表现为睡眠中有规律地点头、左右摇头、上下弹动等，动作迅速，有的儿童较为剧烈，甚至以头撞床板或墙。此现象多数属于儿童正常的发育现象，少数可能与不良环境刺激和精神疾病有关，如与父母分离、丧失父母、精神发育迟滞、自闭症。该现象一般不需要治疗，随年龄的增长会自行消失。症状较严重者可在医师指导下短期使用镇静药治疗。

（3）夜惊。夜惊是指儿童在入睡后突然坐起、尖叫、哭喊、双眼圆睁直视，有的还自言自语却听不懂在说什么，甚至下床行走，神情十分紧张、恐惧，而且呼吸急促、心跳加快、面色苍白、出汗，但对周围的事情则毫无反应，数分钟后缓解，继续入睡。夜惊常见于4~12岁儿童，多发生在深睡眠期，入睡后0.5~2小时出现。儿童在夜惊发作时很难被叫醒，即使被叫醒也显得意识不清，说不出在什么地方、什么时间、发生

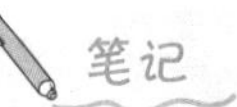

了什么事情，若第二天早晨问他晚上为什么惊起，则不能回忆，或者只是说好像感到很害怕。夜惊发作的程度和频率与儿童的年龄、性格有关，年幼、敏感、胆小的儿童容易发生而且会经常多次发生，即使心理因素解除，该现象也仍会发生，但会随时间缓解直至消失。

（4）梦魇。梦魇又称为梦境焦虑障碍，是指做一些内容恐惧的梦，并引起儿童梦中极度恐惧、焦虑，儿童常大声哭喊着醒来，醒后仍感到吃惊，并因此难以入睡。梦魇常发生在快速眼动睡眠期，容易被唤醒，儿童醒后意识清楚，能回忆并叙述梦中经历，表达恐惧和焦虑的体验。梦魇多见于学龄前期、学龄期儿童，25%~50% 的学前儿童有过梦魇或夜惊。

（5）睡行症。睡行症是指儿童在熟睡中突然起床，有的儿童只是坐起来，做一些刻板、无目的的动作，如捏弄被子、做手势、穿衣服；有的儿童则下床行走甚至开门走到室外，同时还可以做一些较复杂的活动，如开抽屉拿东西、倒水。儿童在睡行过程中意识不清楚，睁眼或闭眼，目光和表情呆板，对环境只有简单的反应，如在熟悉的环境中可以避免碰撞上墙或桌椅，有时也会被绊倒甚至从窗或楼梯摔下，对他人的干涉和招呼缺乏应有的反应。即使回答别人的提问也是答非所问。此过程一般持续数分钟，个别可长达半小时以上，然后自己上床继续正常的睡眠。约有 15% 的 5~12 岁儿童至少有过一次睡行的经历，男孩多见，可伴有夜惊和遗尿。随着年龄增长，多数儿童不再发生夜行。

（6）过度嗜睡。突出的表现是白天睡眠时间过多、睡眠次数过多，儿童经常是玩一会儿就打瞌睡。有的儿童是因为夜间未睡好，但有的儿童即使夜间睡眠充足白天也会表现出过度嗜睡。

2. 原因

（1）遗传因素。约 1/2 的夜惊症儿童有家族史。有睡行症家族史的儿童睡行症的发生率较无家族史的儿童高。

（2）生理因素。早产儿、脑损伤的儿童大脑发育不成熟，较难建立正常的睡眠节律，因此很容易出现睡眠障碍。有的儿童睡前过饱或过饥、剧烈运动、睡眠姿势不好、患有某些生理疾病，如上呼吸道感染引起的呼吸不通畅、发热等也容易引发睡眠障碍。

（3）心理因素。因学习、家庭、社会因素造成的心理紧张、焦虑、抑郁，如刚与父母分睡而感到害怕、父母关系不合而情绪忧郁、受到批评或恐吓、睡前担心早晨上学迟到、学习压力过重而夜间学习到很晚、不注意休息而用脑过度、考试前的紧张等都可以诱发睡眠障碍。

（4）气质性因素。有的儿童比较敏感，一有响动就醒；或者适应性较差，换个新环境，最初的一段时间就会睡眠不好。

3. 治疗和矫正

（1）首先要查明原因，设法消除不利于睡眠的因素。在儿童睡前避免诱发儿童恐惧和不安情绪的事情，让儿童在松弛、愉快的情况下入睡。

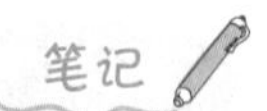

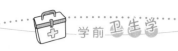

（2）采用一些有助于睡眠的方法。如给儿童讲轻松的故事或听轻松的音乐，以及在医师指导下采用暗示、松弛疗法，设法让儿童在睡前半小时内安静下来，放松心情。

（3）养成规律睡眠的习惯。晚上在有睡意的时候上床，早晨清醒后要很快起床，即使因晚上失眠而白天困倦，也不要在白天过度补睡。

一般来说，夜醒、夜惊、睡行症等睡眠障碍会随年龄增长自然好转，不需要治疗，但如果过于频繁且影响了他人的睡眠，则需要矫正，如改变不当的抚养方式，成人要避免在有睡眠障碍的儿童面前过于渲染病情的严重程度，在医师的指导下帮助患儿建立睡眠规律，严重者需进行短期药物治疗。

四、遗尿症

情境案例

小红，女，6 岁。她每隔一两个星期就会尿床一次，家人想了很多办法，也吃了不少西药、中药，试过其他一些偏方，却不见遗尿症状缓解。在幼儿园，每当老师将被她尿湿的床单晾出来，小红总是受到小朋友们的嘲笑，给小红带来了沉重的精神负担。

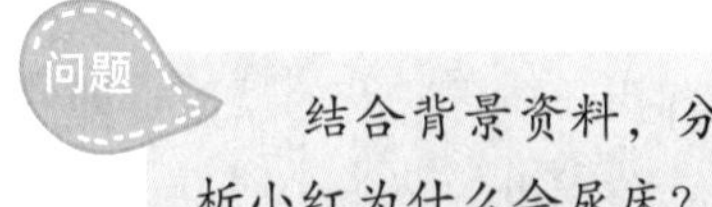

问题

结合背景资料，分析小红为什么会尿床？

背景资料

小红在幼儿园时极少主动排尿，因为老师“安排”小朋友如厕时间为课间和午睡以后，不可以在上课期间或午睡期间小便。然而，在老师规定的时间里小红偏偏没有尿，而且她也不习惯小朋友们排队如厕。一天午睡前小红没有小便，上床后才觉得想要上厕所。可是这时候老师正熟睡着，她不敢喊老师，只能用被子把两腿一裹，让尿憋着。到起床的时候，小红的床上已湿了一大片。据小红家长反映，小红从小就遗尿，每天晚上都要尿床。4 岁上幼儿园以后，尿床次数减少到每周 1~2 次，但倘若过度疲劳、紧张、兴奋，或者受了惊吓、天气寒冷时，更容易发生遗尿。每次尿完，常常继续熟睡。小红幼时生长发育正常，3 岁左右（白天）能自控排便。家族中也没有类似的情况，小红其他方面均正常。

案例分析

遗尿有原发性与继发性之分，小红属于继发性遗尿。一般来说，遗尿症是一种自愈性行为，随着年龄的增大，遗尿现象会逐渐消失，然而，进入幼儿园的小红一直生活在精神紧张的状态中，幼儿园“集体化”定时排尿的规定，极大地损害了其心理健康，给她带来了巨大的精神压力。儿童的尿是不能“憋”的，尿液是机体代谢的废物，必须及时清理出去。幼儿园老师需要培养儿童及时排尿的好习惯，而不是定时排尿的习惯。

遗尿症是指 5 岁或 5 岁以上儿童仍然无法控制排尿，而经常出现白天尿裤子、夜间尿床的现象。遗尿症有原发性和继发性（已学会控制小便半年以上，5 岁后再次遗尿）两种。一般来说，5 岁的儿童每月遗尿两次，6 岁儿童每月均有一次或一次以上遗尿，则可认为此儿童患有遗尿症。

大多数儿童在 3~4 岁就能控制自己在白天或晚上规律地排尿，不致失禁。遗尿症的发病率在 5 岁儿童中约为 10%，在 8 岁儿童中约为 4%，而在 14 岁儿童中约为 1%。夜间遗尿现象发生在男孩身上的概率较高，日间遗尿的发生率较低，且常见于女孩。

1. 原因

（1）遗传因素。约有 70% 的患儿有阳性家族史。因此，一些学者认为，控制排尿的神经机制是否成熟可能受遗传因素的影响。

（2）睡眠障碍。熟睡中儿童感觉不到膀胱饱胀和不适，因此睡眠过深、不易唤醒的儿童较容易出现排尿障碍。

（3）梦境影响。有时儿童会梦见上厕所而真的开始小便。

（4）强烈生活事件的影响。如果在童年早期遭遇重大生活变故，儿童因为惊恐而使正在建立的或刚刚建立起来的自控排尿能力遭到破坏，导致遗尿。这些生活事件包括父母离异或伤亡、分离、入园、搬迁等。

（5）情绪障碍。许多遗尿儿童同时伴有其他情绪或行为问题，如焦虑、抑郁、多动、好发脾气、咬指甲等。

（6）训练不当。父母对儿童排尿习惯的训练过早或训练方案过于粗暴都可能影响其排尿控制。研究表明，最适合的排尿训练时间是 1~2 岁。如果过早训练，由于此时儿童在认知和语言发育方面尚未成熟，难以承受复杂的自控排尿训练，反而可能造成不当后果。

2. 治疗和矫正

（1）如果是器质性疾病引起的遗尿，父母应该带儿童去医院诊治。

（2）家长在儿童睡前提醒其排尿，掌握儿童遗尿的时间规律，定时唤醒儿童排尿，使之形成条件反射，到膀胱充盈时能自行醒来。对患有遗尿症的儿童，应控制睡前的饮水量，晚餐宜清淡。

（3）不管是家庭还是托幼机构，都应合理安排儿童的一日生活，使儿童生活有规律，白天有午睡，适当安排一日活动，不过量，避免身体过分疲劳。

（4）按照正确的方法训练和指导儿童排尿，养成良好的排尿习惯。

（5）对于儿童的尿床行为，成人不要大声斥责，或者讥笑讽刺，更不能四处宣扬，这样做会使儿童更加紧张和羞愧，导致遗尿现象更为严重。

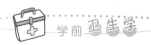

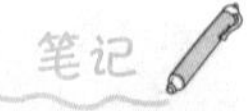

第四节 学前儿童常见心理疾病及干预

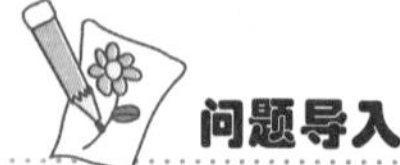

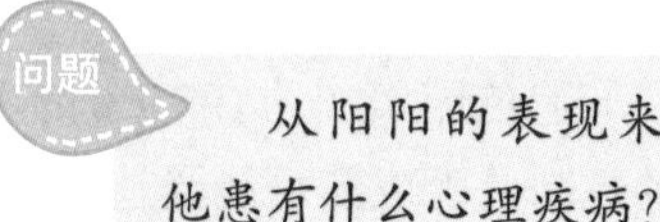

问题
从阳阳的表现来看，他患有什么心理疾病？

阳阳，男，4 岁，上幼儿园中班。因经常独自一人，不与其他幼儿交往，不参与班集体活动，有语言表达障碍等，被父母带到心理咨询门诊寻求帮助。

通过仔细询问，了解到阳阳是第一胎，生产过程并无异常。在 2 岁之前，他身体发育很好，长得胖乎乎的，也能背诵许多唐诗，深得父母喜欢。但是，自从父母将他送到祖父母家后，他便表现出情绪波动大、常独自一人玩耍、不说话等现象。起初父母并未予以重视，以为是阳阳不适应，但随着时间的推移，阳阳的情况越来越让人担忧。他对人越来越冷淡、越来越孤独，即使父母来看他，他也无动于衷。原来会背的唐诗似乎忘光了，话也不讲，甚至不叫“爸爸”“妈妈”。上了幼儿园后，他不主动与其他幼儿往来，别的小朋友接近他，他也不理睬；对老师的教课漠不关心，不会主动跟着老师的思路走，只能被动地接受一点儿知识；不参与老师组织的各种文体和游戏活动，总是游离于集体之外；不理会任何人的建议和要求，也不接纳老师的个别辅导。同时，不主动说话，更不能用连贯的语言来准确表达自己的想法。如果别人叫他问老师好，他就说“问老师好”。即使到了 4 岁，仍不能正确地应用人称代词，常把“我要……”说成“他要……”他平时只喜欢玩一些机械的东西，不喜欢布娃娃或小动物等玩具；常有一些刻板性的动作，如一个人不断地摆弄同样的东西或反复画出同样内容的图画等。

在家里，阳阳的表现似乎好一些，有时能回应父母的问题，用简短的、不连贯的词语表达自己的想法。但仍然不主动与家人亲热，喜欢独自一个玩耍，对家里来往客人的询问没有反应。令父母感到难以理解的是阳阳的语言和思维能力表现得很差，但记忆能力似乎很好。在父母的耐心教育下，他记住了不少诗歌，对音乐似乎也有强烈的兴趣和很好的理解力，而且特别喜欢交响乐，能长时间地专心倾听并和着乐曲摇动身体。

问题分析

阳阳患有婴儿自闭症。婴儿自闭症起病较早，通常在 2 岁半前。

笔记

一、多动症

多动症又称为注意缺陷与多动障碍，是指儿童注意力缺乏、唤起过度、活动过多、冲动性和延迟满足困难等一系列心理行为问题的总称。它是儿童期最常见、最复杂的心理疾病之一，对儿童的身心发展会产生十分不利的影响。

1. 表现

（1）注意力集中困难。注意力集中困难是多动症儿童最突出的表现。多动症儿童比一般的同龄儿童更缺乏专注及贯彻到底的能力，容易受环境的影响而分心。到了小学，症状表现更为明显。坐在教室里总是东张西望，心不在焉，注意听讲的时间很短。即使是看漫画书或卡通片，也只能够安坐片刻，便要站起来走动。干什么事情总是半途而废，即使做游戏也不例外。

（2）活动过度。多动症儿童似乎总有用不完的精力，会不断活动。有的儿童从婴儿期就有过度活动的特点，爱哭闹，难以入睡，喂食困难，常以跑代走，平时老是翻箱倒柜、拆卸玩具等。上学后，在需要安静的场合也表现出明显的活动过度，上课小动作不断，敲桌子、削铅笔、撕纸条、拉同学的头发、在座位上扭来扭去。有的甚至会擅自离开座位，在教室里走来走去。

（3）情绪不稳定。多动症儿童情绪不稳定，冲动任性。高兴时手舞足蹈，难以控制，令人感到莫名其妙。不高兴时就大喊大叫，甚至咬人、踢人或自虐。不愿遵从规则，遇事不考虑后果，经常是行动先于思维。做事缺乏条理性，经常频繁变换活动内容，自控能力差，明知上课要安心听讲，可就是控制不住自己，甚至教师已经示意不要做小动作，也不能完全停止。想要什么就非要马上得到不可，稍有不合意，就会表现出捣乱行为。这种喜怒无常、任性冲动的坏脾气常常使同学害怕他、讨厌他，而不与之交往，因此这类儿童一般不易合群。久而久之也可造成他们的反抗心理，常常发生伤人与自伤的行为，甚至导致一些灾难性的后果。

（4）学习困难。多数多动症儿童智力正常或接近正常，但由于他们集中注意力困难，不能安心听讲、做作业，不能静心应付考试，导致阅读、拼写、计算、绘画等学习困难。

（5）行为问题。多动症儿童由于好动冲动，常常表现为适应困难，出现一系列的行为问题，如在课堂上插嘴、开玩笑、扮小丑，喜欢招惹别人，常与同伴发生纠纷，甚至会打架斗殴等。为了逃避惩罚，患儿还常常表现出说谎、逃学、偷盗、离家出走等行为问题。这些不良行为的出现不是由于品行不良，而是由于他们不能控制自己。但是，如果不注意教育可能就会发展成为品行问题。

（6）动作协调困难。约半数多动症儿童的动作协调有困难，在快速轮替运动和精细动作方面显得笨拙、不自主，并有习惯性抽搐等表现。其中有的是平衡方面的问题，如不易学会骑自行车，体操动作不准确、不协调；有的是手眼协调差，如投球、使用剪刀时，手眼配合不好。

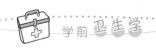

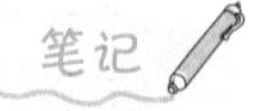
笔记

2. 原因

（1）遗传因素。研究表明，学前儿童的父母、同胞和亲属中有此类症状或其他精神疾病者多动症发生率明显高于其他儿童。

（2）学前儿童在出生时或母亲在妊娠期间出现过宫内感染、缺氧，出生时窒息等，可能造成大脑的轻微脑损伤，引起儿童多动。

（3）剖宫产的儿童容易出现多动行为，出生后营养过度也会导致多动行为。

（4）父母关系不和谐，儿童学习困难，或者学习压力过重等都可以影响脑的调节功能，促使多动行为的发生和持续。

（5）成人对学前儿童的不良教育方法也有可能诱发和促使多动症状的出现。

（6）环境污染。研究发现，超过一半的多动症儿童血液中含铅量较高。儿童吸入过多含铅气体，或者使用含铅的玩具、餐具等，都可能引起多动症。

3. 治疗和矫正

治疗原则是采取个体化的综合治疗方案，包括药物治疗和非药物治疗。常用的非药物治疗方法如下。

（1）行为矫正。这是治疗学前儿童多动症的主要方法，针对目标靶向行为，采用合理的强化、消退和惩罚的方式，以增强和巩固良好行为，减少和消退不良行为。

（2）执行功能训练。针对多动症儿童的抑制能力、工作记忆、时间管理等执行功能缺陷，训练儿童相对应的执行功能，通过反复练习而内化执行功能，告知教导父母如何通过改善儿童的生活环境而促进儿童执行功能的发展完善。

（3）认知行为治疗。通过自我言语指导，让儿童学会停下来看一看、听一听、想一想，以控制多动冲动行为。

（4）社会生活技能训练。多动症儿童除了学习存在一定困难外，与父母、教师、伙伴相处也存在困难。通过训练患儿的生活及社交技能，可改善其多动行为。

（5）父母培训。多动症儿童父母需要采取特殊的亲子抚养方式，以更好地帮助儿童克服问题、发展功能，如采取合理的期望，予以合适的指令，建立必要的规则，多采用正向激励，与儿童进行有效的互动活动以促进儿童的康复。教师和家长应正确对待儿童的不良行为，既不要过分忽视纵容，也不要过分严苛。忽视无伤大雅的小动作，给予儿童一定的活动机会，在时间允许的情况下，分段完成作业，尽量提供安静的学习环境，避免可能分散注意力的刺激来源。多发现多动儿童的优点，发挥其长处，保持他们的自信心和自尊心。

（6）其他非药物治疗。有研究报道，感觉统合训练、脑电生物反馈、平衡仪训练等方法，对改善多动症状有一定帮助。

二、自闭症

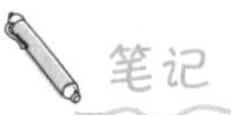

1. 表现

（1）社会交往障碍。自闭症儿童不能与父母建立正常的依恋关系，不会与他人分享共同的乐趣，还缺乏社会交往方面的兴趣和反应。他不会与伙伴一起玩耍，也不理会任何人的问话，就是面对面地跟他打招呼，他连眼睛注视对方、面部出现相应的表情等起码的体态语言也没有，所以陌生人会误以为其是聋哑儿童。实际上此类儿童没有视听障碍，他们只是没有与人交往的兴趣。

（2）言语和认知障碍。自闭症儿童言语发育迟缓并伴有特殊形式的言语障碍。一般表现为 2 岁以后还不讲话，就是偶尔能冒出若干单词或一句话，不会用或不会正确地使用代词，同时还有延迟的模仿现象。例如，母亲几天前曾问他："你想出去散步吗？"几天后他想出去时，则说："你想出去散步吗？"用"你"代替"我"。对自闭症儿童来说，语言似乎是一种形式，而不是交流的工具，他们对别人的呼叫没有反应，也不跟人打招呼。

（3）行为或动作异常。自闭症儿童没有正常的依恋父母的举动，对父母及周围的环境不感兴趣，但会依恋某个物体。他们对一些物体的个别部分有着稀奇古怪的嗜好，并常把他们收集起来，以奇特的、刻板的方式摆弄它，如连续不断地轻打或旋转某个东西，或者反复拨弄电灯开关，或者不论在什么场合、什么时间看到某个东西会非常固执地要到手。有的儿童还具有明显的刻板动作，如不断自我旋转、坚持用足尖走路、反复摇晃身体等。此外，有的自闭症儿童还对物体的排列、室内家具位置等环境固守同一性，反对变化。

另外，自闭症儿童还有情绪障碍，表现为情绪变化大，经常大怒，自伤或打人，有时则大哭大笑。他们不怕危险，常大摇大摆地横穿马路。

2. 原因

（1）社会心理因素。①环境剥夺。儿童早期生活环境中缺乏丰富和适宜的刺激、没有及时教给其社会交往的经验，导致自我封闭。②精神压力和打击。精神压力和巨大打击是儿童自闭症的常见诱因，儿童的生活环境突然发生巨大变化对儿童的影响更大。如突然被送到别处、亲人突然去世等，都会使儿童产生强烈的情绪反应，或整天啼哭，或大声叫喊，当情绪反应过后，儿童便会逐渐沉默不语，丧失语言交际功能，表现出自闭症的症状。

（2）生物学因素。许多学者认为，言语障碍是形成自闭症的核心，而这种言语障碍在某种程度上具有一定的神经学基础。医学和生物学的发展，也使人们越来越相信生物学原因是导致自闭症的重要原因。生物学因素包括以下几个方面。①围产期并发症。自闭症儿童比正常儿童有更多的围产期并发症，如母亲妊娠期感染、宫内窒息、缺氧等，母亲妊娠期感染麻疹病毒和巨细胞病毒危害更大。另外，出生时和出生后对中枢神经系统的有害因素，如婴儿早期患有严重感染性疾病、代谢性疾病也可以并发自闭症。②遗传因素。在自闭症患儿的兄弟姐妹中，患自闭症及认知、语言障碍的概

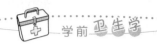

笔记

率比一般人群高。有研究也发现，同卵双生儿童自闭症同病率比异卵双生高。③器质性因素。自闭症儿童的围产期损害比正常儿童多，如早产、难产、窒息等。随着年龄增长，相当一部分儿童出现癫痫发作，说明自闭症有器质性病因基础。大脑X线片和CT扫描发现部分患儿脑结构异常，如脑室扩大。也有研究发现，自闭症儿童的小脑和大脑的某些细胞结构有变化。

3. 治疗和矫正

婴儿自闭症是一种严重的全面精神发育障碍，一般采用多种模式的治疗方案，包括各种药物治疗、心理治疗和特殊教育。

（1）药物治疗。药物治疗主要用于自闭症儿童的冲动、暴怒、失眠和自伤行为等，但对社交障碍及语言障碍没有效果。抗精神病药物需要在医师的指导下服用。另外，对伴发癫痫的自闭症儿童，还需要应用有效的抗癫痫药物及早加以控制。

（2）心理治疗。包括矫正训练和环境治疗。前者是指应用行为矫正技术来提高患儿的社会交往技能和矫正不当行为；后者是指为患儿提供一个精心控制的、规范化的环境，该环境的设计应尽量提供给儿童各种安全、有效的刺激，使患儿能够在这种环境下克服交往的困难，获得社会化过程。例如，用游戏治疗的方法训练自闭症儿童与别的儿童一起玩耍的技能，并获得与他人分享喜悦的社会经验；应用及时奖励等增强原理鼓励患儿与其他儿童的接触、交往及语言的表达；应用隔离、消极增强的原理矫正患儿自伤、刻板等不受欢迎的行为；应用模仿、动作训练等方法发展患儿的语言和促进其行为的协调。

（3）特殊教育。自闭症儿童身心发展独特，需要给予特殊的训练。首先，对自闭症儿童应注意早期诊断、早期教育和训练。其次，在教育中应采用相应的方法和手段帮助自闭症儿童发展和提高。例如，针对自闭症儿童的感觉统合失调，进行捏黏土、搭积木、滑行板和拼图等活动训练，以促进其感觉和动作协调；针对自闭症儿童的人际孤独，设计“碰撞”“握手”“优点轰炸”等班级活动，促进其人际交往与沟通；针对自闭症儿童的语言障碍，通过一些字句比赛、语言模仿等活动提高其语言表达能力。

三、精神发育迟缓

情境案例

4岁男孩宣宣已经到了上幼儿园的年龄了，可是他走路还不太灵活，也不太会说话，学起什么东西来也比其他儿童慢很多，也常常大小便在身上。老师了解到他来自一个普通家庭，父母生他的时候年龄偏大，他出生时有些窒息，新生儿评分较低，在医院住了一个星期才出院。宣宣抬头、翻身、坐、爬、走都比别的儿童晚，到3岁

问题

宣宣患有何种疾病？该病有什么表现？

笔记

左右才会叫“爸爸”“妈妈”。宣宣虽然语言发育迟缓，但性格温和合群。父母带他到医院检查，宣宣的智商是55，社会适应能力也不合格，头颅核磁共振检查显示脑白质发育异常。幼儿园老师知道这些情况后，对他实施了特殊教育，鼓励其他小朋友帮助他，半年过去了，宣宣有了不小的进步。

案例分析

精神发育迟缓是常见的儿童精神障碍，一般在早年（18岁以前）就表现出精神发育的落后，语言、社会性发展和生活能力等方面也落后于一般同龄儿童。智商测试和社会适应能力评估提示存在发育障碍，部分患儿可能表现出特殊面容和身体残疾，脑影像学检查、遗传学检查等可发现异常，也可能无任何器质性异常。应进行耐心细致的教育，尽可能促进患儿功能康复，使其健康、快乐地长大。

精神发育迟缓又称为智力低下、精神发育迟滞、精神发育不全，是遗传的、先天的或后天的种种有害因素导致精神发育受阻或不完全，临床特征是智力低下，伴有学习困难及社会适应能力欠缺。

1. 表现

精神发育迟缓的主要临床表现是智力低下和社会适应能力欠缺。根据智商和社会适应行为的缺陷程度，可以将精神发育迟缓分为轻度、中度、重度三类。

（1）轻度。此类儿童因智力缺陷程度较轻，不易被识别。躯体发育和神经系统无明显异常，语言发育迟缓，但仍有一定表达能力，可使用社会交往语言。往往在幼儿园后期或入学后，才被发现学习困难、领悟力低、分析综合能力欠缺、思维较简单，经过努力勉强可达到小学毕业水平。有一定社交能力，个人生活能自理，能从事简单的劳动和技术性操作，学习能力和社会适应能力都较正常人差，接受学校教育困难，读写能力和应用抽象思维显著困难，但通过特殊教育可使他们的智力和社会适应能力得到提高。

（2）中度。此类儿童的语言、运动功能发育和运动技巧能力明显落后于正常儿童，词汇贫乏，不能完整表达自己的想法，理解能力差，学习能力低下，生活自理能力差。通过教育他们可掌握有限的词汇，学会基本技能，学会自理简单的生活（穿衣、脱衣、上厕所、吃饭），在家里或学校遇到一般危险能自我保护，有一定的社会适应能力（分享、合作等），可以从事简单的非技术性工作。精神发育迟缓一般在婴儿期或童年早期就可识别出来。

（3）重度。此类儿童具有多重障碍，需要特殊的教育环境与方案来刺激他们有限的潜力。他们有明显的语言功能障碍，不会讲话或仅能发出个别单音，不能理解别人的语言；运动功能发育有限，严重者不能坐立和走路，生活不能自理，日常生活均需要别人照顾；不知危险，无防御功能，不能接受学校教育，不能接受训练以学习简单技能，缺乏社会行为能力，常伴有脑部损害、脑瘫、癫痫、先天畸形和神经系统异常体征。

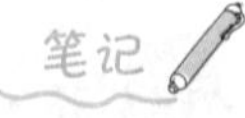

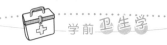

极重度者完全没有语言能力，不能认识周围环境和亲人，仅有原始情绪反应，如以哭闹和尖叫表示需要食物或不高兴，有时出现爆发性攻击行为和破坏行为，缺乏生活自理能力，全部生活需人照料，大多患儿有先天畸形、癫痫或神经系统异常体征。

2. 病因

（1）遗传因素。遗传因素包括染色体数目或结构异常、特种显性基因遗传与阴性基因遗传等。例如，唐氏综合征就是染色体异常导致的先天智力落后，父母有尖头、并指畸形、多发性神经纤维瘤等引起子女精神发育迟缓就是特种显性基因遗传造成的，而苯丙酮尿性精神发育迟缓就是由一种阴性基因遗传的代谢障碍引起的。一般来说，由遗传因素引起的精神发育迟缓大多是严重的智力障碍，伴有多种躯体的和精神的缺陷。

（2）环境因素。环境因素包括胎儿期、出生时与出生后等不同时期接触的各种不利的环境因素。在胎儿期，母亲患有感染性疾病、用药不当、接触毒物或放射线，或者营养不良、精神状态不佳等都有可能影响胎儿的正常发育，导致其中枢神经系统受损。在出生时，早产、难产时用产钳造成的产伤、窒息缺氧及母亲的疱疹病毒从产道感染新生儿等都会影响儿童的神经系统功能。其中出生时窒息缺氧是精神发育迟缓的常见原因。在出生后的营养不良、感染性疾病、中毒、头部损伤等都可能导致儿童精神发育迟缓。

除此之外，家庭、社会和文化因素对精神发育迟缓的发生也起了一定的作用。在经济条件差、文化水平低的家庭，父母为了生活忙于工作，不能给予儿童足够的情感回应、言语训练和适当的早期教育，也难以提供增强智力活动的物质刺激与场所，对儿童智力的发展非常不利。

3. 治疗、矫正及预防

（1）病因治疗。多数精神发育迟缓不能进行病因治疗。对一部分有遗传代谢病、先天颅脑畸形的儿童，如能早期诊断、及早干预，可改善病情，避免发生严重智力障碍。

（2）教育及训练。对多数轻度精神发育迟缓者，可通过特殊教育及耐心辅导帮助他们改善功能，以适应简单的职业需要。对此类患儿，最好能送入特殊学校，由专门教师进行长期、耐心的教育和辅导。很多患儿成年后仍可过接近正常的社会生活。重症及极重症患者终生都需要照料，但通过长期训练也可能具备基本的生活能力。

（3）预防。①宣传教育。加强宣传教育，禁止近亲结婚，鼓励适龄生育，避免高龄妊娠。②遗传咨询和产前诊断。这对于家族中有精神发育迟缓患者或者已经生育精神发育迟缓患儿的父母来说尤其重要。产前诊断能判断胎儿是否异常，是否需要终止妊娠。③加强妊娠期保健和儿童保健。妊娠期有害因素暴露可损害胎儿脑发育，故妊娠期保健对预防发育障碍非常重要。妊娠期应注意营养，尽量避免接触有害物质，戒烟戒酒，避免服用致畸药物，预防感染，做好产前检查。儿童早期的疾病及意外造成的脑损害容易引起严重精神发育迟缓，故应避免发生脑缺氧，预防中枢神经系统感染、

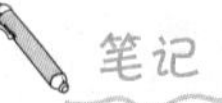

中毒，避免脑外伤，慎用药物以避免损害视神经、听神经等。对可以治疗的遗传性或内分泌障碍疾病及时诊断可避免其影响儿童的正常发育，减少发育障碍的发生。

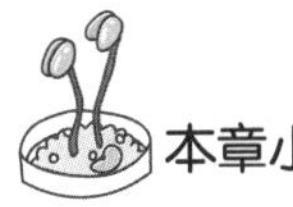

本章小结

本章主要讲述了学前儿童心理健康相关理论，学前儿童常见问题行为、心理障碍和心理疾病的矫正、预防及治疗。问题行为是学前儿童偏离社会正常要求和个人正常发展的行为，是影响学前儿童社会适应能力及身心健康的不利因素。预防心理障碍及问题行为的发生，及早对偏差行为进行干预，促使学前儿童沿着正常发展的轨道成长，是心理卫生保健工作的重点。

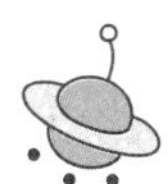

理论知识练习

一、简答题

1. 学前儿童心理健康的标志有哪些？
2. 学前儿童问题行为有什么特征？
3. 分别简述一种品行问题行为和情绪问题行为产生的原因。
4. 分别简述常见的心理障碍和心理疾病的表现形式。

二、论述题

1. 根据学前儿童心理发展的特点，谈一谈如何预防问题行为。
2. 结合实际，谈一谈如何在家庭环境中给儿童营造安全、信任、温暖的氛围。

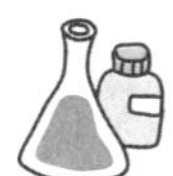

实践能力提升

小组学习活动：每 5~8 人组成一组，首先收集资料，每人提供一个问题行为或心理障碍的案例，然后以小组讨论、展示汇报等形式学习常见心理问题的预防和矫正。

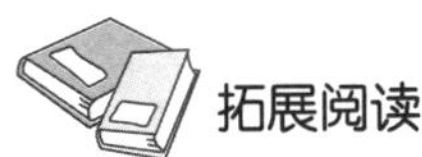

拓展阅读

皮亚杰的认知发展阶段理论

个体在从出生到成熟的发展过程经历四个阶段。

1. 0~2 岁——感知运动阶段

此阶段儿童的认知发展主要是感觉和动作的分化，其认知活动主要是通过探索感知觉与运动之间的关系获得动作经验，形成图式。手的抓取和嘴的吸吮是他们探索周围世界的主要手段。这一时期，儿童的认知能力是逐渐发展的，从对事物的被动反应

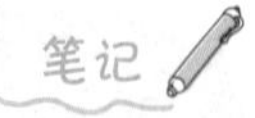

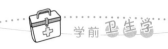

发展到主动的探究。本阶段儿童还不能使用语言和抽象符号来命名事物。

2. 2~7 岁——前运算阶段

儿童在感知运动阶段获得的感知运动图式在这一阶段开始内化为表象或形象图式，由于语言的发展，儿童的表象日益丰富，认知活动不局限于感知活动，但此阶段思维仍受具体知觉表象的束缚，难以从知觉中解放出来。此阶段儿童的心理表象是直觉的物的图像，还不是内化的动作格式，还不能很好地把自己和外部世界区分开来。认知活动具有具体性、不可逆性和刻板性。

3. 7~11 岁——具体运算阶段

此阶段儿童的认知结构已发生了重组和改善，具有了抽象的概念，能够进行逻辑推理。其标志是出现守恒的概念，能运用表象进行逻辑思维和群集运算。但此阶段儿童的思维仍然需要具体事物的支持。因此，这一阶段儿童应多做事实性的、技能性的训练。

4. 11~16 岁——形式运算阶段

此阶段儿童的思维已经超越了对具体的、可感知的事物的依赖，使形式从内容中解脱出来，进入形式运算阶段（又称为命题运算阶段）。本阶段儿童的思维是以命题形式进行的，并能发现命题之间的关系，能用逻辑推理解决问题，能理解符号的意义。此阶段儿童不再刻板地恪守规则，常常由于规则与事实的不符而拒绝规则。

以上四个阶段之间不是简单的量的差异，而存在质的差异。前一阶段的行为模式总是整合到下一阶段，而且不能互换。每一行为模式源于前一阶段的结构，由前一阶段的结构引出后一阶段的结构。前者是后者的准备，并被后者所取代。各个阶段不是截然的阶梯式，而是具有一定程度的交叉重叠。

第七章

托幼机构环境卫生与保教活动卫生

关键词

建筑卫生；设备卫生；用具卫生；一日生活制度；教育活动

学习目标

1. 了解托幼机构物理环境的卫生要求。
2. 掌握托幼机构家具、文具、教具、玩具、体育设备的卫生要求。
3. 熟悉托幼机构一日生活制度。
4. 熟悉托幼机构生活制度和保教活动的卫生要求。

内容结构图

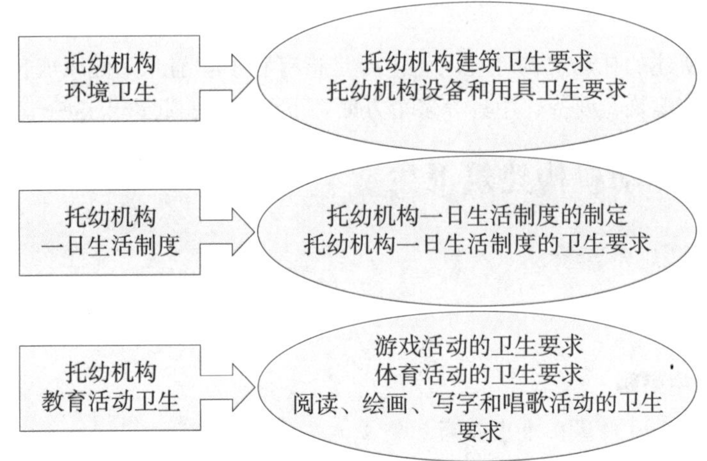

本章第一节介绍托幼机构物理环境的卫生要求，包括建筑卫生、设备卫生、用具卫生等方面。第二节介绍托幼机构的一日生活制度，包括进餐、饮水、睡眠、盥洗、如厕、教育活动、来园和离园的卫生要求。第三节着重介绍托幼机构教育活动中的卫生，包括游戏活动、体育活动，以及阅读、绘画、写字和唱歌等活动的卫生要求。本章学习重点是掌握托幼机构的设备、用具的卫生要求，为托幼机构选购家具、文具、教具、玩具和体育设备提供知识准备；同时要熟悉并掌握执行一日生活制度与教育活动中的卫生要求。

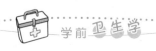

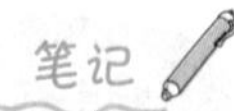

第一节 托幼机构环境卫生

强强今年3岁了，眼看到了入幼儿园的年龄，可是让强强的父母发愁的是怎样为自己的孩子选择一个好的幼儿园。外面的幼儿园那么多，有公立的、有私立的，有收费低的、有收费高的，鱼龙混杂，良莠不齐。如何为自己的孩子选择一个好的幼儿园就成了父母们关注的焦点。

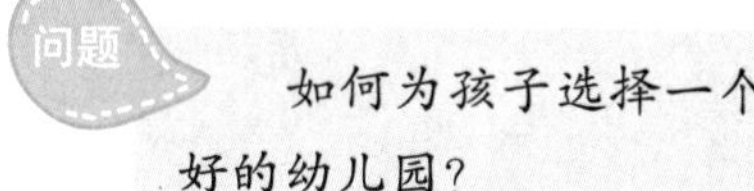

如何为孩子选择一个好的幼儿园？

问题分析

选择幼儿园要关注软件和硬件两个方面。软件是指幼儿园的师资水平、保教质量等，硬件是指幼儿园的环境，要保证幼儿园的环境对幼儿来说是健康的、卫生的、安全的。

本节所述的托幼机构环境卫生主要是指有利于学前儿童健康成长的物理环境，包括托幼机构建筑、设备、用具等多个方面。下面我们一起进入这一节的学习。

一、托幼机构建筑卫生

（一）园址的选择

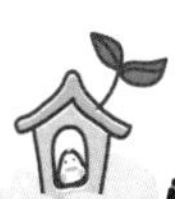

情境案例

某幼儿园坐落在市中心商业街上，尽管建时投入巨资，但现在不得不进行园址搬迁，原因是幼儿园外的环境太吵，噪声太大，影响幼儿园正常的教学活动。而且家长接送孩子造成门前道路拥堵，存在严重的交通安全隐患。除此之外，幼儿园的活动场地有限，室外活动不能很好地展开。

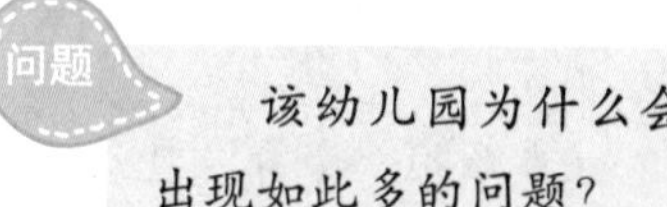

该幼儿园为什么会出现如此多的问题？

笔记

案例分析

在选择幼儿园园址时，要结合实际情况，进行合理规划，严格遵循《托儿所、幼儿园建筑设计规范》，才能避免被迫搬迁造成的损失。

托幼机构选址应遵循以下基本原则。

1. 周边交通便利，方便家长接送

学前儿童入离园都是由家长或其他亲人接送的。因此在选址时，首先要考虑接送路线要便捷。对于面向全市招生的托幼机构，应考虑交通方便，利于家长接送；对于设在居住区内的托幼机构，应考虑合理的服务半径，一般为 300 米，最大不超 500 米。城镇托幼机构宜靠近居住小区的绿化地带，应避开主要交通干道、高层建筑的阴影区等；农村幼儿园宜靠近集镇或村镇中小学设置，应避开养殖场、屠宰场、垃圾填埋场等。

2. 地质条件良好，基础设施完善

托幼机构园址应选择在地质条件较好、环境适宜、空气流通、日照充足、交通方便、场地平整、排水通畅、基础设施完善、周边绿色植被丰富、符合卫生和环保要求的地段。不宜建在附近有大量高层建筑的区域。应保证托幼机构每天有一定的光照面积，室外活动场地应保证有不少于 1/2 的面积在标准的建筑日照阴影线之外。

3. 远离安全隐患，确保环境安静

托幼机构严禁建于可能发生各种地质灾害如地震、水灾、山体滑坡等的区域；严禁与有传染源、污染源的建筑物或场所毗邻；托幼机构内严禁高压输电线及架空燃气管道穿过。托幼机构应与铁路、公路干道、机场及飞机起降航线有足够的安全、卫生防护距离；不应与集贸市场、娱乐场所、医院传染病房、太平间、殡仪馆、垃圾中转站及污水处理站等喧闹杂乱、不利于学前儿童身心健康的场所毗邻；不应与生产、经营及贮藏有毒有害危险品、易燃易爆物品等危及学前儿童安全的场所毗邻。

情境案例

2003 年 8 月 27 日，河南省巩义市一所家庭幼儿园（非法）因邻居废弃的宅地基房屋倒塌，当场造成教师和幼儿 3 死 8 伤，在送往医院途中 1 名幼儿死亡，在医院抢救过程中又有 3 名幼儿死亡。

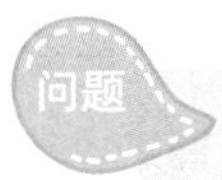

该家庭幼儿园在选址方面存在的安全隐患可以避免吗？

案例分析

该家庭幼儿园，不仅是非法办园，而且园址靠近废弃的宅基地房屋，留下安全隐患。这提醒我们托幼机构选址一定要远离安全隐患，确保幼儿安全。

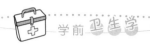

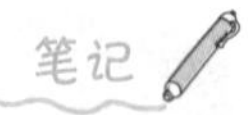

4. 用地面积应符合规范要求

托幼机构选址不仅要考虑能容纳下总建筑面积，而且要保证有足够的室外活动场地和绿化面积，以保证学前儿童在室外能接受阳光、空气并顺利开展各种室外游戏活动。根据 1988 年颁发的《城市幼儿园建筑面积定额（试行）》的规定，城市幼儿园用地应与幼儿园规模、在园幼儿总数和教职工人数匹配（表 7–1）。

表 7–1　城市幼儿园用地建筑面积定额

规　　模	园舍建筑面积（平方米）	建筑面积定额（平方米 / 人）
6 班（180 人）	2700	15
9 班（270 人）	3780	14
12 班（360 人）	4680	13

注：幼儿园用地面积包括建筑占地、室外游戏场地、绿化用地、道路及其他用地等；建筑密度不宜超过 30%；幼儿园规模与列表规模不一致时，其他定额可用插入法取值；规模小于 6 班时，可参考 6 班的定额适当调整。

（二）园内布局要求

幼托机构用地包括园舍建筑用地、室外游戏场地和绿化用地三个部分。总平面设计应布局合理、功能分区明确、避免互相干扰、方便使用管理、有利于交通疏散，创造符合学前儿童思维、心理特点的空间环境。

1. 园舍建筑用地

园舍建筑用地由生活用房、服务用房和供应用房等组成，各用房占地面积应符合国家规定的相关标准。

（1）生活用房是托幼机构建筑的主要部分，是学前儿童一日活动的主要场所，由生活单元和若干公共活动用房组成。生活单元应设置活动室、卧室、卫生间、盥洗室、衣帽储藏间等基本房间。

（2）服务用房是园内的附属建筑物，是对外联系、对内为儿童保健和教育服务的房间，包括医务保健室、隔离室、晨检室、警卫室、储藏室、园长室、财务室、教师办公室、会议室、教具制作室等。

（3）供应用房也是园内的附属建筑物，是保障托幼机构人员饮食、饮水、洗衣等后勤服务使用的房间，包括厨房、消毒室、洗衣间、烧水间、车库、变电所等房间。

各类用房应分区明确、相对集中，方便使用，避免相互交叉干扰。托幼机构的主体建筑最好坐北朝南并与周围建筑有一定的距离，保证活动室内冬至日满窗日照的有效时间不少于连续 3 小时。严禁将儿童使用的房间设在地下室或半地下室。各种服务用房和供应用房的设置应考虑使用的方便性和国家规定的相关卫生要求，与学前儿童直接活动用房适度分开，避免各种不安全因素。厨房、保健室等不宜离生活用房太远，应有走廊连接，以便遮雨。厨房及隔离室应有单独的出入口。

2. 室外游戏场地

托幼机构必须设置各班专用和共用的室外游戏场地，供儿童进行日常户外活动或节假日的大型集体活动。

室外游戏场地应铺设软质地坪；场地地面应平整、防滑，无障碍，无尖锐突出物；应保证有不少于 1/2 的面积在标准的建筑日照阴影线之外。

共用的游戏场地宜集中设置大型游戏器具，以便儿童进行体育活动、户外活动及休息，其最小面积（平方米）应为 180+20×（N–1）（注：N 为班数，乳儿班不计）。场地内配置各种活动器械、沙坑、深度不超过 0.3 米的戏水池、30 米直跑道等设施，以及凉棚、亭子、长凳等服务设施。

分班游戏场地宜分布在建筑物的四周，每班室外活动场地面积不宜小于 60 平方米。为防止园内流行传染病，各游戏场地之间应有分隔措施。

3. 绿化用地

托幼机构应有足够的绿化用地。绿化植物对净化空气、调节气候、减少噪声、美化环境都十分有利。托幼机构要根据各自的地域特点，确保有一定面积的草坪，种植相应的树木、花卉等绿化植物，美化幼儿园环境，建设空气清新的环境。

绿化用地包括园内专用绿地、自然生物园地、房前屋后和道路两旁的零星绿地，托幼机构外周可以乔木和灌木植成绿化林带；园内以花草为主，不宜种植高大的树木，以免影响室内的自然采光。托幼机构绿化面积的理想标准是达到全园总面积的 40%~50%，一般绿化面积不应低于全园占地面积的 30%。园内严禁种植有毒、带刺、有飞絮、病虫害多、带刺激味的植物。

此外，托幼机构周围卫生状况良好，道路与园内不积水不泥泞。应完善幼儿园其他配套服务设施，如在供应用房区设置单独杂物院，并设独立出入口，避免造成污染；建筑物周围、绿化带、游戏场地等应尽量设置护栏，保证儿童生活安全和环境美观。

幼儿园的主出入口不宜设在主要交通干道边，门外应留有缓冲地带及家长接送学前儿童时停留的空间。幼儿园应有围墙（或安全隔离设施）、大门、车棚等服务设施。

（三）各类用房配置的原则与卫生要求

1. 各类用房配置的原则

2016 年住房和城乡建设部发布的《托儿所、幼儿园建筑设计规范》（JGJ39—2016）规范了托幼机构各类用房的配置。

托幼机构各类用房的配置应全面考虑学前儿童的身心发育特征和托幼机构的教育教学特点，最大限度地满足学前儿童的各种需求，保证学前儿童的生活和卫生制度的顺利执行，确保学前儿童进餐、睡眠、如厕、洗手、教育游戏活动的顺利进行，同时便于有效防控传染病。

（1）确保基本生活用房的配置。生活用房是学前儿童生活学习的主要场所，应确保为学前儿童提供全面、合理、健康、卫生的生活用房。如前文所述，生活用房由学

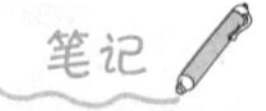

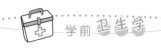

前儿童生活单元和若干公共活动用房组成，包括活动室、卧室、盥洗室、厕所、衣帽间、储藏室等。这种设计既能及时满足学前儿童的生理和心理需求，又能使各班儿童活动互不干扰，符合相关卫生防疫要求，避免儿童之间的交叉感染。

如果不具备组建活动单元格局的条件，应确保每个班有单独的活动室和卧室，一个楼层的盥洗室和厕所可以协调共用（2 个班级合用相对合理）。在配置各班活动室时应将小班活动室安排在一楼或低层，中班、大班可安排在楼上。

（2）公共活动用房应邻近各班活动室。公共活动用房是进行特别教学活动时使用的空间，包括音体活动室、图书室、美工室、科学发现室、建构游戏室等。

每个幼儿园宜设 2 间以上公共活动用房。若是多层楼房建筑应尽可能保证每个楼层都有公共活动用房，以减少学前儿童上下楼梯的频率。公共活动用房与各班活动室的距离要相当，并保证有通畅方便的通道，以方便各班幼儿使用。

（3）要配置基本的服务用房和供应用房。全日制、寄宿制托幼机构等要根据不同需求设置基本的服务用房和供应用房，如厨房、储藏室、洗衣间、烧水间、传达室、办公室、医务室等。

配置时要考虑使用的合理性和方便性，如医务室可设在门厅处，以便每天的晨检和进行身体测量、预防注射、疾病的诊治和隔离等保健工作；厨房离儿童生活用房不宜太远，并保证有通畅的通道连接。

2. 活动室的卫生要求

活动室是指学前儿童活动单元中供学前儿童进行各种室内活动的多功能场所，可以实施各种教育活动和生活活动，如桌面游戏、讲故事、舞蹈、唱歌、就餐等。为了适应上述幼儿园教学活动的要求，在进行活动室设计时应考虑下述要求。

为保证各种教育活动的顺利开展，并有空间存放家具和大型玩具，必须保证活动室有充足的互动面积和空气容积。活动室每班一间，使用面积 90 平方米，如寝室与活动室分设，活动室使用面积不宜小于 54 平方米。为了使儿童能在室内向外远眺，窗台距地面的高度应为 50~60 厘米。活动室室内的净高不低于 2.8 米（表 7–2），这样可使每个儿童得到一定的空气容积。活动室的地面应铺有弹性的地板，保温、防滑和便于打扫。

表 7–2　学前儿童生活用房最低净高

房间名称	净高（米）
活动室、卧室	2.8
音体活动室	3.6

活动室的平面设计应考虑学前儿童各种活动的要求。活动室应保证冬季有基本保暖设施；为了保证室内有充足的光线、日照、良好的通风条件，活动室必须有朝向南的窗户。

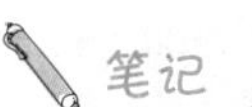

3. 卧室的卫生要求

卧室是供学前儿童睡眠休息的场所，各项卫生指标是否符合标准直接影响学前儿童的睡眠质量。在全日制托幼机构，各班卧室应与本班级活动室毗邻，同时要确保卧室与活动室之间走廊、楼梯的安全，便于疏散。卧室附近应设置厕所。各班卧室应有存放儿童衣物的贮藏空间，并设有晾晒小件物品的空间和设施。寄宿制托幼机构还应在每一卧室内设小卫生间。寄宿制托幼机构各班的卧室应相对集中，便于夜间集中管理。

卧室最小使用面积不应小于 50 平方米。应保证单人单床，床位侧面不应紧靠外墙，避开冬季寒冷的外墙面或外墙窗下的暖气片，防止儿童受凉或被烫伤。床铺排列不能太密，床头间距应为 0.5 米，两行床间距应为 0.9 米。但全日制托幼机构的卧室因使用效率较低，床铺摆放可以适当紧凑。

卧室地面宜铺设有弹性的木地板。卧室应保证有良好的采暖、光照和通风，应有窗帘等遮光设施。卧室墙面的色调宜用淡色；窗帘颜色应深些，质地可厚些；有条件的话卧室位置最好朝南，无条件则也可朝北，但寄宿制托幼机构卧室的位置应朝南，以利用阳光中的紫外线对室内空气进行消毒。

4. 厕所和盥洗室的卫生要求

每班应有独用厕所，不可合班使用，厕所内部各项设施都要符合学前儿童使用的特点。由于 3~6 岁儿童性别意识弱，男童女童可合用厕所。盥洗室与厕所功能区分应明确，空间应宽敞。厕所所有设施的配置、形式、尺寸都应符合学前儿童人体尺度和卫生防疫要求。厕所要通风良好，盥洗室应位于厕所与活动室或卧室之间，以免厕所内的臭味直接进入活动室或卧室，也便于儿童如厕后洗好手再回到活动室。在有条件的情况下，厕所最好朝南，以利用阳光中的紫外线对室内空气进行消毒。

厕所的使用面积不应小于 15 平方米，盥洗室使用面积不应小于 12 平方米。每班使用的盥洗室和厕所内至少应有盥洗台 1 个和水龙头 6~8 个，小便槽 1 个（4 个位）、大便器或沟槽 4 个或 4 个位、污水池 1 个。如果是沟槽的应在沟槽边设置扶手，以帮助学前儿童便后起身。寄宿制托幼机构在盥洗室还应设置淋浴间（4 个位）。盥洗室挂毛巾的设备应保证每条毛巾之间有一定的距离，避免毛巾互相接触；学前儿童使用的口杯和盥洗用具都应专人专用，并用各种图片、画片或名字标记。

(四) 室内采光、照明、通风和取暖的要求

1. 采光

采光又称为自然采光，是指室内对自然光的利用。从卫生要求考虑，学前儿童生活用房应布置在当地最好的日照方位。

室内自然采光的状况，除了与太阳光强弱（受纬度、地区、季节、天气状况等因素影响）有关外，还与室内窗户的面积、窗户的位置、棚壁色调及室外遮挡物等多种因素有关。幼儿园所有用房都应有直接的自然采光。采光窗的面积是决定室内采光是

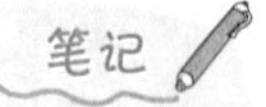

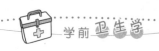

否充分的主要因素，为了使活动室有较大的照度，采光窗的面积要足够大。窗地面积比是衡量室内采光状况的一项重要指标。

《托儿所、幼儿园建筑设计规范》（JGJ39—2016）规定了托幼机构各类用房采光系数和窗地面积比标准（表 7–3）。

表 7–3　采光系数最低值和窗地面积比

房间名称	采光系数最低值（%）	窗地面积比
活动室、卧室、乳儿室、多功能活动室	2.0	1∶5
保健观察室	2.0	1∶5
办公室、辅助用房	2.0	1∶5
楼梯间、走廊	1.0	—

窗口附近不应有阻挡物，如高大的树木或建筑物等。对面遮挡物与教室的距离应为该建筑物高的 2~3 倍，在大城市也不应小于 1.5 倍。窗玻璃的清洁程度对采光也有影响。普通明亮的玻璃遮光率约为 10%，而被尘埃污染的玻璃遮光率可达 20%~30% 甚至更高。为了保证室内充足的照度，应经常清洁门窗玻璃。

室内采光与室内墙壁、天花板及室内家具的色调有关，因为各种色彩对光的反射率是不同的。为了改善室内的采光状况，天花板和墙壁宜刷成白色，室内家具宜采用浅色。室内墙壁应定期粉刷，并经常清洁门窗和家具。

2. 照明

照明又称为人工照明，是指利用白炽灯、荧光灯等人工光源获得光线的方法，辅助自然采光之不足。托幼机构活动室人工照明要求室内有足够的照度，照度分布均匀，不产生或少产生阴影，没有或尽量减少眩光作用。采光条件较好的活动室，白天一般不需要人工照明，但在冬季、阴雨天或室外有遮挡物时，白天也需要照明。

人工照明要求室内各点照度的差别不能过大，不产生或少产生阴影。室内照明均匀度主要取决于灯的数量和灯的悬挂高度。在灯数量相同的情况下，均匀度一般随灯的悬挂高度的升高而加大，而桌面的照度却因悬挂高度的升高而降低。因此，要根据各室对光照的不同要求来确定灯的功率、数量和悬挂高度。

总体来说，人工照明应保证桌面及小黑板有足够的照度，照度均匀，不产生或少阴影，没有或尽量减少眩光作用，在儿童视野内看不到强烈的发光体，安全可靠，并有良好的空气条件（不因人工照明而使室内气温过度增高或使空气受到污染）。

为保证室内良好的照度及柔和舒适的光线，利用人工照明应注意以下方面的问题。①当采用荧光灯照明时，应尽量减少频闪效应，室内照度应均匀，以保护儿童的视力。②为减少或避免眩光对儿童眼睛的伤害，最好采用带罩灯具。在寄宿制托幼机构，卧室宜设置带保护的地脚灯，以避免夜间照明影响儿童睡眠。③桌面的照度对儿童的视觉功能及作业效率有直接影响。照度的大小取决于灯的数量、功率及种类。如果暂时无法改变室内照明不足的情况，就应缩短儿童的作业时间，增加休息次数，以防止视觉疲劳。

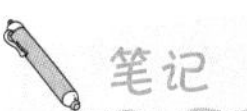

3. 通风

学前儿童的需氧量较大，对疾病的抵抗能力较差。如果室内空气浑浊，含氧量不足，空气相对湿度过大或过小，有害成分含量超过标准，可能会导致学前儿童机体缺氧，造成儿童疲劳、精神不振、注意力不集中等问题，而且也较容易引起某些疾病的传播，影响学前儿童的生长发育和健康。因此，经常通风换气，对保持室内空气清新及学前儿童的身心健康是十分重要的。

通风的形式分为自然通风和人工通风两种。托幼机构一般采用自然通风，即利用自然风力、气流的通风形式，通过门、窗、建筑物外壁的气孔，地板、天花板的孔隙和特设的管道引进室外的新鲜空气，排出室内因呼吸等产生的污浊空气，并调节室内的温度与相对湿度，以保证室内有适宜的小气候。在自然通风的情况下，若室内气温仍然超过 30℃，应采用人工通风，即利用动力设备（如电扇、空调、排风扇等）进行通风。

4. 采暖

学前儿童的身体调节功能不够完善，适宜的室内温度是保护学前儿童健康的重要环境条件。托幼机构室内采暖的卫生要求是：室温使儿童感到舒适，活动室和卧室的温度以 16~18℃为宜，相对湿度为 40%~60%（最好是 50%），风速不超过 0.3 米 / 秒；室内各点的温度尽量保持均衡，使人体的体温调节处于相对平衡状态，水平面各点的气温差及垂直各点（足部和头部）的气温差最好不超过 2℃，昼夜温差不超过 2~6℃。

托幼机构的采暖方式分为集中式采暖和局部式采暖。集中式采暖又分为蒸汽式和热水式采暖。热水式采暖供热时散热片表面温度低于 70℃，停止供热时散热片中存有的热水逐渐冷却，室温波动较小。平铺辐射式采暖是热水式采暖的一种，它是将室内散热片改为迂回式导管，平铺在室内地板或内墙和天花板内。这种采暖方式可以使室内各点的温度均衡，并能防止儿童烫伤。

在一些规模较小或经济条件较差的不具备集中采暖能力的托幼机构，可采用局部采暖的方式，如火炕、火墙或火炉等。用火炕和火墙采暖能够使室内各点温度均衡，但要防止火炕或火墙漏烟，以免烟和灰尘进入室内。用火炉采暖时要安装烟囱，防止一氧化碳中毒，火炉周围要安放隔热铁板或护栏，预防儿童烫伤和火灾的发生。①

二、托幼机构设备和用具卫生

（一）家具的卫生要求

总体来说，托幼机构的家具在材质、款式、大小等方面都应适合学前儿童的生理特点，让儿童使用时感觉舒适。房间内各种家具要合理布置，家具的数量以满足日常生活和活动的需要为宜，过多的家具既占据空间、缩小儿童的活动范围，又不便于打扫，故应及时清理。

① 叶平枝．学前卫生学 [M]. 郑州：郑州大学出版社，2013：163.

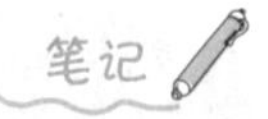

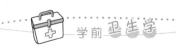

1. 桌椅

托幼机构的桌椅供学前儿童在进餐、饮水、游戏和学习时使用。儿童桌椅应为木制品，椅面和靠背面不加装软垫。桌椅的外露棱角要削圆，无毛刺。每把椅子的重量不应超过 2 千克。椅靠背稍向后倾斜，与椅面呈 96° 左右。

（1）桌椅尺寸。儿童桌椅的功能尺寸是根据学前儿童的身高及身体各部分的比例等确定的（表 7–4）。桌椅的尺寸和结构应能使学前儿童在最舒适的坐姿下进行各种活动。大小合适的桌椅能使儿童保持良好的坐姿，避免疲劳，预防姿势性脊柱弯曲，同时也能使儿童保持眼与桌面（书本）的合适距离，以保护视力。

表 7–4　学前儿童桌椅的基本尺寸（厘米）

使用者的参考身高	桌高	桌下净空高度	每个席位桌面宽度	每个席位桌面深度	椅面高	椅面有效深度	椅面宽度	靠背上缘离椅面高	靠背左右方向的宽度
120 ± 7	55	不低于 45	不小于 50	38~43	30	29	27	25	25
105~119	51	不低于 41	不小于 50	38~43	28	29	27	24	25
105 ± 7	48	不低于 38	不小于 50	38~43	26	26	25	23	23
90~104	44	不低于 35	不小于 50	38~43	24	26	25	22	23
90 ± 7	41	不低于 33	不小于 45	35~39	22	22	23	21	21
75~89	38	不低于 30	不小于 45	35~39	20	22	23	20	21

（2）桌椅高差。桌椅高差为桌近缘（靠胸前的一面）高度与椅高之差。在桌椅尺寸的配合关系中，桌椅高差是最重要的因素，它对坐姿的影响最大。如果桌椅高差太大，眼睛与书的距离缩短，两肩上提，或者以单侧臂横架在桌面上，致使脊柱呈侧弯状态；如果桌椅高差太小，作业时上体必然前倾，或者以单侧臂支持上体的重量于桌面，致使脊柱呈侧弯状态。合适的桌椅高差约为坐高的 1/3。这样才能保证儿童就座后两臂能自然地放在桌面上，两肩齐平，背能挺直。

（3）桌椅距离。桌椅距离是指桌与椅之间的水平距离，包括椅座距离和椅背距离两种。椅座距离即椅面前缘与桌近缘向下所引垂线之间的水平距离。在椅深适宜的条件下，椅座距离为正距离和零距离都不能使儿童保持良好的读写姿势，最好是 4 厘米以内的负距离。椅背距离是指椅背与桌近缘之间的水平距离，就座后儿童胸部离桌近缘应有 3~5 厘米的距离，避免挤压胸部。

托幼机构的教师和保育员应懂得合理管理和正确使用桌椅，充分发挥桌椅的效能。学前儿童正处于身体发育的阶段，因此，为学前儿童配置桌椅应考虑儿童身体发育和成长的需要，经常根据儿童的生长发育状况进行调整。由于学前儿童的身高个体差异很大，一个班级的桌椅尺寸也不应强调整齐划一，应根据不同身高情况为儿童配置相适应的桌椅；教师和保育员还应教育学前儿童养成保持正确坐姿的良好习惯，要求儿童在就座时胸前留有 3~5 厘米的自由距离，这样既能避免桌子挤压胸部，又能很好地利用椅靠背。

笔记

2. 儿童床

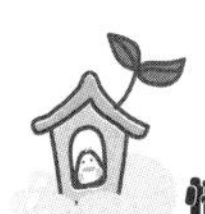

情境案例

一天午睡时，不满6岁的幼儿刘某从幼儿园卧室的高低床上铺摔到地板上。经鉴定，刘某右锁骨骨折及头部受伤，并出现阵发性失明、失听、抽搐，记忆力下降，反应迟钝。刘某的家长与幼儿园就赔偿问题协商不成，一纸诉状将幼儿园告上法庭，要求幼儿园承担赔偿责任。

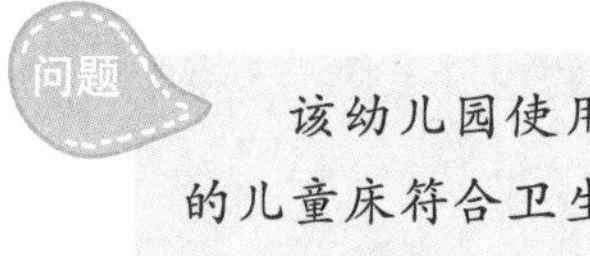

该幼儿园使用的儿童床符合卫生安全要求吗？

案例分析

幼儿园使用高低床是不符合儿童床的卫生安全要求。为保证儿童安全，托幼机构不应使用双层床，应使用有栏杆的单层床，床不应过高。

（1）儿童床的选择。寄宿制托幼机构和具备条件的全日制托幼机构应为学前儿童准备专用的小床和寝具。儿童床的材质、尺寸等必须充分考虑学前儿童的生长特点。

1）材质。为保证儿童骨骼的正常发育，避免因床具不适造成骨骼发育畸形，床具应软硬适度、透气性良好。儿童用床必须坚固稳定，一般以木板床、藤绷床、棕绷床为宜。避免使用弹簧床、沙发床、帆布或钢丝折叠床，以免造成儿童仰卧睡时因身体下陷使胸部受压，或侧睡时脊柱扭曲。同时，儿童站在这种床上不易保持平衡，极易摔倒，发生伤害事故。为了方便学前儿童就寝，保证儿童的安全，托幼机构不宜使用双层床。

2）尺寸。床的大小应适合儿童的身材，正常的床具长应为身高再加15~25厘米，床宽应为肩宽的2~2.5倍。为锻炼儿童自己铺放被褥及方便上下床，床板不宜过高（表7–5）。儿童睡觉时翻动较为频繁，因此需要在床的四周设挡板，两端稍高，两侧稍矮。此外，个别儿童的生长速度很快，通常规格的床具很难适应这部分儿童的需要，因此托幼机构应有备用的大尺寸床具。

表7–5　幼儿园卧室儿童床尺寸（米）

年龄班	长	宽	高
小班	1.20	0.60	0.30
中班	1.30	0.65	0.35
大班	1.40	0.70	0.40

（2）儿童床位的布置。①床位布置应做到排列整齐紧凑，并有利培养学前儿童良好的睡眠习惯。床与床之间不宜靠得太紧，要留出通路，以便教师和保育员照顾。在安排儿童就寝时，不要让儿童头部对着头部。②床位侧面不应紧靠外墙，应保持适当

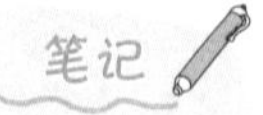

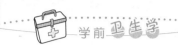

距离，避开冬季寒冷的外墙面或外墙窗下的暖气片，防止儿童受凉或被烫伤。③全日制托幼机构也可在活动室内临时布置床位，也可使用翻板壁床，不使用时将床板折起，推至墙内，作为护壁板。④在布置床位时，各种间距尺寸应符合学前儿童生理特点和幼儿园管理的要求，即并排床位不得超过 2 个，首尾相接床位不超过 4 个；主通道宽不得小于 0.9 米，床侧与床侧之间的次通道宽不得小于 0.5 米，床侧与外墙、窗、暖气罩的距离不得小于 0.4 米。

3. 柜橱

托幼机构的活动室和卧室内设玩具柜、教具柜和被褥橱等。为了给学前儿童留下更大的活动空间和避免儿童在活动时碰伤，活动室不应放置过多的家具，也可将柜橱等家具设置在墙内。这些柜橱的高度可相当于儿童的平均身高，为 100~115 厘米，深度约相当于儿童的手臂长，为 35~50 厘米（放置被褥等大件物品的柜橱深度可适当加大）。为了避免柜橱底下积灰尘和便于日常打扫，可将柜橱底直落在地板上。各种柜橱的四角应制成圆角，柜橱门上的拉手也宜采用内嵌式的。

（二）玩具的卫生要求

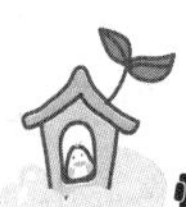

情境案例

2015 年 10 月 26 日，黑龙江省工商行政管理局对市场中的儿童玩具质量进行了抽查检验。结果，多个品牌的 19 批次儿童玩具被确定为不合格商品。

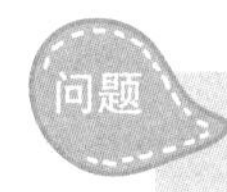

如何选购安全卫生的儿童玩具？

案例分析

面对良莠不齐的玩具市场，我们要熟悉儿童玩具的卫生标准，详细阅读玩具的标识说明，选择不易传染疾病、无毒、安全及不会对学前儿童产生心理伤害的玩具。

玩具是供学前儿童游戏和学习时使用的物品，符合卫生要求的玩具对儿童身体、智力、情绪情感和人格的健康发育具有积极的作用。不符合卫生标准和卫生要求的玩具、被污染的玩具或对玩具管理不当都可能导致疾病，或者给学前儿童带来其他伤害。因此，托幼机构为儿童选择符合卫生要求的玩具，按卫生要求管理玩具，是托幼机构卫生保健的一项重要工作①。

1. 玩具应对儿童身体、智力、情绪情感和人格健康发展具有积极作用

托幼机构选用的玩具应对学前儿童的心理健康有良好的作用。玩具在外形和功能上要能吸引儿童，引起儿童良好的感知觉和情绪情感，能让其产生想玩、爱玩的兴趣

① 朱家雄，汪乃铭，戈柔 . 学前儿童卫生学 [M]. 3 版 . 上海：华东师范大学出版社，2015：136.

笔记

和愿望。托幼机构不宜选用能吹出声响的玩具，如口琴、口哨等。塑料袋、薄质织物袋不能当玩具，以防儿童将其套在头上掩住口鼻，造成窒息。在外形和功能上带有恐怖色彩的，易引起学前儿童视觉、听觉或触觉不安的玩具，以及具有赌博、迷信色彩的玩具，都不宜给学前儿童使用。

2. 玩具应考虑卫生性，不易传染疾病

玩具的种类很多，制作材料也各不相同。从流行病学的意义来说，用塑料制作的玩具易保持清洁，不易污染，便于清洗消毒；用金属、橡胶和木材制作的玩具也比较理想；用布料和人造毛皮制作的玩具最容易受污染，且不易消毒，因此不宜在托幼机构中使用。托幼机构可根据材料性质，选择清洗、湿布或酒精棉擦拭、暴晒等清洁消毒方法。

3. 玩具应考虑安全性

托幼机构在选用玩具时还应考虑玩具制作材料的毒性问题。学前儿童常将玩具放入口中，由毒性材料制成的玩具会对学前儿童的健康带来损害。聚乙烯塑料和有机玻璃等无毒性，制成的玩具适合儿童使用。玩具表面涂料含有的砷、铅、汞或其他有毒物质必须低于相关标准，一般还应在有颜色的玩具外层上涂刷 2~3 层透明漆，以形成牢固的保护膜。涂料和透明漆都应无臭无味，不溶于唾液和水。

选用的玩具应无锐利的棱角或锯齿，有一定的强度和韧性，不易折断形成新的棱角。木制玩具的表面应平滑，无尖刺，无裂纹。金属玩具即使在损坏的情况下也不应出现锋利的快口，不能有任何外露的钉子、螺丝、插销等。性能不适合儿童的玩具，如玩具钢珠手枪、喷水枪等，不应在托幼机构使用。积木、积塑、拼板、串珠、摆件等玩具不宜过小，避免学前儿童误吞或放入耳道、鼻孔之中。为了适合学前儿童的体力，大型积木应是空心的，每块积木的重量不宜超过 2 千克。

对已损坏的玩具，应及时修复；对不能修复或过于陈旧的玩具，应报废处理。

4. 其他卫生要求

托幼机构各班级的玩具只限本班使用，在班级之间进行交换时，必须经过彻底的消毒处理。在一般情况下，即使不在班级间交换使用玩具，也应对玩具进行定期消毒。玩具的消毒方法有温水肥皂洗涤，或者用 0.2% 的漂白粉溶液浸泡，洗后或浸泡后都要用清水反复漂洗冲净。还可用蒸煮、日晒的方法对玩具进行消毒。最为有效而又不损坏玩具的消毒方法是用紫外线照射。托幼机构新添置的玩具都应经过消毒处理后方可投入使用。

托幼机构经常开展玩沙、玩水的游戏。给学前儿童提供的沙子和黏土要放置于专用的玩沙箱内，沙子要定期更换，清洗晒干后给儿童使用。玩沙箱要加盖，防止污染。玩水池内的水要经常更换，玩水池也要加盖。儿童玩沙、玩水结束后要及时洗手。夏季托幼机构的玩水池、游泳池要加强卫生管理，严格按照国家关于游泳池水质管理的有关规定进行卫生监督，防止皮肤病等的交叉感染。

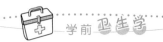

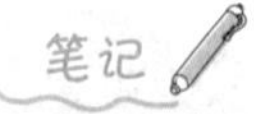

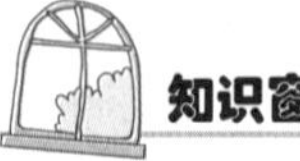

知识窗

安全选购儿童玩具须知[①]

选购玩具可以从标识说明入手。我国现行的国家强制性标准《国家玩具安全技术规范》(GB6675—2003）规定，儿童玩具必须有规范、详细的标识和说明，以指导消费者购买和使用。标识说明也是玩具质量安全的保证，是生产企业对消费者负责的一种体现。标识说明越规范严谨、越详细周到，表明生产企业越重视产品质量控制，玩具的安全系数相对也就越高。一般来说，玩具的标识说明包括产品名称、适用年龄、厂名厂址、必要的安全警示、执行的产品标准、CCC认证标志。另外，较复杂的玩具必须有使用方法说明，毛绒和布制玩具必须标明填充料的材质等，而且必须使用中文标注。如果玩具没有标识说明，则属于“三无”产品，很可能存在质量安全问题。需要特别注意的是，要看清玩具适用的年龄组，尤其是为3岁以下儿童选购玩具时，不要购买那些标明了不适合3岁以下儿童使用的玩具。另外，使用前一定要仔细阅读标识说明中的安全警示项，避免可能的伤害。

玩具存在的伤害风险如下。

小零件：儿童，特别是3岁以下儿童，喜欢把能接触到的物体塞进嘴里，因此体积较小的玩具很容易被儿童吃进嘴里，从而引起窒息，或者吞咽后造成伤害。在选购玩具的时候，要注意其尺寸必须大于儿童口腔直径，而且不能容易脱落的细小的零件（如毛绒玩具上松动的“眼睛”、“鼻子”、纽扣等）。

锐利边缘和尖角：有些玩具做工粗糙，存在毛边、尖角等容易造成外伤的部分。选购玩具时应仔细观察，选择外表光滑的玩具。

绳索：儿童喜欢牵着绳子拉动或甩着绳子玩耍，绳子很容易缠在儿童的手指或脖子上，细而坚韧的绳子可能会造成割伤，如果长时间缠绕过紧，可能会造成指端缺血坏死或窒息。因此，在选购带绳子的玩具时，要注意绳子不能过细、过长，绳子长度不能超过儿童的颈部周长，最好不要给年龄较小的儿童购买这类玩具。

噪声：儿童的听觉敏锐而脆弱，过大的声响会对听力造成伤害。有些发声玩具的声音太大，会造成噪声伤害。因此，在购买发声玩具时，应试听其声响，确保儿童把玩具放在耳边时，玩具发出的声音不会损伤听力。不要购买会发出持续响亮声音的玩具，并教导儿童不要把发声玩具靠近耳朵。

化学伤害：有些劣质玩具是使用回收的废弃塑料制作的，含有大量有毒有害物质；有些玩具使用了非环保型的油漆或涂料，重金属超标或含有甲醛等有害物质；有些玩具添加了邻苯二甲酸酯类的增塑剂；等等。因此，选购玩具时要多看、多摸、多闻，不要购买那些材质粗劣、带有刺激性异味、涂层脱落、黏滞感强的玩具。

塑料包装袋：薄而大的塑料包装袋有引起窒息的风险。过薄的塑料袋一旦蒙上

① http://news.qinbei.com/20151026/1805139.shtml.

笔记

口鼻，较难被揭下。因此，选购玩具时要注意玩具的包装袋，在给儿童玩耍之前要去除包装袋，并妥善处理，让塑料包装袋远离儿童。

电动玩具：电动玩具的电池是造成异物吞咽、窒息的主要原因之一，变压器和发热元件可能造成电击和烫伤。所以在选购电动玩具时，要确保其电池盒盖不易被打开（应用螺丝固定），电气部件安全可靠，最好不要给 8 岁以下的儿童购买有发热元件的玩具。

弹射玩具：弹射玩具包括各种玩具枪、弹弓、弓箭、飞镖玩具等，不合格的弹射玩具通常杀伤力都比较大，玩具子弹本身也是小零件，而且有些锐利的金属尖头可能造成外伤，所以应尽可能让儿童远离各种的弹射玩具。

坐式玩具：有些坐式玩具的结构不稳定，容易倾覆，造成儿童跌伤。因此在选购时，可以将这些大型玩具放在地板上，并试着推，以了解这类玩具的稳定性。这类玩具应底部宽大，以保持平稳。

总而言之，玩具好玩，更要安全，谨防“乐极生悲”。家长或托幼机构在选购玩具时，一定要关注质量安全。

（三）教具、学具的卫生要求

1. 黑板

黑板是指用粉笔书写后能够擦拭的板面，用衬板、框架、支架加以固定。托幼机构在选用黑板时要注意以下几点。

（1）采用环保无尘黑板，采用镀锌板面，黑板面永不生锈、永不脱层。

（2）书写轻松流利，字迹醒目、容易揩擦。

（3）板面不反光，呈墨绿色，有利于保护视力。

（4）坚固耐用、耐腐，使用寿命长，无需维修。

（5）可使用磁钉挂图，灵活方便，容易安装。

（6）长度不小于 100 厘米，宽度不低于 360 厘米。

（7）书写时应尽量少用粉笔，因其中大多含有有害物质。擦黑板宜用湿布或吸尘黑板擦。

2. 图书

图书是托幼机构使用的主要教具，应确保每个班级拥有能满足本班儿童基本阅读量的图书，并定期更换。

学前儿童阅读的图书中的图形、文字和符号，都是视觉刺激物。符合卫生要求的图书对保护视力，提高神经系统活动功能都具有促进作用。托幼机构选用的供儿童阅读的图书，其图形、文字和符号印刷应清晰，大小适宜，色彩协调、柔和，不过分刺激视觉，不易引起视觉疲劳。选用的图书开本、厚薄和重量应适当，图书的纸张要有一定的强度，纸面光滑而不反光，以便于儿童阅读。图书装订质量也应注意，防止订

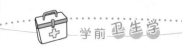

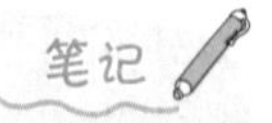

书钉等刺伤儿童。图书在翻阅时书页应平整，不会自动卷曲，以免学前儿童因经常需要用手按住书页而感到疲劳。

儿童用书由于翻阅的人数较多，很容易磨损和受污染，应坚持及时修补、定期消毒。图书的消毒宜采用阳光暴晒的方法，至少每两周晾晒一次，暴晒时图书不要相互叠加，暴晒时间不低于 6 小时；破损图书要及时修补，对太破、太脏的图书要及时废弃。如果发现儿童有用手指蘸唾液翻书页的习惯，要及时纠正。

图书区宜设置在光线较好和不易被打扰的比较安静的位置。图书的摆放要方便取放和儿童自由阅读。要注意培养儿童阅读的良好卫生行为和习惯。如保持眼与书的适当距离，不在光线昏暗或阳光刺眼的地方阅读，不用手指蘸唾液翻阅图书，要爱护图书，看过的图书要放回原处等。

3. 笔

学前儿童使用的铅笔、蜡笔、水彩笔、油画棒和绘图颜料等均应不含有毒成分，笔杆上的涂料表面应有不易脱落、不溶于水和唾液的漆膜。学前儿童使用的笔，笔杆粗细应适中，直径以 0.8 厘米为宜，过粗或过细的笔杆会使儿童握笔时的手动作不协调，手指关节和肌肉过分紧张。此外，学前儿童绘画或书写时使用的纸张，应是白色或浅色的，纸张的质地应结实、坚韧。

4. 书包

托幼机构一般不要求儿童背书包，如果为大班儿童准备书包，主要以双肩背包为宜，书包的重量一般不超过儿童体重的 1/10。健康书包要符合以下要求。

（1）棉布面料。市场上书包的品种繁多，面料各异，真皮类书包价格昂贵，不适用；皮革类书包质量较差，易破损、裂缝、掉漆；化纤类书包易脱丝、断裂；棉布类的书包轻巧柔软，手感好，耐磨，无毒，有益健康且价格低廉。

（2）精致小巧。3~6 岁儿童年幼体弱，买一个小巧的双肩背书包足以够用。同时，书包的宽度最好和儿童肩宽差不多；书包上的口袋和网眼不要太多，否则容易被尖锐物钩住，造成危险；书包最好是拉链式，翻盖式的书包不适合儿童使用。

（3）颜色鲜亮。3~6 岁儿童有着明显的视觉偏好，他们通常喜欢颜色鲜艳、亮丽的东西，认为颜色鲜亮的书包很漂亮。儿童喜欢书包，才会珍惜书包，才会喜欢上学，才会喜欢学习。虽然深色书包很耐脏，但是儿童不喜欢，也不可取。

（4）卡通图案。3~6 岁儿童喜欢看动画片，对某些卡通人物很感兴趣，甚至把他们视为偶像。不妨为儿童挑选绘有正义、智慧卡通形象的书包，让正义、智慧的卡通形象成为儿童的好朋友，陪伴儿童成长。

笔记

（四）体育用具的卫生要求

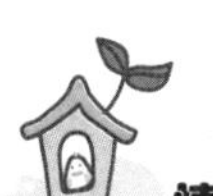

情境案例

2000 年 8 月 11 日，浙江省义乌市一幼儿园滑梯未固定牢，导致何某在攀玩时被翻倒的滑梯击倒身亡。

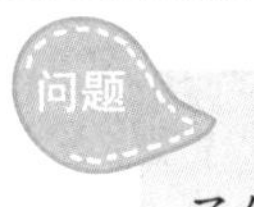

该案例暴露了什么问题？

案例分析

幼儿园因滑梯未固定牢暴露出幼儿园对体育设备疏于管理，没有定期检查和维修。幼儿园应加强体育设备的管理，防止意外事故的发生。

学前儿童体育用具按运动的性能可分为摆动类、攀登类、旋转类、滑引类和颠簸类五类。其中有大型体育器械，如攀登架、溜溜板、压板、滚筒、浪船等；小型体育用具，如木马、皮球、沙包、藤圈、哑铃等。大型体育器械一般应安置在草坪上，部分大型体育器械（如攀登类器械）下应设有沙坑或软垫，以防儿童摔伤。还应定期检修和清洁管理，如有破损、脱落、生锈等现象，应停止使用并及时处理。

体育用具要适合学前儿童的生理特点，有利于提高学前儿童身体素质；体育器械要坚固、耐用、平滑、安全，体育用具要简单、轻巧、美观，还要便于修理和保养。使用体育用具以前要仔细检查；进行体育活动时应加强指导，防止意外事故的发生。

第二节 托幼机构一日生活制度

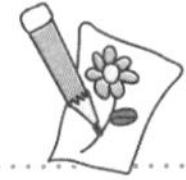

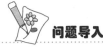

问题导入

某幼儿园制订一日活动安排（表 7–6），对教师的具体工作提出了要求。

表 7–6　某幼儿园一日活动安排

时　间	活动内容	教师工作要求
7:30—8:30	接待儿童工作	微笑接待家长和儿童，观察儿童身体表现；营造环境引导儿童积极参加活动
8:30—8:55	早锻炼 做早操	将儿童带到安全场地；检查大型玩具是否安全；根据天气变化组织合理的走、跑、跳、投掷等协调活动；领操并引导儿童做出标准动作
8:55—9:00	课前准备	提醒儿童如厕；合理安排儿童听课的座位，准备好教具；与配班教师沟通，了解需要配合的工作

笔记

续表

时　　间	活动内容	教师工作要求
9:00—9:30	集体活动	做儿童的引导者、支持者、合作者；全面观察儿童并注意个体儿童的发展；注意收集儿童发出的信息
9:30—9:40	儿童休息、喝水	指导儿童排队喝水，提醒儿童喝水量及水温要适当；注意儿童如厕时的安全
9:40—10:00	集体活动	做儿童的引导者、支持者、合作者；全面观察儿童并注意个体儿童的发展；注意收集儿童发出的信息
10:00—10:10	儿童休息、喝水	指导儿童排队喝水，提醒儿童喝水量及水温要适当；注意儿童如厕时的安全
10:10—10:50	课间操活动	合理安排体育活动（活动量以观察儿童头出汗的量为依据）；检查活动器械是否安全；指导儿童做操动作
10:50—11:00	午餐前准备	指导儿童脱外套并整理；提醒儿童如厕、洗手；指导儿童有序地分发餐具并安静等待；给需要喝水的儿童适量的温水
11:00—11:40	儿童吃午饭	介绍饭菜的营养，营造让儿童愉快进餐的氛围；分发饭菜，并指导儿童礼貌用餐；提醒儿童饭后漱口、洗手；允许先吃完饭的儿童小声交流谈话；提前铺好床铺
11:40—12:00	午睡前准备	提醒儿童如厕、洗手；指导儿童脱下衣裤叠放整齐；请儿童有序上床；为儿童播放故事或轻音乐
12:00—14:30	儿童午睡	根据天气变化开窗通风（避免直吹儿童）；细心呵护儿童（纠正睡姿、盖被、观察儿童体征变化）；准备午点
14:30—14:55	儿童吃午点	分发午点；检查儿童衣着是否整齐；观察儿童体征
14:55—15:00	课前准备	提醒儿童如厕；合理安排儿童听课的座位，准备好教具；与配班教师沟通，了解需要配合的工作
15:00—15:30	集体活动	做儿童的引导者、支持者、合作者；全面观察儿童并注意个体儿童的发展；注意收集儿童发出的信息
15:30—15:50	儿童休息、喝水	引导儿童排队喝水，接适温适量的水，提醒儿童如厕，并注意幼儿如厕时的安全
15:50—16:00	儿童离园	做好家长接待工作；待儿童全部离园后清理教室卫生，检查水电门窗是否关闭

问题分析

出于规范化管理的需要，托幼机构必须要对学前儿童在托幼机构内的活动在内容和时间上做出相应的规定。同时，对于学前儿童来讲，日常生活活动的安排，也是儿童学习的一个重要部分，可以让儿童养成良好的生活习惯，为以后的发展打下基础。

根据幼儿园一日活动安排表，谈谈为什么要建立托幼机构一日活动制度？

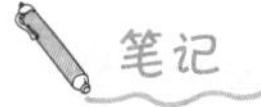

什么是托幼机构一日生活制度？如何制定和执行一日生活制度？一日生活制度有哪些卫生要求？带着这些问题，我们一起进入这一节的学习。

一、托幼机构一日生活制度的制定

（一）托幼机构一日生活制度的概念

托幼机构一日生活制度是指托幼机构出于规范化管理的需要，按科学依据把学前儿童每日在园内的主要活动，如入园、进餐、睡眠、游戏、户外活动、教育活动、离园等在时间和顺序上合理地固定下来，并形成一种制度。托幼机构通过生活制度保证学前儿童在活动与休息、室内活动与户外活动、活动量大的活动与活动量小的活动间的总体平衡。当然这种制度安排只是相对的，在具体执行中应允许适当的灵活性，即根据具体情况的变化做出适当的调整。但这种变化和调整应以不破坏学前儿童已经形成的动力定型为原则，变化不可太频繁，变动的幅度也不可过大。

由于在制定和安排生活制度时需要考虑许多因素，因此各个托幼机构的生活制度不尽相同，也不存在一种适合所有托幼机构的最佳生活制度。虽然托幼机构制定生活制度时需要考虑的因素很多，但总的卫生原则是一致的，即儿童年龄越小，活动量应越少，活动和学习时间应越短，休息和睡眠时间应越长，进餐次数应越多。

（二）制定一日生活制度的意义

1. 使学前儿童尽快适应托幼机构的生活，为今后的发展打下基础

学前儿童从家庭进入托幼机构初期，托幼机构的一切对他们来说都是陌生的。他们的“身份”也发生了变化，由家庭的“中心成员”变成了托幼机构中的普通一员。因此，需要培养他们独立生活的能力，帮助他们尽快熟悉、适应集体生活和学习环境，产生归属感。他们在教师的悉心指导下掌握生活所必需的知识和技能，养成良好的生活习惯，建立良好的生活秩序，也为他们今后的发展奠定了基础。

2. 保护学前儿童神经系统的正常发展和消化系统的正常功能

（1）形成动力定型。生活制度将学前儿童一日生活中的主要环节，如早操、盥洗、进餐、睡眠、游戏等加以合理安排，使儿童养成习惯，生活会更有规律，吃饭时食欲好，就寝时入睡快，游戏时精力充沛。

（2）注意劳逸结合。学前儿童的大脑皮质功能发育不够成熟，对长时间的刺激耐受力小，在从事某种活动后，大脑皮质的相应区域将由兴奋转入抑制，出现疲劳。合理安排生活制度，不断变换活动的内容和方式，使大脑皮质的“工作区”与“休息区”轮换，可以预防过度疲劳，避免伤害脑细胞。

（3）保证睡眠时间。学前儿童的神经系统发育尚未发育成熟，容易疲劳，故需要较长时间的睡眠进行休整。合理安排生活制度可使睡眠时间有保证。

（4）保护消化系统。学前儿童消化系统的功能尚未成熟，消化能力弱，但生长发育速度快，对能量和各种营养素的需要相对较多，安排合理的进餐次数和时间间隔，

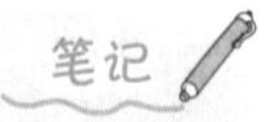

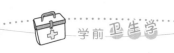

可保证学前儿童获得足够的营养。

3. 使学前儿童愉快地度过每一天

“快乐的童年生活”体现在儿童每一天的生活中。学前儿童在日常生活的表现也是判断、衡量他们学习和发展状况的重要依据。因此，教师不仅要把生活活动看作满足儿童生理需要的过程，而且要以此为机会，使儿童的相关能力逐步得到提高，让学前儿童在集体生活中感到温暖、心情愉快，形成安全感、信赖感。从这个意义上说，学前儿童教育的重要目的就是让他们愉快地度过在学前教育机构的每一天。

4. 日常生活是学习的重要途径

学前儿童的身心发展特点决定了教育的生活化，学前儿童教育必须是保教并重的，必须寓教育于儿童的一日生活之中。日常生活是学前儿童教育的重要内容，也是教育的重要途径。《幼儿园教育指导纲要（试行）》指出，幼儿园教育活动内容的选择应“既贴近幼儿的生活来选择感兴趣的事物和问题，又有助于拓展幼儿的经验和视野”，幼儿园教育活动内容的组织应“充分考虑幼儿的学习特点和认识规律，各领域的内容要有机联系，相互渗透，注重综合性、趣味性、活动性，寓教育于生活、游戏之中”。学前儿童的学习是通过生活化的、游戏化的教育活动完成的，这些教育活动就是日常生活本身。因此，学前教育机构应从儿童的一日生活中挖掘教育资源，把各种教育内容与儿童一日生活联系起来，把教育活动同儿童一日生活结合起来。儿童日常生活的每一个环节都具有教育价值，教师应从儿童发展的现实需要出发，对其进行合理组织和充分利用。学前儿童的一日生活是完整的，他们有着自己独特的生活节律，和成人一样具有独特的生活品质。幼儿园教师应把握好日常活动中的教育契机，不失时机地对儿童进行教育，使儿童在不断重复的日常活动中也能获得发展。

（三）制定一日生活制度的依据

托幼机构在制定一日生活制度时，必须综合考虑各种相关因素，制定出既切合本园实际情况又符合学前儿童发展特点的、科学合理的生活制度。一般来说，在制定一日生活制度时主要考虑以下几个方面的问题。

1. 学前儿童的年龄特点

学前儿童正处于快速生长发育的时期，托幼机构的生活制度必须首先满足其生长发育的需要。因此，在制定一日生活制度时，应合理地安排学前儿童的进餐时间，保证充足的睡眠及户外活动时间。

其次，还应该考虑到不同年龄阶段儿童的具体特点，针对不同年龄阶段的儿童做出不同的安排。例如，儿童年龄越小，进餐的次数越多，睡眠的时间越长，而每次游戏活动或教育活动的时间则越短。随着儿童年龄的增长，进餐的次数及睡眠时间可以逐渐减少，而游戏活动或教育活动的时间与次数可以逐渐增多。

笔记

2. 学前儿童的生理活动特点

根据神经生理学的理论，人在从事某种活动时，大脑皮质只有相应部分的神经细胞处于兴奋和工作状态，其他部分的神经细胞则处于抑制和休息状态，从而形成“工作区”和“休息区”。“工作区”和“休息区”可以随着活动性质和活动方式的改变而发生交互变化，使大脑皮质各区域轮换休息，防止过度疲劳。学前儿童的神经系统尚未发育成熟，如果某一种性质或方式的活动持续时间过长，就会引起大脑皮质相应区域神经细胞的疲劳。因此，学前儿童在从事某一种活动一定时间以后，应该及时变换活动的性质或方式，使学前儿童大脑皮质的神经细胞得到充分的休息，避免疲劳，以保持较好的精神状态。

因此，托幼机构在制定一日生活制度时，应考虑到不同性质或方式的活动轮换进行，做到劳逸结合、动静交替。例如，在教育活动之后，安排儿童自由的游戏活动；在室内较安静的活动之后，让儿童到户外进行体育活动。这样可以使儿童大脑皮质各区域的神经细胞及身体的各器官系统既能得到充分的调动和锻炼，又能得到轮流的、充分的休息，促进儿童身心健康发展。

3. 地区特点及季节变化

我国地域辽阔，南北地区气候差异及东西地区时间差异较大，各托幼机构应根据本地区的地理特征，制定相应的生活制度。在制定生活制度时，还应考虑到不同季节的特点，对生活制度中的部分环节进行适当的调整。例如，夏季昼长夜短，儿童入园的时间可适当提前，而儿童晚上睡觉的时间也可以适当推迟，保证儿童午睡的时间等。如有必要，托幼机构可以根据当地的具体情况和需要，制定出不同季节的生活制度。

4. 家长的需要

学前儿童的年龄特点决定了入园及离园都必须由家长亲自陪同。因此，托幼机构在制定生活制度时，还应该考虑家长的实际情况，更好地为家长服务。例如，学前儿童入园的时间，可以根据家长的需要适当提前，而离园时间也可以适当推迟。托幼机构提供膳食，可以由一餐两点增加到三餐一点或三餐两点等。

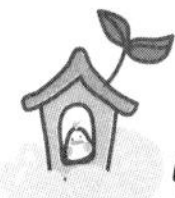

情境案例

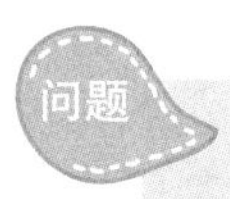

在儿童一日生活习惯的养成中，家园同步有何重要性？

很多学前儿童在家和幼儿园的表现是不一致的，在幼儿园能听老师的话，能遵守常规，积极进行各项活动，同伴之间能互相体谅、帮助、合作；回到家则任性、霸道，对家人没有礼貌，不爱劳动，事事以自我为中心，不会考虑或关心他人，与同伴经常争抢玩具甚至动手打架等，儿童在幼儿园里养成的良好习惯在家却不能保持，加大了教师培养儿童良好习惯的难度。

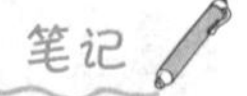

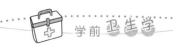

案例分析

我国教育家陈鹤琴说过："习惯养得好，终生受其益；习惯养不好，终生受其累。"也就是说，良好的习惯对一个人的发展起着重要的作用，是一个人独立于社会的基础。3~6 岁是培养儿童良好习惯的重要时期，家庭和幼儿园是培养儿童良好习惯的重要环境。因此，家长和幼儿园应相互配合，同步进行教育，与家长多沟通，帮助家长提高对"培养儿童良好行为习惯"的认识，提高家长科学育儿的水平。

二、托幼机构一日生活制度的卫生要求

（一）进餐

情境案例

新学期开始，小明上幼儿园了。可是，此时的小明不会自己吃饭、中午不愿意睡觉，甚至连屎尿都拉在纸尿裤里。幼儿园规定上午 8 点 30 分之前到园吃早餐，然而小明家长送小明来幼儿园时已经是上午 10 点了，而幼儿园是 11 点吃午饭。小明平常运动少，活动量不够，到了 11 点吃午饭时没有胃口，于是不吃，睡午觉时又觉得肚子饿睡不着，下午吃点心的时候又打瞌睡了。两个星期后，小明对幼儿园的生活依旧不适应。小明家长向园长寻求帮助。园长认为，出现这种情况，多与家长的作息时间不规律有关。园长建议，在孩子正式入园前两周，家长要让家庭作息时间和幼儿园尽可能一致。家长可以根据幼儿园的作息时间表安排家庭作息时间，包括早上 7 点起床，8 点吃早餐，11 点吃中餐，晚上 7 点吃晚餐，晚上 8 点安排 1 个小时的家庭娱乐时间，9 点准时上床睡觉，调节孩子的生物钟，使之适应幼儿园生活。

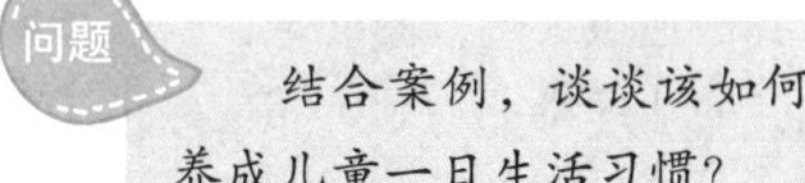

结合案例，谈谈该如何养成儿童一日生活习惯？

案例分析

学前儿童一日生活习惯的养成，需要家长和幼儿园相互配合。儿童的睡眠时间不可过长，也不可过短。儿童的肠胃容量有限，饮食上应该少食多餐，并且准时吃早餐。

学前儿童胃排空食物需要 3~4 小时，如果进餐时间相隔过近，会引起消化不良，相隔时间过久，又会造成饥饿。托幼机构要定时、定量给儿童用餐。初断奶的儿童一般每天进餐 4~5 次；3 岁以后每天进餐 3 次，可在下午加 1 次点心。

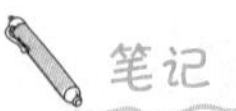

1. 对学前儿童的要求

（1）愉快、安静地进餐，逐步掌握独立进餐的技能。

（2）进餐时不大声讲话，不随意说笑打闹。

（3）能正确使用餐具，一手拿勺子，一手扶住碗，喝汤两手端着碗。

（4）干点与稀饭搭配吃，不吃汤泡饭。

（5）逐渐养成文明进餐的行为习惯。

2. 对教师和保育员的要求

（1）进餐前半小时不要安排儿童剧烈活动。

（2）进餐前 15 分钟提醒儿童收拾玩具，放好椅子，做好盥洗，准备进餐。

（3）指导值日生工作，擦净餐桌，准备餐具。

（4）领取和分发食物，登记每名儿童主食、副食的领取量，以及实际进食量和剩余量。

（5）组织洗净手的儿童进餐，营造愉快、安静的进餐氛围，不说教、不批评，使儿童愉快地进餐。

（6）进餐时，教师和保育员要精力集中，注意观察儿童进餐行为，轻声地、耐心地指导儿童学习掌握进餐技能，培养文明进餐的行为习惯。

（7）进餐时不催促、不比赛，进餐时间不少于 30 分钟。

（8）当儿童进餐时，不拖地、不扫地。餐后及时回收碗筷，收拾餐桌，清扫地面，对擦嘴毛巾、漱口杯进行消毒。

（二）饮水

儿童机体组织中的水分相对多于成人，年龄越小，体内水分所占的比例越大。教师应当根据学前儿童的情况，提供足够的饮用水。一般来说，学前儿童每两餐之间至少饮水 2 次，不能在儿童感到口渴时才饮水。在学前儿童饮水方面，教师和保育员要注意以下几个方面。

（1）餐前 0.5~1 小时饮水一次。此时饮水，可以迅速进入全身血液，补充到全身细胞中，使儿童在进餐时分泌出足够的消化液，有利于消化吸收。而在即将进餐时或进餐时给儿童饮水，则会冲淡胃内消化液，引起饱胀感，降低食欲。

（2）剧烈运动后不宜马上喝大量的水。此时可以给儿童提供少量淡盐水，及时补充体内因大量出汗而丢失的氯化钠。

（3）不可给儿童提供生水或净水器净化后的水，以及刚烧开和反复煮沸的水。净水器可以去除水中部分杂质，但不能完全消除对人体不利的物质。刚烧开的水水垢较多，不可立即饮用。反复煮沸的水含有有毒的亚硝酸盐，也不适合饮用。

（4）应根据季节变化和学前儿童的实际情况增加饮水量。例如，在夏季、早晨或午睡起床后要注意补水。对体质差、患病初愈、经常嗓子肿痛的儿童，应经常提醒他们多喝水。

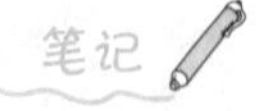

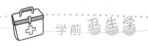

托幼机构内应设置专门的饮用水供应点，方便儿童喝水。儿童喝水的杯子应该专人专用，杯子要保持清洁，经常消毒，防止传播疾病。

（三）睡眠

睡眠对儿童健康十分重要。睡眠可以消除疲劳，使儿童身体得到充分的休息；睡眠期间，儿童生长激素的分泌增加，可以促进儿童身高的增长；睡眠还可以促进儿童大脑皮质的发育。睡眠不足的儿童经常表现为精神萎靡不振，脾气暴躁，食欲降低。因此，要保证儿童的睡眠时间，同时也要保证儿童的睡眠质量。

1. 睡眠时间

睡眠持续的时间与脑的发育程度有关。一般而言，儿童年龄越小，神经细胞就越脆弱，所需睡眠的时间就越长（表 7–7）。

表 7–7　婴幼儿每天睡眠时间（小时）

年　龄	夜　间	白　天	合　计
新生儿	睡～醒	睡～醒	18~20
2~6 月	9~10	4~5	14~16
7~12 月	9~10	3~4	14~15
1~3 岁	9~10	2.5~3	12~13
3~6 岁	9~10	2~2.5	11~12

2. 睡眠前的准备

托幼机构做好学前儿童睡眠前的各项准备，可保证儿童及时入睡，并有益于培养儿童良好的睡眠习惯。

（1）睡眠环境的准备。卧室内要保持空气流通，温度和相对湿度适宜，保持安静，无刺眼亮光。如果托幼机构活动室兼做卧室，对活动室也有此要求。

（2）睡眠用具的准备。准备安全舒适的被褥，床铺不应有杂物，尤其是一些可能会伤害儿童的物品，如别针、发夹等；被褥厚薄适宜、干净，枕头不应过高。

（3）睡眠前的身体准备。睡前不宜让儿童吃得过多，以免妨碍膈肌的运动，加重心脏的负担，也不要空腹睡眠；睡前不要让儿童大量饮水，以免小便增多影响睡眠；睡前不做剧烈运动，可组织儿童进行一些安静的活动，如户外散步、晒太阳、桌面游戏、听听轻松的音乐、念念儿歌等；睡前提醒儿童如厕；检查儿童衣袋，防止儿童将小物品带到床上玩。

（4）睡眠前的心理准备。睡前教师应避免让儿童看或听惊险刺激的影片或故事，不批评或恐吓儿童，使儿童处于轻松愉快的情绪状态。

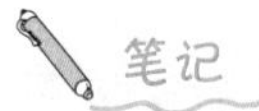

（5）给儿童准备睡眠的信号。在睡前，托幼机构可以播放一段优美的催眠曲，或者让儿童在自己的座位上静坐片刻，给儿童一种睡眠的信号。长期坚持可以让儿童形成条件反射，到时自然进入睡眠前的状态。

3. 睡眠时的保育要求

托幼机构要做好儿童睡眠的各项管理工作，以保证儿童睡眠的质量和安全。

（1）培养儿童良好的睡眠习惯。首先，儿童应养成独自入睡的习惯。对于独自入睡困难的儿童，保育员应耐心陪伴，轻拍儿童，使他们对新环境产生安全感，再逐渐减少陪伴次数，使其养成独自入睡的习惯。其次，儿童应按时入睡，按时起床。托幼机构应严格执行一日生活作息，帮助儿童逐渐养成良好的睡眠习惯。同时也要求家长配合，管理好儿童的睡眠时间，养成良好睡眠习惯。最后，儿童应保持良好睡姿。正确的睡姿是向右侧睡，双腿稍微弯曲，这样有利于减轻心脏负担，也有利于胃中食物向小肠大肠移动。然而，睡姿也不可绝对化，年龄越小的儿童，骨化尚未完成，固定一种睡姿反倒会引起颅骨、胸廓、脊柱变形。但如果发现儿童趴着睡、跪着睡、蒙头睡等不良睡姿，应及时纠正。

（2）要照顾儿童睡眠时间的差异。不同儿童睡眠时间差异很大，即使是同龄儿童，对睡眠时间的需求也不相同。托幼机构制定一日生活制度后，在实际执行中应顾及儿童的差异，允许部分早醒不愿继续睡眠的儿童适当提前起床，将他们安排到其他地方进行安静的活动。

（3）及时发现儿童的异常情况。在儿童睡眠过程中，教师应注意观察儿童的睡眠情况。如是否有儿童在被子下玩玩具或玩弄生殖器，睡眠过程中儿童脸色、呼吸、体温是否正常等情况。如发现异常，应及时解决。

（4）提醒儿童及时排尿。教师要了解每个儿童的排尿规律，尤其要关注有尿床习惯的儿童，掌握其尿床的具体规律，及时叫醒排尿。

（5）要注意环境的动态变化。在儿童睡眠过程中，还要密切关注睡眠环境温度、相对湿度、通风、噪声强度等的动态变化，发现异常情况，要及时给予解决。要特别注意可能发生的意外事故，并有完善的应对对策，一旦火灾、地震等事故发生，要保证使儿童以最快速度从睡眠状态进入疏散、避灾状态。

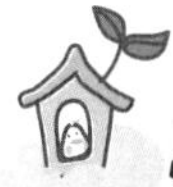

情境案例

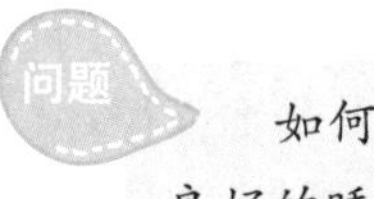

如何帮助幼儿养成良好的睡眠习惯？

蓓蓓，女，3岁3个月，已上幼儿园3周了。她在入园之前非常向往上幼儿园，第一周每天都开开心心地去幼儿园，平时不怎么睡午觉的她在幼儿园也睡了，老师对她其他方面的表现都很肯定，只是她入睡比较慢。第二周她就不太情愿去了，说不愿意在幼儿园睡午觉，开始哭闹着不去幼儿园。家长和老师也沟通过，老师不得不退了一步，

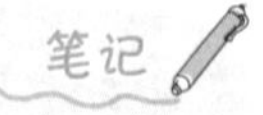

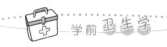

说不强求她睡午觉，只要求她安静地躺下。但第三周蓓蓓还是不愿意去幼儿园，唯一比较欣慰的是除了午睡，她在游戏、户外活动等其他方面的表现一直都很好。怎样才能帮助幼儿在幼儿园养成午睡的习惯呢？

案例分析

帮助幼儿养成良好的睡眠习惯非常重要，但是需要家长的全力配合。主要可以从几个方面着手：营造一个良好的睡眠环境；白天进行适当的体力活动，晚上安排一些安静的活动；和幼儿一起养成早睡早起的习惯。

（四）盥洗

盥洗是托幼机构卫生保健的基础工作。盥洗可使皮肤保持干净，预防交叉感染和疾病，提高机体抵抗力，增强儿童体质。托幼机构应帮助儿童学会正确的清洁方法，养成良好的卫生习惯。

1. 洗脸

面部是人体与外界接触最多的部位，长时间暴露容易被污染。儿童每天早晨、晚上和外出归来要洗脸，以保持面部皮肤清洁。洗脸最好使用流动水。每个儿童有专用的毛巾。毛巾应每天进行消毒处理，可用消毒柜消毒或蒸煮消毒，消毒后晾晒。冬季洗脸后，要给儿童涂抹护肤品，防止皮肤皴裂。

2. 刷牙、漱口

刷牙和漱口可以清除牙齿表面微生物，保护乳牙，减少龋齿，促进牙齿健康。2岁前儿童可以通过饭后漱口、喝水等方式来冲洗口腔食物残渣，护理牙齿。2岁后儿童开始学习自己刷牙。选择儿童用软毛牙刷和牙膏，每个儿童都要有专用牙刷，使用完后洗净、甩干，牙刷朝上插在杯子中或牙刷架上。同时，教会儿童正确的刷牙方法：顺着牙缝直刷，上牙由上往下刷，下牙由下往上刷；先刷牙的外侧面，后刷牙的内侧面，最后刷咬合面，咬合面应横刷。刷牙时先用水漱口，再用沾有牙膏的牙刷上下里外刷净，最后再用水漱净。

3. 洗手、洗脚

手是儿童探索周围环境、进食的最佳“工具”，同时也是传播疾病的重要途径。人的一只手上可附着40多万个细菌，饭前便后及时洗手，可有效防止病从口入。

儿童洗手可用流动水和洗手液或肥皂洗手。教儿童学习掌握七步洗手法（图7-1）。

洗脚可以促进足部血液循环，消除疲劳，有利于睡眠。寄宿制托幼机构每天晚上临睡前都要让儿童洗脚、洗屁股、换内裤。洗脚时用温水浸泡，轻轻搓洗。儿童的洗脚盆、擦脚毛巾及洗屁股用盆、毛巾等要专人专用，以防传播疾病。

笔记

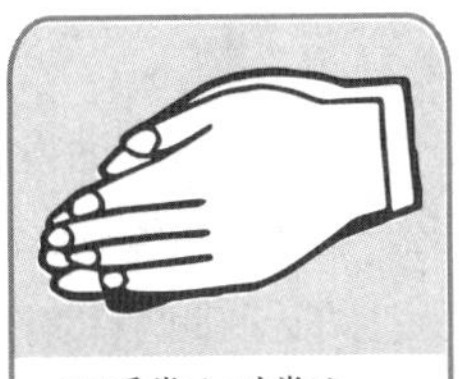
双手掌心对掌心，手指并拢相互搓揉

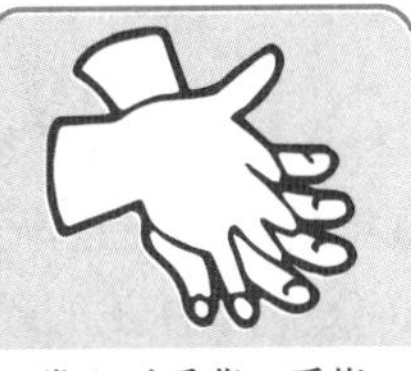
掌心对手背，手指交错，相互搓揉

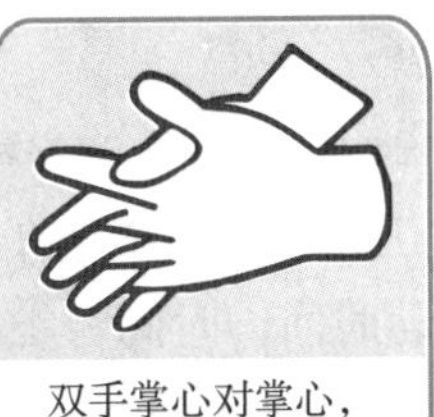
双手掌心对掌心，手指交叉相互搓揉

双手互握，搓揉指背

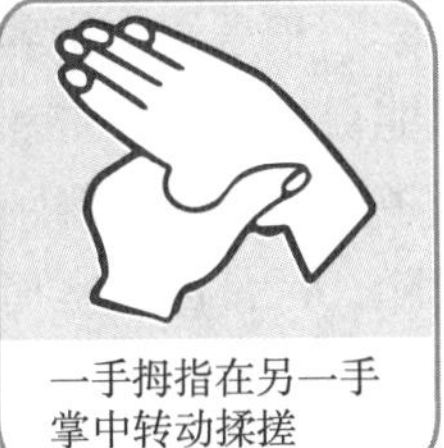
一手拇指在另一手掌中转动揉搓

指尖并拢在另一手掌心中揉搓

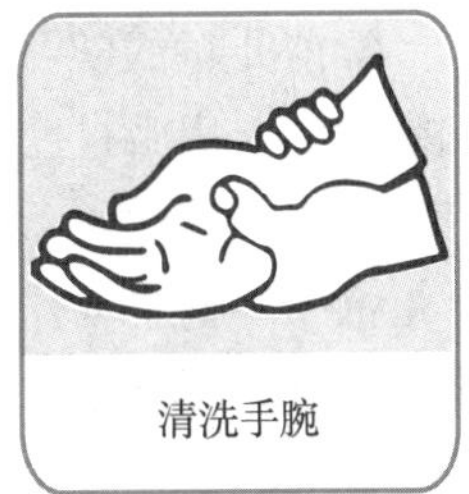
清洗手腕

图 7-1　七步洗手法

4. 洗浴

洗浴能去除全身污垢，清洁皮肤，促进血液循环，提高机体的抵抗力。学前儿童的皮肤保护功能差，保持皮肤清洁可以减少病菌感染。

儿童洗头、洗澡的次数一般是根据气候和出汗量而定。在寄宿制托幼机构，夏季可安排儿童每天冲淋 1~2 次，冬季则每 3~4 天洗 1 次澡。洗浴时，一般先洗头，后洗澡。小班儿童适合盆浴，在教师和保育员的帮助下完成洗浴工作。中班和大班儿童最好用淋浴，选用无刺激配方的婴儿洗发液，防止将水和洗发液溅到儿童的眼睛里。洗浴后应立即用毛巾将身体擦干。夏季可以擦些防痱、祛痱的用品，如适合儿童使用的痱子水、痱子粉或爽身粉等，然后穿好衣服。冬季洗澡要注意保暖，以防感冒。

5. 修剪指（趾）甲

指甲过长会影响触觉，或者划伤他人皮肤，或者因甲缝藏纳污垢和病菌而传染消化道疾病。要给儿童每周剪一次手指甲，每两周剪一次趾甲。修剪指（趾）甲应在洗澡或洗手、洗脚后进行，让温水将指（趾）甲泡软，指（趾）甲剪成弧形，不可剪得过深，防止伤及甲床组织或周围皮肤引起炎症。

（五）如厕

排便是人体的正常生理反应。学前儿童膀胱容积较小，肾功能较弱，每天排尿次数较多，托幼机构应允许儿童按需要随时大小便，并在饭前、外出活动、活动转换之间安排儿童如厕，并逐步培养儿童定时大便的习惯。

在儿童 2 岁左右时可开始对其进行如厕训练，如正确使用便池和抽水马桶，排便时不弄脏便池的外边，不玩弄厕纸或厕所内的其他物品，不在厕所内打闹。学会便后使用厕纸的方法，养成便后洗手的习惯。

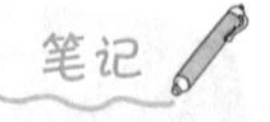

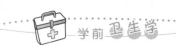

（六）教育活动

托幼机构应为学前儿童安排多种多样的教育活动，促进儿童的全面发展。

每次学习或作业的时间随儿童年龄的增长逐渐延长。小班儿童每天上午安排一次集中教育活动时间，时间为15~20分钟；中班儿童每天上午安排两次集中教育活动，每次活动时间安排25~30分钟；大班儿童每天上午安排两次集中教育活动，每次活动时间30~35分钟。

学前儿童的学习形式以游戏为主，寓“学”于乐。应培养儿童正确的读、写、画姿势，防止用眼过度和脊柱弯曲异常。唱歌能促进儿童声带和肺部的发育，但要注意持续时间不宜过长，避免大声喊叫造成呼吸道充血肿胀。舞蹈和体操活动前教师应教给儿童一些基本动作，不提倡学习高难度动作，严禁因竞赛而打乱日常生活秩序，严禁对儿童进行机械的强化训练。

游戏不仅是学前儿童学习的主要形式，也是他们一日生活的基本活动形式。游戏的开展要尊重儿童的意愿，并尽可能在户外进行；游戏过程中要动静交替；游戏材料不应对儿童造成潜在危险，应避免游戏中儿童的过度兴奋。

（七）来园和离园

儿童来园之前，教师要做好活动室的通风和清洁工作。每天或每周儿童入园时，教师和保健医师应做好接待和晨检工作，及时向家长了解儿童的健康情况，保健医师要掌握全园儿童的健康状况，发现可疑情况要及时处理。要让儿童将所带的衣物、日用品等整理好，放置在规定的地方。如果儿童带了药物需要服用，应标明姓名、所在班级、用法及用量，交由保健医师代为保管，保健医师负责按时让儿童服用。要了解儿童来园前是否已经用餐，是否需要饮水和排便，然后安排儿童到所在班级进行活动。

在儿童等候离园时，教师和保育员要注意儿童的活动安全，经常清点人数，不要让儿童擅自走出托幼机构的大门，更不可让陌生人将儿童带走。可组织儿童进行一些较为安静的室内桌面游戏或户外活动。离园前，要求儿童将玩具收拾好。儿童离园时，教师应提醒他穿好衣服，并把儿童交给家长。如儿童当日或当周有身体不适或其他特殊情况，应向家长说明情况。儿童全部离园后，教师与保育员应将教室、活动室打扫干净，关好门窗，关闭电源。

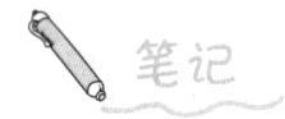

第三节 托幼机构教育活动卫生

2016年5月31日下午，某幼儿园冒雨举行“六一”汇报演出，幼儿在雨中起舞，校长和老师们伞下认真观看，家长要求幼儿园取消活动，但是表演仍在进行。这件事引起了广大家长的热议。

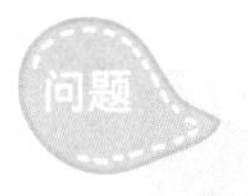

该幼儿园忽视了什么问题？

问题分析

该幼儿园冒雨组织幼儿举行文艺演出，忽视了教育活动的卫生要求。幼儿身体抵抗力低，淋雨演出很有可能生病。

教育活动有广义与狭义之分，教育本身就是一种活动。广义的教育活动泛指影响人的身心发展的各种教育活动；狭义的教育活动主要是指学校教育活动。学校教育活动有各种差别。从形式看，有教学活动、课外活动、实践活动；从活动主体看，有管理者的活动、教师的活动、学生的活动；从内容上看，有课内外进行的德育、智育、体育、美育、劳动技术教育，以及发展个性特长教育等各种活动。

幼儿园教育活动在学前儿童一日生活中占据大部分时间。教师通过组织多形式、多内容的教育活动，提供各种教具、材料及适宜环境，为儿童学习提供直接或间接经验，促进其发展。在教育实施过程中，一项不可忽视的内容是各种教育活动的卫生保健。这里说的卫生是指学前儿童各种活动的科学卫生，如上课时的坐姿，唱歌、朗诵声调的高低等。

托幼机构组织各项教育活动都有哪些卫生要求呢？带着这个问题，我们进入这一节的学习。

一、游戏活动的卫生

学前儿童离不开游戏，他们在属于自我的游戏中体验自由与规则、成功与失败，从他人身上印证自我的存在，在满足自身需要的基础上达到情感上和智慧上的平衡，丰富和完善自己的人格内涵，为塑造健康的人格打下基础。

托幼机构游戏活动的卫生学问题是指认识学前儿童游戏的本质和特征，充分实现游戏活动的保健价值，并考察游戏的时间、场地、玩具材料、服饰及游戏时的安全问题。

笔记

（一）游戏的保健价值[①]

在探究儿童为什么要游戏时，皮亚杰说过："儿童不得不经常地使自己适应于一个不断地从外部影响他的由年长者的兴趣和习惯所组成的社会世界，同时又不得不经常地使自己适应于一个对他来说理解得很肤浅的物质世界。但是通过这些适应，儿童不能像成年人那样有效地满足他个人的情感上的甚至智慧上的需要。因此，为了达到必要的情感上和智慧上的平衡，他具有一个可资利用的领域，在这个领域中，他的动机并非为了适应现实，恰恰相反，却使现实被他自己所同化。这里既没有强制也没有处分，这样一个活动领域便是游戏。它是通过同化作用来改变现实，以满足他自己的需要……"

1. 游戏是学前儿童健康人格形成的保证

人格是指个体在需要、动机、兴趣、态度、价值观念、气质、能力倾向、外形及生理等各方面具有的特质。幼儿期是人格形成的关键时期，游戏对儿童人格发展的作用主要体现在以下两个方面。

（1）游戏有助于儿童宣泄不良情绪，获得心理平衡。在现实社会中，儿童会由于种种原因产生不良的情绪体验，需要通过合理的途径得以宣泄。在游戏中，儿童的这种需求常常能得到满足。

（2）游戏为儿童表现兴趣和特点、探索个体自我的发展道路提供了途径与机会。在游戏中，儿童能充分表现自我，获得最大限度的满足，而且游戏为儿童自主选择今后的发展道路提供了可能。

2. 游戏促进学前儿童智力、情感和社会化等方面的发展

游戏对学前儿童智力发展的第一个作用是促进象征性功能的发展。象征性功能是"信号物"与"被信号物"联合构成的一种心理结构，如在"开汽车"游戏中，"信号物"是椅子，"被信号物"是汽车。此类游戏包含情景转变、以物代物、以人代人等因素。象征性功能的发展使儿童能在自己的世界中复现并反映各种社会事件、人物和地点，同时使象征性游戏的形式和内容越来越丰富。

游戏对学前儿童智力发展的第二个作用是创造最近发展区。苏联心理学家维果斯基（Lev Vygotsky）认为，儿童的发展具有两种水平：一是儿童现有的发展水平，二是即将达到的发展水平。两种水平之间的差异即为最近发展区。在游戏中，儿童的表现通常总是超过他的实际年龄，高于他的日常行为表现，游戏凝聚和孕育着儿童发展的所有趋向。

在感情发展方面，儿童可通过游戏丰富和发展成功感、审美感、理智感和道德感等高级情感，同时还可以控制和消除一些消极情绪。在社会化发展方面，游戏能促进儿童在交往活动中解除自我中心，学习掌握社会角色（尤其是性别角色），学习社会道德规范。由此我们可以看到，游戏是儿童最主要的一种学习方式，也是促进儿童全面发展的基础手段，在儿童的心理发展、个性形成中具有无可替代的作用，无论对现在

① 徐冰．游戏对幼儿发展价值的思考 [J]. 牡丹江教育学院学报，2003（3）：73-74.

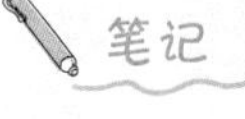

还是将来都具有深远的影响。

3. 儿童在游戏中获得的知识及发展的智力有助于儿童创造力的发展

学前儿童通过游戏活动，在教师的启发下或自己的探索下获得的知识，对其创造力的发展起着非常重要的作用。斯坦伯格认为，一定的智力结构有助于创造力的发展。其中，一定的发散性思维和聚合性思维是不可缺少的。游戏是一种智力活动，在儿童的智力发展中起着极其重要的作用，它不仅能训练儿童的聚合性思维，更能促进其发散性思维的发展。研究发现，较早在生活中表现出创造性的人在儿时都玩过许多想象游戏。也有研究表明，象征性游戏能提高儿童的智商，促进发散性思维和解决问题能力的发展。

（二）游戏活动的卫生要求

1. 游戏活动前的准备

在儿童游戏前，应根据游戏类型、内容和气温情况给学前儿童增减衣服，以免着凉或受热。在户外进行冰雪游戏时，要让儿童穿上防湿保暖的鞋子和带紧口袖的罩衣，防止因弄湿衣服而受凉感冒；游戏前先活动身体，等全身开始暖和时再用手接触冰雪。在玩泥、沙游戏时，要提醒儿童不要把泥、沙弄到眼、鼻、耳、口中，若沙土进入眼时，切不可用手揉擦，以免损伤眼结膜而引起感染。儿童在游戏中使用的玩具和材料要经常消毒，以防疾病的传播。

2. 游戏活动时间安排要求

托幼机构应保证学前儿童每日有充足的时间进行游戏，儿童每日游戏的时间应根据儿童的年龄和托幼机构的实际情况决定。游戏时间持续过长反而影响学前儿童的健康。

小班儿童每天上午要保证半小时的游戏活动时间；中班和大班儿童每天上午各保证 1 小时的游戏活动时间；小班、中班、大班儿童下午均要保证不低于 50 分钟的游戏活动时间。游戏的内容为角色游戏、表演游戏、建构游戏。

3. 游戏活动环境要求

应安排学前儿童在通风良好、空气新鲜、采光或照明良好的地方进行游戏。一些活动量大的游戏，应尽可能安排在户外进行，使儿童在游戏时得到充足的阳光和新鲜的空气。游戏场地应保持清洁，游戏活动前可根据需要洒水或湿擦地板，以免尘土飞扬。游戏场地应平整，周围无危险物，附近也不应存在会导致意外事故的物品。

二、体育活动的卫生①

体育活动是幼儿健康教育领域的一个重要组成部分。《幼儿园教育指导纲要（试行）》明确指出："培养幼儿对体育活动的兴趣是幼儿园体育的重要目标，要根据幼儿的特点组织生动有趣、形式多样的体育活动，吸引幼儿主动参与。"

① 冷小刚．幼儿体育活动中的卫生与安全 [J]. 南京体育学院学报（社会科学版），2002（5）：117-118.

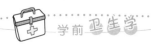

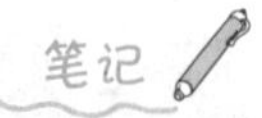
笔记

(一) 学前儿童参加体育活动的意义

对学前儿童而言，体育活动有利于增强各器官系统的功能，促进生长发育；有助于促进智力发展，培养良好的个性品质；有助于增强机体对周围环境各种变化的耐受能力及对疾病的抵抗能力。

合乎卫生学要求的体育教学，必须符合学前儿童身心发育特点，有利于促进其身心的健康发展。体育教学的指导思想和方法不当，教学条件不合乎卫生要求，都会引起不良后果，非但达不到体育教学所要达到的目标，还会对学前儿童的发育造成不良影响。

(二) 体育活动的卫生要求

1. 各阶段的要求

（1）开始阶段：1~2 分钟，教师在做简单的动员以后，迅速将儿童组织起来，明确活动内容和要求。

（2）准备活动阶段：3~6 分钟，此阶段要逐渐提高儿童大脑皮质的兴奋性，为身体各器官生理功能迅速进入运动状态做好准备。例如，以跳跃为基本动作的活动之前，准备阶段可先做下肢下蹲、压腿等练习，或者做原地上跳的活动。

（3）基本活动阶段：活动时间为小班 10~12 分钟，中班 16~17 分钟，大班 20~22 分钟。根据教学目标，让儿童学习和练习动作和技能。这一阶段活动持续的时间较长，练习和休息要交替进行。

（4）整理活动阶段：2~3 分钟，此阶段要降低儿童大脑皮质的兴奋性，让其放松肌肉以消除疲劳，使其运动状态逐渐恢复到相对安静状态，最后结束活动。

2. 活动量的要求

活动量是指儿童在活动时身体所承受的活动负荷，由时间、强度、密度等要素组成。儿童体育活动应保持适当的活动量，活动量过小，就达不到体育活动的预期目标；活动量过大，则会加重儿童体力负荷，甚至造成运动损伤。测定活动量一般采用观察法、脉搏测定法和密度测定法。在幼儿园体育活动中观察法应用较多。观察法是指教师观看儿童的面色、出汗量、呼吸、动作、注意力和食欲等状况的方法。教师一般是在儿童活动中和活动之后观察儿童的表现，以把握儿童活动量是否适宜（表 7–8）。

表 7–8　不同体育活动量儿童的表现

	观察方面	轻度疲劳	中度疲劳	非常疲劳
活动中	面色	稍红	相当红	十分红或苍白
	出汗量	不多	较多（特别是肩带部分）	大量出汗（特别是躯干部）
	呼吸	中较快	显著加大	呼吸急促、表浅，节律紊乱

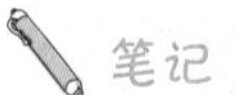

续表

	观察方面	轻度疲劳	中度疲劳	非常疲劳
活动中	动作	动作准确，步态轻稳	动作摇摆不定	动作失调，步态不稳，用力颤抖，反应迟钝
	注意力	注意力集中	能集中注意力，但不稳定	注意力分散，已经转移
活动后	情绪	情绪愉快	略有倦意	精神疲乏
	食欲	饮食良好，食欲增加	食欲一般，有时略有降低	食欲降低，进食量减少，甚至恶心、呕吐
	睡眠	入睡较快，睡眠良好	入睡较慢，睡眠一般	很难入睡，睡眠不安
	精神	精神清爽，情绪好	精神一般，情绪一般	精神恍惚，心悸，厌倦练习

（三）体育活动创伤的预防

体育活动过程中所发生的损伤称为运动损伤。在体育活动中，如果不加强体育活动的卫生监督，很容易造成学前儿童的运动损伤。运动损伤与其他日常生活中的损伤有所不同，它与活动内容、动作方法等有着密切的联系，应该寻找和总结学前儿童活动中产生运动损伤的因素和规律，采取有效措施，避免和减少运动损伤的发生。

1. 造成体育活动创伤的主要原因

（1）体育活动前准备活动未做或做得不充分。活动开始后用力过猛或活动量突然加大，以致发生肌肉拉伤和关节扭伤等损伤，或者因大脑缺血而出现头晕现象。教师在体育活动开始时，应安排轻松、愉快、活泼、活动量较小的肢体活动。

（2）活动量过大或突然停止活动。在体育活动过程中，如果活动量过大，超过了儿童身体承受的运动负荷或大运动量后突然停止不动、下蹲，致使脑部和脏器缺血、缺氧，会引起面色发白、呼吸功能紊乱、头晕、疲乏、动作不协调、人站立不稳或其他不适，甚至产生休克。在体育活动组织指导过程中，教师应使儿童的活动量由小到大，再由大到小，逐渐上升再下降。大活动量的游戏时间不宜太长，让儿童保持在有氧状态下活动。活动结束时应通过放松走、转移注意力、轻松的四肢活动等动作调节活动量。

（3）动作掌握不规范。在体育活动中，儿童的动作做得不符合要领，如跳跃时膝关节没有屈伸、落地时后脚跟先落地，容易造成膝关节受损和脑部振荡过度。教师应做正确的动作示范和讲解，并通过帮助、辅助练习等多种手段防止儿童不规范动作造成的运动损伤。

（4）体育活动的场地、器材设备等不合乎卫生学标准或要求。体育活动环境条件不良，如气温过低或过高，光照不足，活动场地不平坦、太滑、太坚硬或留有石块、玻璃、凹洞等，或者器材损坏失修、有锐角，或者缺少必要的防护设备等，都是造成儿童运动损伤的因素。幼儿园应不断改善场地器材环境条件，教师应在活动前检查场地和器材，及时排除隐患。活动场地生均面积不足，也容易发生运动损伤。

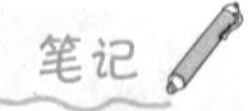

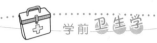

2. 预防体育活动创伤的措施

要针对上述造成创伤的原因，采取措施预防体育活动创伤。

（1）检查学前儿童体育活动场地、设备和器材的安全性能。

（2）在体育活动前，检查学前儿童身体和心理状态，带领学前儿童做好准备工作。

（3）在体育活动中，掌握适当的活动量，抓好儿童基本动作的训练，并做好运动保护工作。

情境案例

2008年，浙江省宁波市某机关幼儿园从杭州师范学院招收了一位专职的男体育教师。提起这位吴老师，园长一脸欣赏。短短3年，他给整个幼儿园带来了全新的气象。跆拳道、围棋、有氧操、篮球，一个又一个的体育项目得以开发。该幼儿园还连续几年在浙江省幼儿体操比赛中捧回大奖。根据孩子们的兴趣爱好，吴老师还独创了一套搏击操。体育课也成了孩子们的最爱。

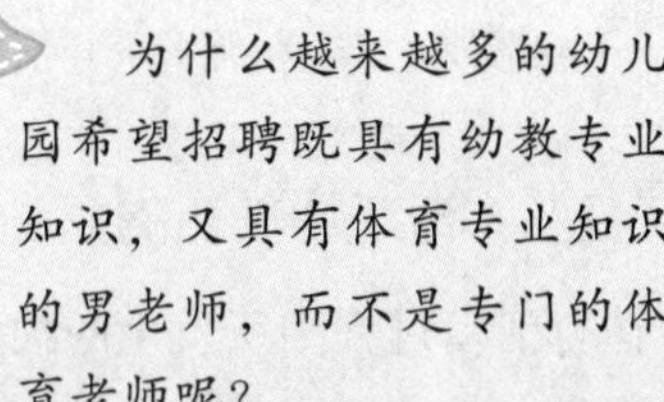

问题
为什么越来越多的幼儿园希望招聘既具有幼教专业知识，又具有体育专业知识的男老师，而不是专门的体育老师呢?

据调查，越来越多的幼儿园正计划招收男老师。不过很多园长认为，他们不会专门招聘男体育老师，最理想的是能找一个既具有幼教专业知识，又具有体育专业知识的男老师。①

案例分析

托幼机构开展的体育活动的目的是促进学前儿童身心发育，而不是对幼儿进行专门的体育技能训练。幼儿体育教学的指导思想和方法不当，教学的条件不符合卫生要求，都会引起不良后果，非但达不到体育教学所要达到的目标，还会影响学前儿童的正常发育。

三、阅读、绘画、写字和唱歌活动的卫生

（一）阅读卫生

1. 正确的姿势

要教育儿童阅读时保持正确的坐姿，不歪头、不耸肩，脊柱正直，头不过于前倾，前胸距桌缘约一拳，将大腿放平，足着地，使身体的重心稳妥地落在坐骨和椅靠

① 幼儿园10万年薪难招老师 体育系男生不愿当“孩子王”[EB/OL]. 2011-12-12[2021-12-25]. http://zjnews.zjol.com.cn/05zjnews/system/2011/12/12/018068628.shtml.

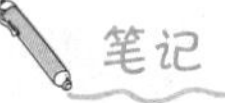

背的支撑点范围内，以减轻维持坐姿的肌肉疲劳。同时告诉儿童，不在走路、乘车时阅读，不在直射的阳光及昏暗光线下阅读，不躺着看书。

2. 适当的距离

眼睛在远望时不需要调节，看近物时才需要调节。物体距离越近，要求睫状肌调节晶状体的曲度就越大，睫状肌的紧张度越高，使眼的屈光状况向近视方向发展。在阅读时，要让儿童的眼睛与书本之间的距离保持在35~40厘米，书本不要平放在桌面上，应使书本与视线有一定的角度，最好呈直角。当书本平面与视线呈直角时，字在视网膜上所形成的影像最清晰。因此，在阅读时最好使用桌面呈12°~15°倾斜的桌子，或者在水平桌上加一个与水平面呈30°~40°的书架，同时儿童头部微向前倾，使视线与书本的夹角接近直角。

3. 恰当的时间

连续长时间阅读会使大脑皮质过度紧张，引起前额紧迫感和头痛眼胀的现象，不仅不能深刻领会所读材料，还会使睫状肌始终处于紧张状态，容易形成近视。因此，在连续阅读20~30分钟后（随年龄而异），应抬头向远处眺望片刻。每阅读1小时应休息10分钟，或者到户外活动和远眺，使视觉分析器和睫状肌得到休息。

4. 合适的读物

托幼机构给学前儿童阅读的图书应色彩鲜明、图像符号清晰、纸张坚韧、无反光，提高阅读效率，预防近视。图书易沾染、传播病菌，应经常进行消毒。

5. 舒适的环境

托幼机构的阅读环境应有足够的照度，保证良好的照明条件。阅读时，光线必须从左方来，以免产生阴影。光线要求分布均匀，不炫目。不要让学前儿童在直射的阳光下阅读。应安排适合儿童身材的桌椅，保持教室墙壁的洁白，黑板平滑不反光，减少噪声干扰等，以减轻疲劳。

（二）绘画、写字卫生

学前儿童在绘画、写字时，除了有大脑皮质、视觉分析器和维持姿势的肌肉群参加活动外，还有腕关节和指掌关节的肌肉活动，以及前臂和肩部的紧张活动。托幼机构应注意儿童绘画、写字的持续时间，握笔姿势，所用材料及用眼卫生等方面的问题。

1. 合适的时间

绘画和写字是很精细的工作，需要手部小肌肉群的参与。学前儿童的小肌肉发育较晚，腕骨骨化尚未完成。儿童开始练习写字的时间不应早于幼儿园大班期，小学一年级才可以正式开始学习写字。学前儿童绘画、写字的持续时间不宜过长。

2. 规范的姿势及用眼卫生

儿童初学绘画、写字时，应当教会他们正确的握笔姿势和写字方法。笔杆和练习本应呈60°。握笔时食指应较大拇指低些，写字时靠腕关节使笔杆活动。要教育儿童

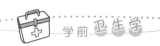

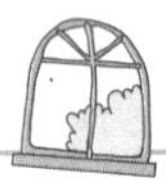
笔记

不要将胸部压在桌缘，以免胸腔受到压迫。同时，要让儿童在光照足够的环境中绘画、写字，光线应来自左上方，以免在纸上产生阴影，眼与纸之间应保持35~40厘米的距离。按卫生要求画室的照明最好能达到200勒克斯以上；儿童绘画20~30分钟后应休息远眺，40~45分钟后应有10~15分钟的休息，到户外活动或远眺，使眼睛得到松弛。

3. 符合卫生要求的文具

学前儿童绘画、写字时所用的铅笔、蜡笔或其他文具应无毒、安全。铅笔以圆形笔杆为宜，笔杆不宜过细。

知识窗

学龄前儿童体检近半视力不良①

2015年7月9日，安徽省合肥市妇幼保健所公布了“2015年集居儿童体检情况分析”。在抽查的3442名学龄前儿童中，视力不良率达47.35%。儿童保健专家呼吁，儿童视力不良，应引起社会广泛关注。

此次对25所直管托幼机构集居儿童进行了健康体格检查，共体检6920名儿童。保健人员对其中的3490名5岁以上儿童进行了视力检查，有48人拒查，实查3442人。检查中发现，视力正常（双眼≥5.0）儿童占受检人数的52.65%；单眼视力不良儿童629人，占受检人数的18.27%；双眼视力不良儿童1001人，占受检人数的29.08%。与2014年相比，学龄前儿童视力不良率上升了2~7个百分点。

“儿童正处于视觉发育期，大部分孩子是因为后天用眼不当导致视力不良。”儿童保健专家表示，目前，现代电子产品走进了千家万户，儿童过早接触、过度沉迷于手机等电子产品，电子产品使用时间过长，产生用眼疲劳，既严重影响了儿童的视觉功能发育，又容易导致儿童出现假性近视、斜视、散光等屈光问题。

“同时，幼儿园要改善教室环境，增强室内光线强度，修改教程安排，如增加户外活动时间，减少看电视时间；加入眼保健操课程，教会孩子看书、写字的正确姿势，每次写字不超过半小时，指导孩子用眼后要远眺等。”专家建议，教师和家长也要教育儿童养成科学的用眼习惯，多让儿童吃动物肝脏、鱼类、胡萝卜等富含维生素A、维生素C的食物，降低学前儿童视力不良的发生率。

（三）唱歌卫生

1. 保持清新的环境

托幼机构中儿童唱歌时的周围环境空气应清洁、新鲜、湿润，温度不低于18~20℃。冬季不要安排儿童在户外唱歌，也不要让儿童在唱歌后立即进入寒冷的空

① 学龄前儿童体检近半视力不良[EB/OL]. 2015-07-12[2021-12-25]. https://www.163.com/baby/article/AUC2LBQ800362USS.html.

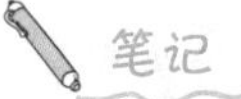

气中，以免引起呼吸道炎症。唱歌前，室内应预先开窗通风，并清扫地面，避免尘埃被吸入呼吸道导致疾病发生。

2. 保持正确的姿势

学前儿童唱歌时应保持正确的姿势，最好采取站姿，以保持胸腔和膈肌的充分活动。正确的唱歌姿势是身体重量均匀地分配在两腿上，重心稍往前一点，挺胸，两肩稍向后，双手自然下垂在身体的两侧，头部保持正直。

3. 适合儿童的歌曲

托幼机构应为儿童提供适合其年龄特征的歌曲。学前儿童声带的弹性纤维、喉部肌肉发育尚未完善，声门肌肉容易疲劳，发炎时易发生充血水肿、声门狭窄，进而出现声音嘶哑、呼吸困难等。为保护学前儿童的声带，应选择音域适合儿童生理特点的歌曲。儿童时期适宜的音域为 c^1~b^1，即 C 调（1~7），音调过高或过低，节奏太复杂，音程跳动太大，速度太快或太慢，均会造成声带过度紧张和呼吸不协调，影响发音的正确性和造成声带损伤。

4. 合适的唱歌时间

学前儿童持续唱歌的时间不宜过长，一般年龄较小儿童每次以 4~5 分钟为适宜，较大儿童每次 8~10 分钟后应休息，以免声带嘶哑。课堂上可以分组轮唱，以免声带过度紧张。唱歌一段时间后应休息，避免长时间地大声唱歌或喊叫。当儿童咽喉部疲乏或有炎症时，应禁止其唱歌，直至发音功能完全恢复为止。

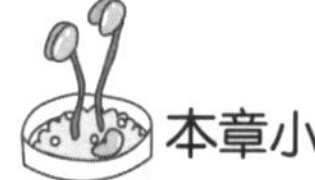

本章小结

托幼机构是学前儿童活动、游戏、休息的主要场所。为给学前儿童创造良好的生活环境，在创办一所托幼机构时不仅要考虑选址、布局问题，还要考虑园内各个功能用房的建筑卫生要求和配套家具、文具、教具、玩具、体育用品等设施的卫生要求。

托幼机构的一日生活安排必须依据学前儿童身心发展特点，把生理学、脑科学、心理学的研究成果不断应用到幼儿园的教育实践中，使幼儿园一日生活规范化、科学化。要建立稳定有序的一日生活制度，给儿童安全感，使之保持稳定的情绪，避免心理紧张、压抑、焦虑和过度亢奋。在落实幼儿园一日生活制度（进餐、饮水、睡眠、盥洗、如厕、来园与离园）和各种教育活动（游戏、体育、绘画和书写、阅读、歌唱）时，要严格执行各种卫生要求，确保学前儿童健康成长。

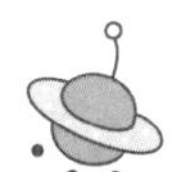

理论知识练习

一、简答题

1. 托幼机构儿童桌椅的主要功能尺寸有哪些？

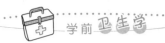

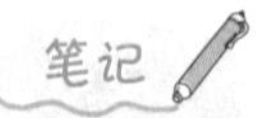

2. 对托幼机构使用的教具和学具有哪些卫生要求？

3. 对学前儿童进餐的卫生要求有哪些？

4. 对托幼机构游戏活动的卫生要求有哪些？

二、论述题

1. 托幼机构如何给儿童提供健康的物理环境？

2. 托幼机构如何合理设置一日生活制度？

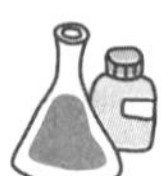

实践能力提升

1. 研究性学习：每3~5人组成一组，开展实地调查。从托幼机构的家具、文具、教具、玩具、体育用品等类别中自选一类开展市场调查，调查用具的质量、卫生状况，并撰写调查报告。

2. 研究性学习：每3~5人组成一组，开展实地调查。观察并详细记录某一托幼机构的一日生活制度现状，分析其优缺点，针对观察中发现的问题提出合理化改进建议，并撰写调查报告。

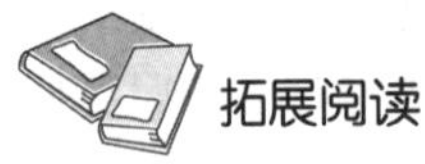

拓展阅读

托儿所幼儿园卫生保健工作规范（选读）①

（1）托幼机构应当根据各年龄段儿童的生理、心理特点，结合本地区的季节变化和本托幼机构的实际情况，制定合理的生活制度。

（2）合理安排儿童作息时间和睡眠、进餐、大小便、活动、游戏等各个生活环节的时间、顺序和次数，注意动静结合、集体活动与自由活动结合、室内活动与室外活动结合，不同形式的活动交替进行。

（3）保证儿童每日充足的户外活动时间。全日制儿童每日不少于2小时，寄宿制儿童不少于3小时，寒冷、炎热季节可酌情调整。

（4）根据儿童年龄特点和托幼机构服务形式合理安排每日进餐和睡眠时间。制订餐、点数，儿童正餐间隔时间3.5~4小时，进餐时间20~30分钟/餐，餐后安静活动或散步时间10~15分钟。3~6岁儿童午睡时间根据季节以2~2.5小时/日为宜，3岁以下儿童日间睡眠时间可适当延长。

（5）严格执行一日生活制度，卫生保健人员应当每日巡视，观察班级执行情况，发现问题及时予以纠正，以保证儿童在托幼机构内生活的规律性和稳定性。

① 托儿所幼儿园卫生保健工作规范[EB/OL]. 2012-05-23[2021-02-25]. http://www.gov.cn/fwxx/jk/ 2012-05/23/content_2143213.htm.

第八章

托幼机构安全与急救

关键词

安全事故；安全教育；意外伤害；急救方法

学习目标

1. 了解托幼机构常见安全事故的种类与原因。
2. 熟悉托幼机构安全事故的管理制度。
3. 掌握托幼机构安全教育的内容。
4. 掌握学前儿童常见意外伤害的急救方法。

内容结构图

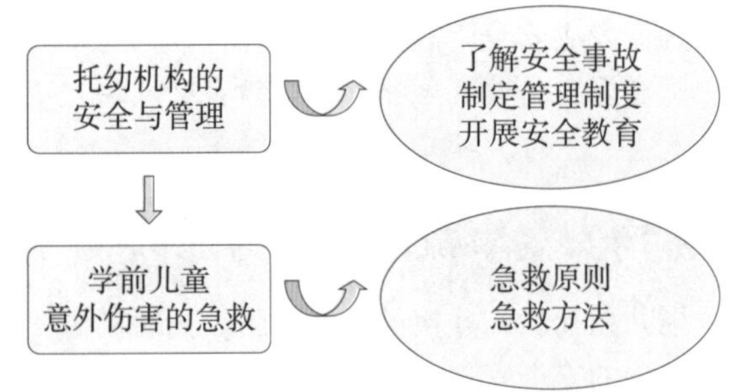

本章第一节介绍托幼机构常见安全事故的种类与原因，学前儿童意外伤害的发生特点、引发原因，阐述安全事故的管理制度和安全教育的具体内容。第二节介绍学前儿童意外伤害的急救方法。学习本章要在理解托幼机构安全教育内容的基础上，熟练掌握学前儿童意外伤害的急救方法。

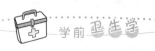

笔记

第一节 托幼机构的安全与管理

问题导入

2004年9月11日，江苏省苏州市一所没有通过批准的幼儿园发生一起恶性的持刀闯入砍人事件，28名幼儿被行凶者砍伤。据当地媒体报道，这所幼儿园共有3名教师，均没有经过安全培训。案发时，看到幼儿被砍，3名教师都吓傻了。等行凶者把坐在桌子外端年龄较小的幼儿砍伤，她们才想到把坐在里面较大的幼儿都叫到楼上。

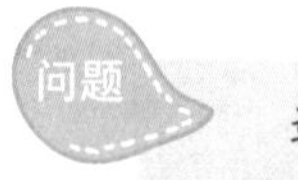

问题

这起恶性的安全事故是什么原因造成的？

问题分析

这是一起由外因导致的重大安全责任事故。该托幼机构主要责任人缺乏安全意识，没有建立安全制度，教师和保育员也没有经过安全培训，才使坏人有机可乘，导致多名儿童人身安全受到威胁。

为什么托幼机构会发生安全事故？托幼机构存在哪些安全隐患？托幼机构要建立哪些安全制度？教师和保育员要开展哪些安全教育来保护儿童的身体健康？带着这些问题，我们一起进入这一节的学习。

一、托幼机构安全事故的种类与原因

意外伤害是我国儿童死亡和残疾的主要原因。托幼机构在注重学前教育质量的同时，还要重视托幼机构的安全管理，才能有效地促进儿童的健康发展。教师和保育员不仅要对儿童进行安全教育，还要学习和掌握一些儿童意外事故的急救与处理方法，一旦儿童发生意外伤害，要采取一些急救措施，减少伤残，维护儿童身体健康。

（一）托幼机构常见安全事故的分类

常见意外事故按责任划分为一般事故、责任事故和重大责任事故。

1. 一般事故

在托幼机构中，由于儿童缺乏自我保护能力或客观因素和条件所限等而发生的事故属一般事故，如擦伤、划伤、骨折、跌伤、脱臼、吞入异物等。

笔记

情境案例

2000年的一天，还差3个月才满6周岁的小湛，在一家中英文幼儿园上课。当老师叫他上前交作业簿时，他因为刚完成了“任务”而有点兴奋，走得快了些，不慎跌倒，头部撞在了写字台边上，致使眉间、鼻背均被碰伤。幼儿园老师抱起小湛，马上赶去医院治疗，并垫付了医疗费。经医治，小湛的伤痛消除了，但遗憾的是两眉之间留下了明显的疤痕。

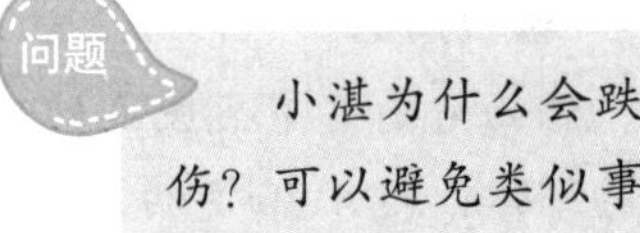

小湛为什么会跌伤？可以避免类似事故的发生吗？

案例分析

小湛由于缺乏自我保护能力，不慎跌倒撞伤。只要老师做好安全教育，教育儿童安全、文明行走，类似的安全事故大多可以避免。

2. 责任事故

由于教师或保育员责任心不强，照顾儿童不细心，擅离岗位，未严格执行安全管理制度或其他规章制度而发生的事故，经积极采取措施未造成重大伤害的，为责任事故。这类事故主要包括服错药，食物中毒，煤气中毒，颅骨骨折，烧（烫）伤，儿童被冒领、走失，把儿童遗忘在空房间里，以及从高处坠落、体罚、触电、溺水等。

情境案例

某幼儿园教师带着幼儿进入食堂。在无人注意的情况下，该幼儿不慎跌倒，掉进沸水锅中，造成严重烫伤。

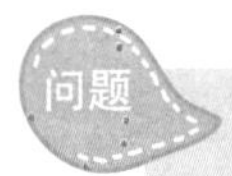

这起责任事故是什么原因造成的？

案例分析

这是一起教师责任心不强、不执行安全管理制度、照顾儿童不细心导致的责任事故。幼儿园需加强教师和保育员的安全意识教育，避免此类事故的发生。

3. 重大责任事故

导致儿童死亡、残疾、重要组织器官损伤或增加儿童痛苦的严重事故，为重大责任事故。这类事故后果严重，危害很大，必须引起高度重视，杜绝事故发生。

重大事故的发生主要是托幼机构管理不当造成的，如校车超载、火灾等。

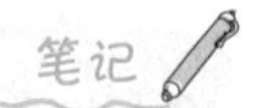

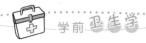

（二）托幼机构发生安全事故的原因

情境案例

江西省南昌市某民办幼儿园发生集体甲醛中毒事件，约有70名幼儿出现了不同程度的过敏反应，2名幼儿被诊断为败血症，其他幼儿出现发热、咳嗽、流鼻血、全身皮疹等症状。据调查，事件发生前，该幼儿园利用双休日对全园教室地板、墙裙、门进行了更换维修。此后，陆续有幼儿出现了咳嗽、头晕、皮肤过敏等症状。当地环境监测站检测发现，这家幼儿园室内甲醛、甲苯、二甲苯、氨含量均超标。

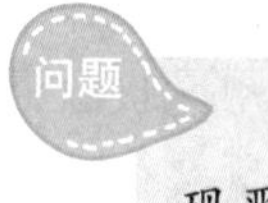

幼儿园为什么会出现严重影响幼儿生命健康的因素？

案例分析

3~6岁儿童大多数活动是在幼儿园完成的，幼儿园建筑卫生与安全对幼儿身体健康的影响重大。

1. 教师和保育员安全意识不强，安全措施没有落实

托幼机构发生的儿童意外事故，有很多是因为教师和保育员安全意识不强，安全措施落实不到位造成的。例如，有的教师在儿童活动时疏于照顾，造成儿童摔伤、骨折等事故；有的幼儿园提供给儿童使用的剪刀不符合安全要求，造成儿童切割伤或刺伤；有的保育员将盛满滚烫菜汤的汤桶随便放在正在进行游戏的活动室后，一走了之，造成儿童烫伤。

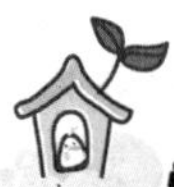

情境案例

2001年6月5日，江西省南昌市某幼儿园蚊香引燃被褥，发生特大火灾。事发当时，值班教师擅自离开工作岗位，13名全托幼童葬身火海，全国震惊。

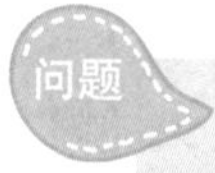

这起安全事故告诉我们什么？

案例分析

这是一起因值班教师擅离职守造成的重大安全事故。如果值班教师尽职尽责，安全意识强，及早发现火情，完全有可能避免这起惨烈的安全事故。这起事故提醒我们，安全重于泰山。

笔记

2. 学前儿童缺乏生活经验，安全意识淡薄

托幼机构中的儿童年龄小，对周围的事物缺乏正确的认识，不懂什么是危险，什么东西不能碰，他们好奇好动，对任何事物都想亲自尝试，因此很容易发生意外事故。例如，有的儿童用手指去挖电源插座的小孔，可能造成触电事故；有的儿童见到东西就往嘴里送，可能误食药物、变质食品和异物等，导致中毒或体内异物。

3. 学前儿童运动系统发育不完善，平衡能力差

学前儿童好动，但他们骨骼、肌肉、关节及控制和协调运动的神经系统尚未发育完善，动作的协调性较差，反应不够灵敏，平衡能力差，因此很容易发生跌伤、扭伤、骨折等情况。

4. 托幼机构的客观环境因素

托幼机构的各种客观环境因素也常会引起儿童意外事故的发生。如有的托幼机构班容量严重超标，造成用房拥挤、活动场地紧张，这些都容易诱发意外事故。另外，活动场地不平整，家具、墙角、玩具棱角锐利也是造成儿童意外事故的原因。

二、托幼机构的安全管理制度

根据教育法律法规和国务院的有关规定，教育部、公安部等多部门联合制定了《中小学幼儿园安全管理办法》，自 2006 年 9 月 1 日起施行。该办法规定了托幼机构的安全管理制度，包括门卫制度、设备安全检查制度、消防安全制度、车辆管理制度、卫生安全保健制度、环境和物品消毒制度、意外事故应急处理制度等。

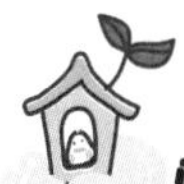

情境案例

据《新京报》报道，从 2015 年 3 月 7 日起，天津市一家私立幼儿园 140 余名儿童陆续出现高烧、腹痛、腹泻、呕吐等症状。天津市东丽区卫生局确认为食物中毒，检测幼儿园当日晚餐中的蛋炒饭及卷心菜，确定为沙门氏菌引起的食物中毒。

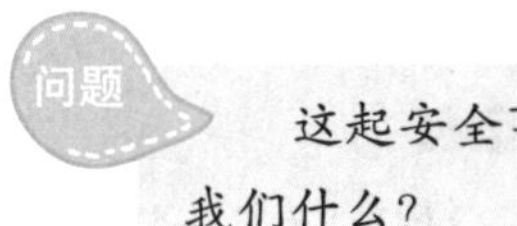

这起安全事故告诉我们什么？

据悉，该幼儿园未取得民办幼儿园办园许可证，存在饮食、疾病传染等安全隐患，已经被责令停办。

案例分析

儿童食物中毒属于责任事故，责任方在幼儿园。该幼儿园并没有办园资质，相关管理不到位，对幼儿入口的食物没有进行严格检查与筛选，食堂卫生管理制度不健全，导致幼儿集体中毒。

托幼机构要加强安全制度建设，提高安全意识，牢固树立“安全第一”的思想。

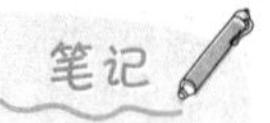

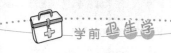

（一）门卫制度

《中小学幼儿园安全管理办法》第十七条规定："学校应当健全门卫制度，建立校外人员入校的登记或者验证制度，禁止无关人员和校外机动车入内，禁止将非教学用易燃易爆物品、有毒物品、动物和管制器具等危险物品带入校园。学校门卫应当由专职保安或者其他能够切实履行职责的人员担任。"

（1）学校门卫实行24小时值班制度，保安必须持证上岗。

（2）值班人员必须严守岗位，认真履行值班制度，恪尽职守，不得擅自离开岗位。

（3）做好来访人员登记和验证。来访人员进校园必须先征询被访者的同意，经验证登记挂牌后方可入内。参观来访人员须出示介绍信或有关证件。未经允许，外来人员不得随意进入学校，更不准以任何借口无理取闹，影响教学，对那些不听劝告、寻衅滋事分子，应主动报警，对破坏学校教学秩序的人员要依法严惩。

（4）外来机动车辆未经许可不得进入幼儿园，应到规定位置停放。

（5）严禁各种商贩进入校园或在校门口摆摊叫卖。

（6）本园儿童家长接送儿童，须凭幼儿园发放的接送卡进出幼儿园，不在正常时间段接儿童时需做好接领登记，严防儿童走失。

（7）早晚接送儿童的时间段开启幼儿园大门，其余时间关闭幼儿园大门。

（8）负责园内及周边安全防范工作，每天做好幼儿园的早中晚巡视工作，发现各种安全隐患，要及时处理。不能处理的，及时上报幼儿园安全领导小组并向有关部门报告。

（9）熟悉火警、急救等紧急措施，发生事故及时报告。

（10）防止儿童走失。建立接送制度，接送学前儿童时，教师与家长见面；如有外出活动，出发及返回时清点人数，交接班时也要清点人数。

情境案例

2002年11月27日，4岁的小女孩晶晶被陌生人从重庆市某幼儿园带走，摧残得浑身是伤。晶晶的父母已将该幼儿园起诉到重庆市九龙坡区法院，索赔精神损失费8万余元及医疗费。据了解，当日晶晶的父亲唐某去幼儿园接女儿时，却接了个空。唐某找到值班老师询问，老师也一脸茫然。经老师仔细回忆和在幼儿园四处查询，才回忆起晶晶尚未放学时，就被一名自称"叔叔"的男子接走。

问题

这起幼儿丢失事故是什么原因造成的？

案例分析

这是一起教师安全意识薄弱，未与家长沟通，就擅自让陌生人带走幼儿的安全事故。托幼机构一定要建立严格的接送制度，接送学前儿童时，教师必须与家长见面、确认安全后才能完成儿童交接工作。

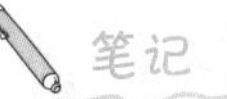

（二）设备安全检查制度

《中小学幼儿园安全管理办法》第十八条规定："学校应当建立校内安全定期检查制度和危房报告制度，按照国家有关规定安排对学校建筑物、构筑物、设备、设施进行安全检查、检验；发现存在安全隐患的，应当停止使用，及时维修或者更换；维修、更换前应当采取必要的防护措施或者设置警示标志。学校无力解决或者无法排除的重大安全隐患，应当及时书面报告主管部门和其他相关部门。"

第二十条规定："学校应当建立用水、用电、用气等相关设施设备的安全管理制度，定期进行检查或者按照规定接受有关主管部门的定期检查，发现老化或者损毁的，及时进行维修或者更换。"

托幼机构应该认真落实设备安全检查制度，定期、专人对托幼机构教室、操场等环境、教学用品及游戏设备进行严格的检查，发现问题及时维修和更换，及时排除安全隐患。

1. 活动场所安全管理

清除托幼机构内所有房舍、场地的不安全因素；大型玩具应定期检修，发现隐患应立即停止使用，学前儿童玩耍时要有人在旁照看；室内火炉应有安全措施，暖气管道应加罩，防止发生煤气中毒或烫伤；要经常检查电器、电线是否漏电，室内电器插座应安装在 1.6 米以上的位置，电线应用暗线，以免学前儿童接触；不允许学前儿童进入厨房、锅炉房、洗衣房等。

2. 生活用品及玩具安全管理

热水瓶、热锅、电器、火柴、剪刀等应放到学前儿童取不到的地方，以免发生烫伤、烧伤、触电或割伤；3 岁以内学前儿童睡的床应有床栏杆，床栏杆插销应安装在儿童摸不到的地方，以防其坠床；不给学前儿童玩体积小、锐利、带有毒性物质的玩具及物品，以免其误塞、误吞，造成伤害。

（三）消防安全制度

《中小学幼儿园安全管理办法》第十九条规定："学校应当落实消防安全制度和消防工作责任制，对于政府保障配备的消防设施和器材加强日常维护，保证其能够有效使用，并设置消防安全标志，保证疏散通道、安全出口和消防车通道畅通。"

（四）车辆管理制度

《中小学幼儿园安全管理办法》第二十六条规定："学校购买或者租用机动车专门用于接送学生的，应当建立车辆管理制度，并及时到公安机关交通管理部门备案。接送学生的车辆必须检验合格，并定期维护和检测。接送学生专用校车应当粘贴统一标识。标识样式由省级公安机关交通管理部门和教育行政部门制定。学校不得租用拼装车、报废车和个人机动车接送学生。接送学生的机动车驾驶员应当身体健康，具备相应准驾车型 3 年以上安全驾驶经历，最近 3 年内任一记分周期没有记满 12 分记录，无

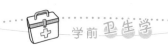

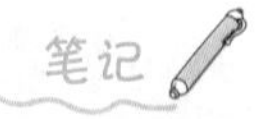
笔记

致人伤亡的交通责任事故。”

目前，我国校车安全事故频发，缺乏对校车的监督管理。托幼机构应该对校车进行严格的管理，杜绝校车安全事故的发生。

（五）卫生安全保健制度

卫生安全保健制度包括儿童身心保障制度、食堂卫生管理制度、药品保管制度等。《中小学幼儿园安全管理办法》第二十三条规定：“学校应当按照国家有关规定配备具有从业资格的专职医务（保健）人员或者兼职卫生保健教师，购置必需的急救器材和药品，保障对学生常见病的治疗，并负责学校传染病疫情及其他突发公共卫生事件的报告。有条件的学校，应当设立卫生（保健）室。新生入学应当提交体检证明。托幼机构与小学在入托、入学时应当查验预防接种证。学校应当建立学生健康档案，组织学生定期体检。”

1. 儿童身心保障制度

（1）健康筛查时间。首次筛查在入园后 2 个月，以后每年筛查 1 次。

（2）健康筛查内容。入园时筛查的内容包括智力、语言、运动发展水平，情绪与行为问题，气质评价。入园后筛查的内容主要是情绪与行为问题。

（3）建立心理保健档案。①建立基本心理健康档案，记录儿童入园时与入园后每次筛查的结果，对象为所有儿童；②建立个案：对象为查出有问题的儿童；③追踪观察：对个案进行追踪观察和评价；④问题儿童干预：一是对运动落后儿童开展运动与游戏训练，二是对语言落后儿童开展语言训练，三是对智力落后儿童进行特殊教育，四是对情绪与行为问题儿童开展咨询指导和教育干预，五是对特殊气质儿童开展咨询指导。

对不能在幼儿园处理的问题儿童，应转诊到妇幼保健院儿童心理保健中心做进一步确诊治疗。

2. 食堂卫生管理制度

《中小学幼儿园安全管理办法》第二十一条规定：“学校应当严格执行《学校食堂与学生集体用餐卫生管理规定》《餐饮业和学生集体用餐配送单位卫生规范》，严格遵守卫生操作规范。建立食堂物资定点采购和索证、登记制度，饭菜留验和记录制度，检查饮用水的卫生安全状况，保障饮食卫生安全。”

要切实加强食物卫生管理，防止发生食物中毒；学前儿童的牙齿未完全萌出前，不应给整粒的瓜子、花生、豆子等食物，以及带刺、带骨、带核的食物；培养学前儿童良好的饮食习惯，进餐时要保持安静，细嚼慢咽。

笔记

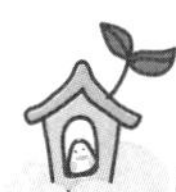

情境案例

2002年，某中心幼儿园因食堂卫生问题，导致该园182名儿童出现细菌性痢疾。这一卫生安全事故发生后，国家卫生部在认定幼儿园承担主要责任的同时，对区卫生监督所监督不力的问题进行了通报批评，并建议当地卫生行政部门追究主要责任人员的失职责任。

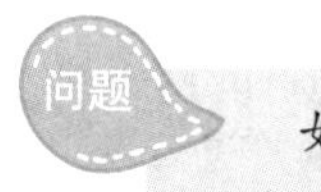

如何避免类似的安全事故发生?

案例分析

这是一起幼儿园食堂卫生问题导致的安全事故。托幼机构一定要严把食品卫生关，防止病从口入，切实保证饮食健康。

3. 药物安全管理制度

药物安全管理制度就是对托幼机构中的药品使用进行管理，也包括对儿童所带药品的管理。医务人员必须合理用药，认真计算用药剂量；儿童生病带药，必须注明儿童的姓名、服药剂量、服药时间等相关内容；在儿童服药时，要注意仔细核对信息，并做好服药记录和交接工作；药品使用前后，妥善存放一切药品，不能让学前儿童随便取到，以免误食。班内不准存放剧毒药品；禁止在学前儿童的卧室及活动室存放消毒液。

情境案例

2003年，丁女士将4岁的儿子敏敏送到单位的“寒托班”。“寒托班”保育员准备用过氧乙酸进行消毒。班里一个小朋友无意中拿到一瓶未经稀释的过氧乙酸，并且将它泼在了敏敏的脸部和颈部。一场大祸就这样发生了，聪明活泼的敏敏最终左眼失明、容颜受损。

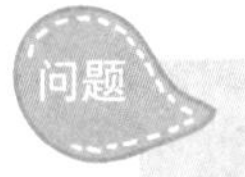

是什么原因造成了这起安全事故?

案例分析

这是由于保育员随意存放药品导致的安全事故。幼儿园一定要严格执行药物安全管理制度，杜绝因药品存放不善给幼儿带来的身体伤害。

（六）环境和物品消毒制度

托幼机构是学前儿童集体生活的场所，容易发生传染病的暴发流行。为确保学前儿童身体健康，托幼机构应建立环境和物品消毒制度。环境和不同物品的消毒方法各不相同（表8-1）。

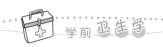

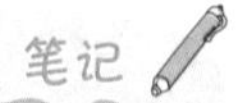
笔记

表 8–1　托幼机构环境和物品预防性消毒方法

消毒对象	消毒方法	备　注
空气	开窗通风，每天至少 2 次，每次至少 10~15 分钟。采用紫外线杀菌灯进行照射消毒，每天 1 次，每次持续照射时间 30 分钟以上	1. 不具备开窗通风条件时使用移动式紫外线杀菌灯，按照每立方米 1.5 瓦计算紫外线杀菌灯管需要量 2. 禁止用紫外线杀菌灯照射人体体表 3. 采用反向式紫外线杀菌时用无臭氧式紫外线杀菌灯
餐具、炊具、水杯	煮沸消毒 15 分钟或蒸汽消毒 10 分钟	1. 煮沸消毒时，被煮物品应全部浸没在水中；蒸煮时被蒸物品应疏松放置，水沸后开始计算时间 2. 对食具必须先去残渣、清洗后再进行浸泡消毒，消毒后用生活饮用水将残留消毒剂冲净 3. 使用符合国家标准规定的产品，保洁柜无消毒作用，不得用保洁柜代替消毒柜进行消毒
水果	1. 使用次氯酸钠类消毒剂消毒；使用浓度为有效氯 100~200 毫克 / 升，浸泡消毒 10 分钟 2. 洗净后用淡盐水进行物理消毒 10 分钟以上	1. 水果应先清洗、后消毒 2. 消毒后用生活饮用水将残留消毒剂冲净
毛巾类织物	1. 煮沸消毒 15 分钟或蒸汽消毒 10 分钟 2. 使用次氯酸钠类消毒剂消毒，使用浓度为有效氯 250~400 毫克 / 升，浸泡消毒 20 分钟	1. 暴晒时不要相互叠加；暴晒时间不低于 6 小时 2. 煮沸消毒时，被煮物品应全部浸没在水中；蒸煮时被蒸物品应疏松放置 3. 消毒时将织物全部浸没在消毒液中，消毒后用生活饮用水将残留消毒剂冲净
抹布、拖布等卫生洁具	1. 煮沸消毒 15 分钟或蒸汽消毒 10 分钟 2. 使用次氯酸钠类消毒剂消毒，使用浓度为有效氯 400 毫克 / 升，浸泡消毒 20 分钟	1. 煮沸消毒时，抹布应全部浸没在水中；蒸煮消毒时，抹布应疏松放置 2. 消毒时将抹布全部浸没在消毒液中，消毒后可直接控干或晾干存放；或者用生活饮用水将残留消毒剂冲净后控干或晾干存放
餐桌、床围栏、门把手、水龙头等物体表面	使用次氯酸钠类消毒剂消毒，使用浓度为有效氯 100~250 毫克 / 升，消毒 10~30 分钟	1. 可采用表面擦拭、冲洗消毒方式 2. 餐桌消毒后要用生活饮用水将残留消毒剂擦净 3. 家具等物体表面消毒后可用生活饮用水将残留消毒剂去除
玩具、图书	每周至少通风晾晒一次	1. 适用于不能湿式擦拭、清洗的物品 2. 暴晒时不得相互叠加；暴晒时间不低于 6 小时

注：表中有效氯含量是指使用符合国家卫生部《次氯酸钠类消毒剂卫生质量技术规范》的规定；根据《中华人民共和国传染病防治法》规定，传染病消毒应配合当地疾病预防控制机构实施。

（七）意外事故应急处理制度

《中小学幼儿园安全管理办法》第一章第四条第五项规定：“事故发生后启动应急预案、对伤亡人员实施救治和责任追究等。”

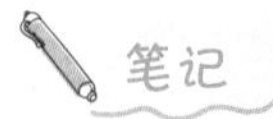

托幼机构应该根据可能发生的突发事件制订处理方案（预案），包括突发事件的现场处理程序、事后处理工作事项等，并组织儿童和教师定期演练，熟悉应对措施和方法。例如，熟知发生火灾和紧急事件时的撤离路线和方法，儿童发生严重意外伤害事故时的急救方法和措施等。

三、托幼机构的安全教育

《中小学幼儿园安全管理办法》要求，托幼机构应该进行安全教育。《幼儿园教育指导纲要（试行）》也对幼儿园安全教育目标和要求做了明确的规定："幼儿应知道必要的安全保健常识，学习保护自己。"在安全教育的方法上，要求"密切结合幼儿的生活进行安全、营养和保健教育。提高幼儿的自我保护意识和能力"。

（一）安全教育的对象和任务

托幼机构安全教育的对象，不仅是学前儿童，还有对学前儿童进行教育的教师和保育员及学前儿童的监护人。只有通过这三方的安全教育，才能全面保障学前儿童的安全。

1. 学前儿童安全教育

学前儿童安全教育的重点是帮助学前儿童学习和了解安全常识，丰富儿童的生活经验，提高儿童对危险（潜在危险）的敏感度。引导儿童树立正确的安全意识，形成良好的日常行为习惯，学习自我保护的技能，在遇到危险的情况下，能够通过多种渠道求助。

2. 教师和保育员安全教育

托幼机构的教师和保育员对学前儿童的身心健康负有责任。对教师和保育员的安全教育，应重点强化安全防范意识和责任心，增强他们对环境中潜在危险的警惕性和预见性，以及及时发现和排除危险的能力，正确掌握常用的急救方法和措施，熟悉并遵守托幼机构的安全管理制度。

3. 监护人安全教育

对于监护人的安全教育，主要是培养家长的安全防范意识，配合托幼机构的安全教育工作。

（二）安全教育的目标和内容

对学前儿童的安全教育，需根据学前儿童身心发展水平和特点来进行。在教育方法上，教师和家长可采取示范与讲解相结合、讲故事、游戏等方式，正面引导学前儿童树立正确的安全意识。安全教育的目标和内容大致包括以下几个方面。

1. 交通安全教育

（1）了解基本的交通规则，如"红灯停、绿灯行"，行人走人行道，上街走路靠右行，不要在马路上踢球、玩滑板车、奔跑、做游戏，不横穿马路等。

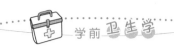

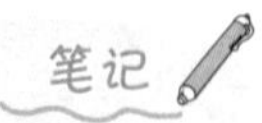

（2）认识交通标志，如红绿灯、人行横道线等，并且知道这些交通标志的意义和作用。

（3）培养学前儿童的交通安全意识，养成遵守交通规则的良好习惯。

2. 消防安全教育

（1）让学前儿童认识和了解火，以及火灾的危害。

（2）教会学前儿童简单的自救技能。例如，一旦发生火灾要马上撤离火灾现场，并及时告诉附近的成人；当发生火灾，自己被烟雾包围时，要用防烟口罩或湿毛巾捂住口鼻，并立即趴在地上，在烟雾下面匍匐前进。

（3）带学前儿童参观消防队，看消防队员的演习，听消防队员介绍火灾的形成原因、消防车的作用、灭火器的使用方法及使用时应注意的事项等。另外，可以进行火灾疏散演习，事先确定各班安全疏散的路线，让学前儿童熟悉幼儿园的各个通道，以便在发生火灾时，能在教师的指挥下统一行动，安全撤离火灾现场。

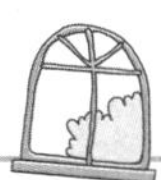

知识窗

某幼儿园消防演练活动方案

一、演练目的

为进一步增强消防安全意识，提高自救防范能力，做到在发生火警火灾时，能临危不乱，有序、迅速地按照消防逃生路线安全撤离，确保生命安全。

通过紧急疏散演练，巩固幼儿所学的安全防护知识，逐步学会有事不慌、积极应对、自我保护。让教职工掌握正确使用灭火器的方法及保护幼儿逃生的方法，提高应对突发事件的能力。

二、演练时间和地点

时间：2016 年 5 月 26 日上午 9：00

地点：幼儿园操场

三、演练组织机构——应急指挥部

应急总指挥：×××

应急副总指挥：×××　×××

组员：×××　××　××

四、工作小组

1. 协助指挥小组：各班教师和保育员。

职责：①演习前清点各班幼儿人数；②引导幼儿撤离；③到达安全地带后清点幼儿人数。

2. 现场警戒小组：×××。

职责：不让幼儿和其他闲杂人员进入警戒地带。

笔记

3. 救护小组：保健医师和门卫。

职责：负责演练疏散过程中发生的意外事故的应急救护，以及拨打 119 火警电话和 120 急救电话等。

4. 撤离后幼儿安全管理：各班教师。

职责：清点各班幼儿人数，负责安抚幼儿情绪，保证幼儿火灾后的安全。

以上工作人员负责幼儿撤离时的秩序、安全管理，防止拥挤事故发生。

5. 报警小组：值班教师。

负责火警预报，向分管领导电话报警。

6. 业余消防队：后勤人员。

职责：负责灭火。

五、疏散管理

1. 疏散命令：由应急总指挥根据情况发布疏散命令。

2. 疏散铃声：两短一长铃声为信号。

3. 疏散路线：教师领队，幼儿排两列队伍下楼。各班按下列路线撤离：第一组大一班、大二班从东边楼梯下，与小一班走南门到操场。第二组中一班和中二班从西边楼梯下，与小二班走北门到户外。根据两个楼梯的疏散情况临时调整疏散路线，选择最畅通的楼道疏散幼儿。要求依次快速、安全下楼，不抢、不推，以免发生拥挤、踩踏事故，到达操场后按做操集合顺序以两列列队。

注意：具体疏散行动还要听从疏散指挥人员的指挥。疏散通道必须保证时刻畅通。现场指挥人员应根据现场情况、人流密度，选择或调整疏散路线。

4. 协助指挥小组：协助指挥小组的任务是维护疏散秩序，指明疏散方向和路径，在拐角、岔道处进行引导，避免幼儿误入危险区域；要防止幼儿逆向跑、窜、推搡、挤压情况发生；有人倒下要立即扶起，防止踩踏事故发生。

5. 撤离方向：遵循就近安全出口撤离原则。

6. 集合地点：操场。

7. 人员清点：各班教师在集合地点对撤离的幼儿人数进行清点，并继续寻找滞留在事故现场的幼儿和受伤人员，帮助其安全撤离。协助指挥小组应及时向总指挥报告疏散情况。

六、演习准备阶段

1. 所有幼儿进入自己所在的活动室。

2. 各班教师清点幼儿人数。

3. 清理警戒区，各工作小组进入现场。

七、正式演习阶段

1. 应急总指挥：宣布消防演习与紧急疏散演习现在开始。

2. 发现和确认火灾事故发生。

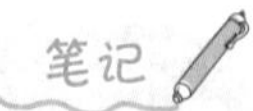

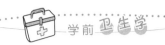

3. 应急总指挥命令预警小组发布火警报告（幼儿园迅速启动火灾事故应急处置预案）。

4. 紧急疏散：①在各层协调指挥人员的指挥下，全体幼儿在教师的带领下，按预定路线有序撤离，撤离时靠楼梯左边行走，让出右边通道让消防人员赴救通行；用湿毛巾捂住鼻子，猫腰行走或匍匐前进，撤离到幼儿园操场。②各班教师清点撤离的人数，发现少人应迅速与应急指挥部联系。③如发现有幼儿受伤，立即与救护小组联系，并展开紧急救护。④各班教师向现场总指挥汇报疏散情况。

注意：

1. 疏散前的注意事项

（1）关闭电气设备，切断电源，关闭门窗。

（2）为保证快速、有序、安全的疏散，任何人在撤离时不应携带个人物品，更不允许逆向跑窜寻找个人物品。

2. 疏散时的注意事项

（1）提醒幼儿不要惊慌，确保他们有序、安全撤出。

（2）现场警戒小组确保消防通道畅通和现场秩序稳定。

（3）各工作小组本着对幼儿高度负责的态度，严肃、认真地对待现场出现的突发情况。

3. 食品卫生安全教育

学前儿童爱吃零食，也喜欢将各种东西放入口中，因此容易发生食物中毒。幼儿园除了要做好食品采购、储藏、烹饪等方面的卫生工作外，还必须教育儿童不吃腐烂的、有异味的食物。儿童在幼儿园误食有毒有害物质的情况更是多种多样，如园内投放的各种花花绿绿的毒鼠药，误放在饮料瓶中的消毒药水等，都可能被儿童误食。因此，在平时要教育儿童不随便捡食和饮用不明物质。

另外，目前儿童常用药品外观漂亮，口感好，深受儿童喜欢，有的儿童甚至把药品当零食吃。因此，要教育儿童不能随便吃药，一定要按医嘱在成人的指导下服药。食品卫生安全教育还涉及饮食习惯的培养。例如，教育儿童在进食热汤或喝开水前必须先吹一吹，以免烫伤；吃鱼时要把鱼刺挑干净，以免鱼刺卡在喉咙里；进食时不嬉笑打闹，以免食物进入气管。

4. 防触电、防溺水教育

触电是日常生活中比较常见的意外伤害，儿童和青少年因触电而死亡人数占儿童和青少年意外死亡总人数的 10.6%。对儿童进行防触电教育，一方面要告诉儿童电器、电源的构造，什么地方能动，什么地方不能动，家长不在时不要动电器、电线，更不能随便玩电器。同时不拉电线，不用剪刀剪电线，不用小刀刻电线，不要将铁丝等插到电源插座里等。另一方面要告诉儿童，一旦发生触电事故，不能用手去拉触电的儿童，而应及时切断电源，或者用干燥的竹竿等不导电的东西挑开电线。

笔记

溺水死亡在儿童和青少年意外死亡中所占的比例最大。学前儿童的平衡能力和体力差，如不慎跌入水中无自救能力，容易发生溺水。对儿童进行防溺水教育，要让他们知道游泳的危险性，游泳时要选择合适的水域，要有家长陪伴，不能私自到河边玩耍或到河里游泳；如果同伴失足落水，要尽快就近叫成人来抢救。

5. 幼儿园玩具安全教育

游戏是学前儿童的天性，玩具是学前儿童的最爱。在幼儿园的一日生活与活动中，学前儿童几乎有一半时间是在和玩具打交道。因此，对儿童进行玩具安全教育十分重要。儿童玩不同的玩具，有不同的安全要求。例如，玩滑梯时，要教育儿童不拥挤，前面的儿童还没有离开时，后面的儿童不能往下滑；儿童不能拿玩具和同伴打闹；不能从太高的地方往下跳，更不能从运动的玩具上往下跳；玩秋千架时，要坐稳，双手拉紧两边的秋千绳；玩跷跷板时，除了要坐稳，还要双手抓紧扶手；玩游戏棍时，不得用棍去打其他儿童的身体，特别是头部；玩玻璃球时，不能将它放入口、耳、鼻中，以免造成伤害。

6. 生活安全教育

这一类的安全教育，必须家长和幼儿园配合同步进行。

教育学前儿童遵守安全制度。例如，在幼儿园不得随便离开自己的班集体，运动和游戏中要遵守活动规则和秩序，不要推搡；在公共场所要听从家长或教师的指挥，不能擅自离开；在没有成人看护时不要爬树、爬墙、爬窗台，更不能从高处往下跳；推门时要推门框，不推玻璃，手不能放在门缝里；乘车时不在车上来回走动，手和头不伸出窗外；上下楼梯要靠右边走，不要推挤；不轻信陌生人的话，未经允许不跟陌生人走，更不要让陌生人碰自己的身体。为了儿童的安全，不要让儿童随身携带锐利的器具，如小剪刀等。

在家中，不随便给陌生人开门；不随意开启家中电器，特别是电熨斗、电取暖器等；不玩弄电线与插座；不碰煤气、炉火、打火机、开水壶、饮水机、药品等危险物品；不独自玩烟花爆竹；不逗弄蛇、蜈蚣、蝎子、黄蜂、毛毛虫、狗等动物；到野外旅行或散步时不随便采摘花果、抓捕昆虫，更不应该放入口中，以防意外；不乱碰花草，以免扎伤手；到公共场所参加游览、外出散步或户外活动时，要远离变压器、建筑工地等危险的地方；不把小物件（如钉子、碎玻璃等）放入口、鼻、耳中，以免吞食异物或割破皮肤等。

7. 自然灾害自救教育

这一类的安全教育要求幼儿园反复演练，家长反复重申。

中国是世界上发生自然灾害最多的国家之一，地震、洪水、泥石流、台风、海啸、冰雹等时有发生。因此，应该培养儿童面对自然灾害时的自救意识。

地震时应就近躲避，在室内选择结实、能掩护身体的物体下（旁）（图 8-1），易于形成三角空间的地方，开间小、有支撑的地方；在室外选择开阔、安全的地方；震后迅速撤离到安全的地方。洪水到来时，要就近迅速向山坡、高地、楼房、避洪台等地

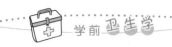

笔记

转移，或者立即爬上屋顶、楼房高层、大树、高墙等高的地方暂避。在雷雨天，人应尽量留在室内，不要外出，关闭门窗，尽量不要靠近门窗、炉子、暖气炉等设施，也不要赤脚站在泥地或水泥地上，脚下最好垫有不导电的物品；在外不要在孤立的大树、高塔、电线杆下避雨，躲开被刮断的电线、被刮倒的电线杆等。冰雹来时尽量不要外出，不得已要出门时，应注意保护头部和面部。

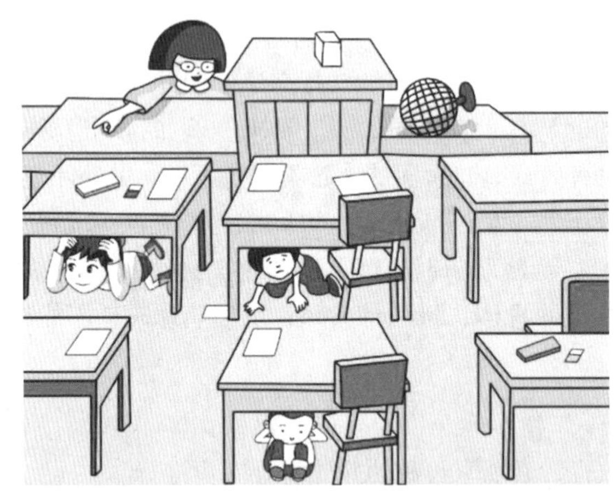

图 8-1　避震空间选择

8. 求救方式教育

教会儿童使用 119、110 和 120 等求救电话，在危险的情况下，通过电话求救或者向周边人群呼叫求救。儿童要牢记自己的姓名、园名、家长姓名、单位、家庭住址、电话，会清楚表达，紧急情况下知道如何保护自己。

（三）安全教育的途径与方法

1. 提高教师和保育员的综合素质，树立“安全第一”的观念

安全教育的目的是让儿童避免受到伤害，健康成长。调查中发现，儿童意外伤害多发生在教师和保育员麻痹大意、缺乏一定安全知识的情况下。因此，托幼机构安全领导小组应经常组织教师和保育员学习有关安全知识，加强安全教育、法制教育和职业道德教育，帮助他们牢固树立“安全第一”的观念，把安全教育列入幼儿园计划和常规议事日程之中，时刻保持对儿童的关注，做到“放手不放眼，放眼不放心”，给儿童营造一个安全的外部环境。

2. 建立健全规章制度，定期检查，防范特殊区域

健全的规章制度可以起一定的防范作用。托幼机构要制定和严格执行各种安全制度，如《托幼机构门卫制度》《严禁托幼机构及附近堆放易燃易爆物品的规定》《食堂工作人员购物条例》《食堂工作人员操作时的卫生要求》《托幼机构值班制度》《家长接送幼儿的规定》和《托幼机构安全教育评估制度》等，对违反者立即严肃处理，从而把事故隐患消灭在萌芽状态。托幼机构安全领导小组应定期检查安全事故隐患，加大执

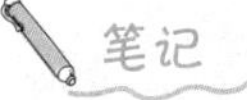

行力度，总结存在问题，及时改进，防患于未然，让安全教育落到实处。对托幼机构内的一些特殊区域应特别关注，如储藏室的通风和防火，厨房的卫生和防火，活动室、卧室、盥洗室的安全与卫生等。

3. 根据学前儿童身心特点，开设相应的安全教育课程

学前儿童身心发展的特点决定了对学前儿童进行安全教育必须寓教于乐、寓教于情、寓教于动。学前儿童安全教育可采用以下方法。

（1）情感体验法。让儿童在活动中通过自己的身体产生直接感受，理解事物，学习知识。例如，教师为提醒儿童保护眼睛，设计“亮眼睛的秘密”活动，请儿童先闭上眼睛，教师做动作，儿童睁开眼睛后，教师提问：“你们知道老师做了什么动作吗？”然后教师重复做以上动作，提问：“老师做了什么动作？”通过对两种状态不同感受的比较，帮助儿童体会认识眼睛的重要，激发他们学习保护眼睛相关知识的愿望。

（2）故事法。将需要儿童理解掌握的知识融入故事中，使其通过故事明白事理、掌握知识。例如，通过讲述《粉豆豆》的故事，使儿童明白不能随便捡拾地上的东西吃的道理。

（3）游戏模拟法。设置具体场景让儿童在游戏活动中反复练习所学知识，达到强化的目的。例如，通过“着火啦”的游戏，使儿童熟悉着火时自救的知识，掌握相应的自我防护技能。

（4）竞赛法。将安全保健知识编成一个个小问题，通过“智力抢答”的方式，巩固所学知识。中班、大班儿童有了一定的竞争意识，在竞争活动中非常活跃，根据这一特点设计安全知识抢答活动，效果特别好。

此外，还有谈话法、感知法等安全教育方法，教师在具体运用时要根据具体问题来选择。

4. 结合学前儿童在园一日活动环节，抓住时机随时进行安全教育

安全教育不是一朝一夕之事，幼儿园开展几次安全教育活动并不代表儿童就安全了，安全事故的发生往往出乎意料，所以安全教育应渗透在幼儿园的一切活动中。在进行体育活动时，注意提高儿童的平衡能力、协调能力和奔跑中的躲闪能力，提醒儿童跑跳时应注意安全；在社会教育活动中介绍电话时，请儿童记住一些特别的号码，如火警 119 等，以便遇到突发事件时求助。

当班上有儿童出现“状况”时，应利用这一事件对儿童进行有针对性的教育。这种教育会给儿童留下较深的印象，收到事半功倍的效果。例如，班上有位儿童乘坐家长的自行车来园时，不小心脚被车轮夹伤了，教师可在向他表示同情和安慰的同时，也在全班讲解坐自行车的正确方法。

5. 激发学前儿童参与体育活动的兴趣，增强体质

调查发现，学前儿童体质差、体能弱是幼儿园自然事故发生的原因之一。目前我国尤其是城市里生活的儿童的身高、体重较过去有一定的提高，但心、肺的功能却落后于身体的发育水平，这是缺乏锻炼造成的。有的儿童缺乏应有的活动，肌肉组织内

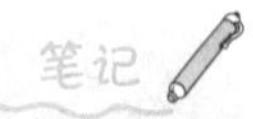

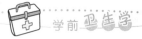

储氧量降低，肌肉弹性、张力下降，动作的平衡能力、灵活性达不到自我保护的要求。平时很少跑动的儿童比较容易受伤，那些活泼好动的儿童活动能力较强，奔跑蹦跳灵活，钻爬攀登熟练，思维和身体反应敏捷，相对来讲磕碰就少一些。因此，托幼机构应注意激发学前儿童参与体育活动的兴趣，合理组织一些有一定强度的体育活动，加强体育训练，增强体质，进而提高儿童的自我保护能力。

第二节 学前儿童意外伤害的急救

问题导入

2014年9月25日，7岁的亮亮放学后来到幼儿园，领走了4岁的弟弟星星。兄弟俩没有回家，而是来到了附近一个池塘边玩耍。弟弟星星不慎掉入池塘。路过的学生将他打捞上来后，发现星星已经停止呼吸。就在大家陷入悲痛中时，一名护理系的女生指导一名男生对星星采取“控水”急救，让该男生背着星星跑，星星头朝下，几分钟后就听到了星星的哭声，星星就这样被成功地抢救回来了。

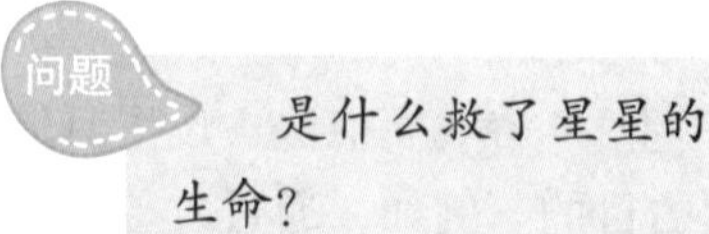

是什么救了星星的生命？

问题分析

星星不慎溺水，救上来后已经停止呼吸了。如果不是有懂得急救技术的护理系学生在场，后果不堪设想。这个案例告诉我们，面对学前儿童意外伤害，急救技术和方法非常重要。

学前儿童有可能遇到意外伤害，面对意外伤害我们该怎么办？我们必须掌握一定的急救技术和方法，抢救儿童生命，减少儿童痛苦。那么，我们该掌握哪些急救技术和方法呢？带着这些问题，我们一起进入这一节的学习。

一、学前儿童急救原则

（一）抢救生命

托幼机构内的儿童遭遇意外事故，最重要的是抢救生命。当意外发生时，特别是一些情况严重的事故，首先要注意受伤儿童的呼吸、心跳是否正常，当患儿的呼吸、心跳发生严重障碍时，如不进行急救，只是被动地等待医师抢救或送医院，往往会造成不可挽回的后果。在常温下，呼吸、心跳停止超过4分钟，生命就岌岌可危；超过

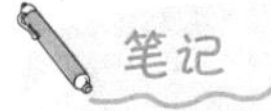

10分钟，则很难复苏。因此，必须进行现场急救，施行人工呼吸、胸外心脏按压，并应及时将患儿搬离高危现场，如充满一氧化碳的房间等。如果是外伤大出血，则应立即设法止血，因为失血过多也会危及生命。

（二）减少痛苦

意外事故会给幼小的儿童带来强烈的恐惧和剧烈的疼痛，如骨折、烧烫伤剧烈的疼痛，若抢救不及时，会加重病情，引起休克或精神损伤。因此，在现场抢救患儿时应尽量减少患儿的痛苦，动作要轻柔，语言要温和，注意疏导、缓解患儿的紧张心理和恐惧感，必要时可使用镇痛、镇静药物。

（三）预防并发症，防止残疾

在抢救患儿时，要尽量预防和减少并发症的发生，以免留下后遗症，避免抢救不当或延误抢救造成的终身残疾。例如，脊柱骨折时，应严禁随意搬动患儿，严禁患儿活动（包括体位挪动），转运时要用硬质板类材料做担架抬送，不能用绳索、帆布等制成的软担架，也不能背、抱，以避免因脊柱活动损伤脊髓神经而造成截瘫；各类化学烧伤伤及眼睛、食管、皮肤时，应立即用大量清水冲洗，以免组织受到严重的腐蚀烧伤，导致眼睛失明或食管瘢痕等。

二、常见意外伤害的急救方法

（一）胸外心脏按压

当患儿呼吸、心跳停止时，应立即设法使心脏重新跳动，恢复呼吸。胸外心脏按压是恢复心脏跳动的重要方法，具体的操作步骤如下。

1. 使患儿仰卧，背部有硬物支撑

使患儿脸朝上躺在平直的木板或平整的地面上，背部有硬物支撑。如果原来躺在软床或帆布担架上，要移至硬板或地面上。

2. 按压心脏

（1）对新生儿：可采用环抱按压法，用双手握住其胸，用两拇指按压胸骨（乳头连线的中央），使胸骨下陷约1厘米，然后放松（图8–2）。每分钟按压120次左右。

（2）对3岁以下儿童：救护者用左手托其背，用右手手掌根部按压胸骨偏下方，使胸骨下陷约2厘米，胸骨下陷则挤压心脏，心脏收缩将血液注入动脉，当手放松时（手不离开原位），心脏舒张，静脉血回流入心脏。每分钟按压80次左右。

（3）对较大儿童：救护者把右手掌放在胸骨偏下方，将一手手掌根部重叠放于另一手手背上，使手指翘起离开胸壁，也可两手手指交叉抬手指，然后垂直用力向下按压。每分钟按压60~80次（图8–3）。

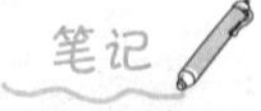

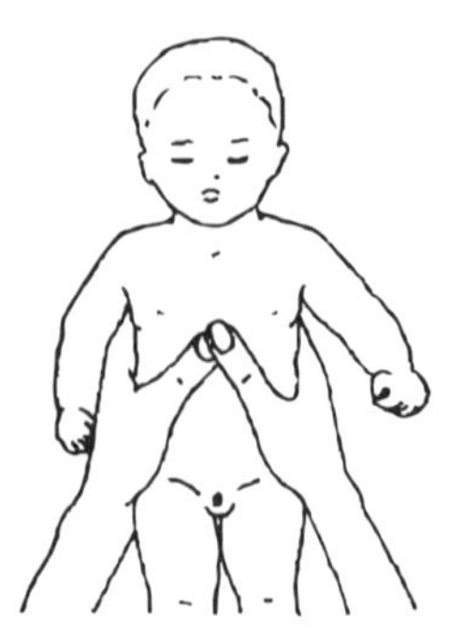

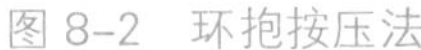
图 8-2　环抱按压法

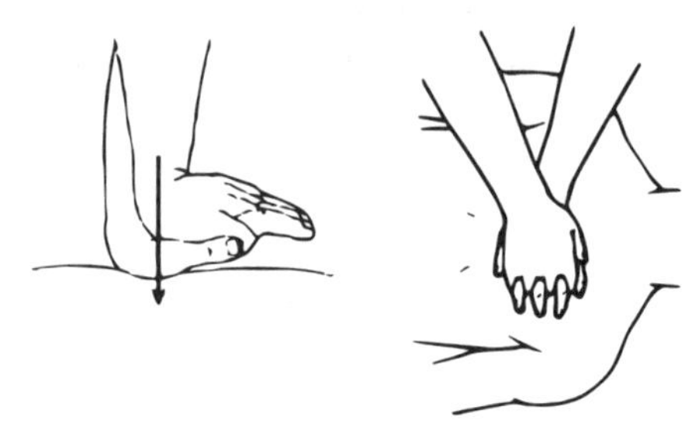
图 8-3　标准胸外心脏按压法

在进行胸外心脏按压时，要垂直向下用力，按压面积不可过大，以免伤及肋骨，更不能按压左胸乳头处，该处为坚硬的肋骨，按压非但起不到按压心脏的效果，还可能造成肋骨骨折，刺伤肺，使病情加重。

3. 与人工呼吸同时进行

垂危患者常呼吸、心跳同时停止，胸外心脏按压和人工呼吸需同时进行，一人负责人工呼吸，一人负责心脏按压，每吹一口气，按压 4~5 次（图 8-4）。为了避免吹气和按压互相干扰，吹气时，按压的动作要暂停。若仅有一名救护人员，可吹两口气，做 8~10 次心脏按压，再吹两口气，再做 8~10 次心脏按压，这样也能收到较好的抢救效果。

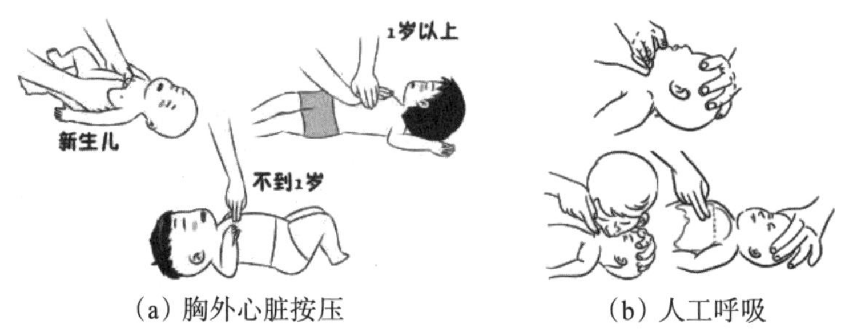

（a）胸外心脏按压　　（b）人工呼吸

图 8-4　胸外心脏按压与人工呼吸

（二）呼吸复苏术（人工呼吸）

不管因为哪种伤害，当发现患儿呼吸极其微弱或呼吸停止时，要立即施行人工呼吸，因为呼吸完全停止超过 4 分钟以上就可能造成死亡或濒临死亡。口对口吹气法是国内外学者一致推荐的一种简便的人工呼吸方法，具体操作步骤如下。

1. 畅通呼吸道

让患儿仰卧在硬的地面或木板上，清除口鼻中的异物，并垫高颈部，使患儿头向后仰，舌根抬起，保持呼吸道通畅。

（1）仰面抬颈法。患者去枕，救护者位于患者一侧，一手置患者前额向后加压，使头后仰，另一手托住颈部向上抬颈（图 8-5）。

（2）仰面举颏法。救护者位于患者一侧，一手置患者前额向后加压使头后仰，另

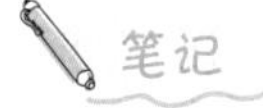

一手（除拇指外）的手指置于近颏部的下颌骨上，将颏部上举。注意不要压迫颌下软组织，以免压迫气道（图 8–6）。

（3）托下颌法。救护者位于患者头侧，两肘置于患者背部同一水平面上，用双手抓住患者两侧下颌角向上牵拉，使下颏向前而头后仰，同时两拇指可将下唇下拉，使口腔通畅（图 8–7）。

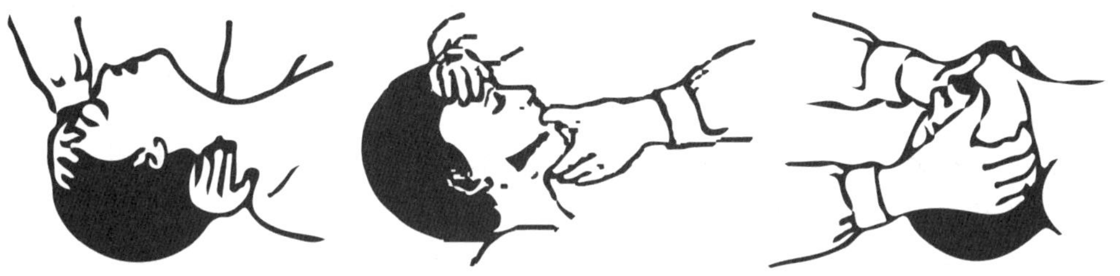

图 8–5　仰面抬颈法　　图 8–6　仰面举颏法　　图 8–7　托下颌法

2. 吹气

吹气量以胸部稍隆起为准，不宜过大。吹气次数为婴幼儿 30~40 次 / 分，儿童 20~25 次 / 分。

（1）对婴儿吹气。用嘴衔住婴儿的口鼻，往里吹气，每隔 2~3 秒吹一次。吹气时不要太用力，见到其胸部隆起，便把嘴松开，再轻压其胸，帮助呼气。这样有节奏地进行施救，直至将患儿送到医院，或者患儿又恢复了均匀的自主呼吸。若吹气后不见胸部隆起，可能呼吸道仍不通畅，要及时纠正自己的动作，并清除呼吸道分泌物。

（2）对幼儿吹气。救护者深吸一口气，捏住患儿的鼻孔，用嘴贴紧患儿的嘴，向里吹气。吹完一口气，嘴离开，放松患儿鼻孔，轻压其胸部，帮助呼气。这样有节奏地进行施救，每隔 3~4 秒钟吹一次气。如果患儿牙关紧闭，也可对着鼻孔吹气，方法与口对口吹气法相同（图 8–8）。

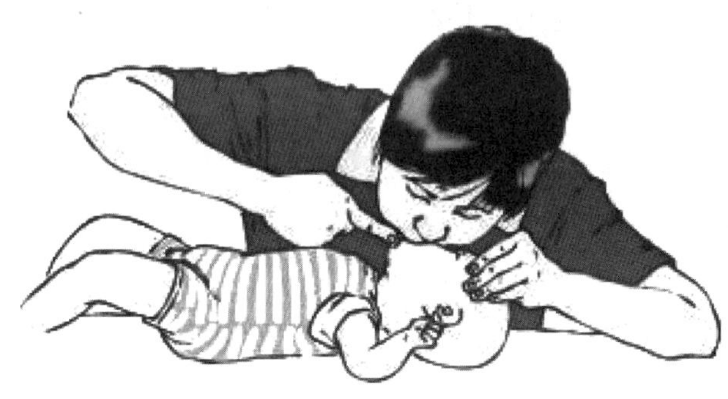

图 8–8　吹气法

（三）止血

托幼机构内儿童遭遇意外事故有时会引起不同程度的出血。如果大量出血，必须紧急止血。儿童自身的血液量较少，如在短时间内失血过多，就会危及生命。

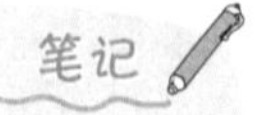

1. 出血类型

按受伤血管，出血可分为动脉出血、静脉出血和毛细血管出血三种。

（1）动脉出血。动脉出血时血色鲜红，出血量大，血液呈节律喷射状流出。动脉出血危险性较大，应立即采用压迫出血的血管、堵塞出血的伤口等办法止血，同时急送医院进行抢救。

（2）静脉出血。静脉出血时血色暗红，血液持续不断地缓慢流出。小静脉出血较易凝固，可自然止血。中静脉以上的静脉出血则需采取止血措施，否则也会有生命危险。

（3）毛细血管出血。毛细血管的血液颜色较红，呈水珠状流出或从整个伤口渗出，不久就会自行凝固而止血，一般没有危险。

2. 止血方法

（1）加压包扎止血法。常用消毒纱布或干净的毛巾、布等，折成比伤口稍大的垫子盖住伤口，然后用绷带或三角巾加压包扎，以达到止血的目的。此法可用于动脉或静脉出血。

（2）指压止血法。用手指或手掌将出血的血管上端（近心端）用力压向相邻的骨骼，以阻断血流，达到暂时止血的目的。此法常用于紧急情况的动脉、静脉出血，不适用于长时间止血。

（3）止血带止血法（图 8–9）。使用此法时常将橡皮管、绷带、三角巾等用作止血带。上止血带前，先抬高伤肢，帮助静脉回流，然后看准出血点，在止血带与皮肤间垫上垫子，将止血带扎在伤口的上方接近伤口处（但禁止缚在上臂的中 1/3 段以防损伤桡神经）。止血带的松紧应适度，以摸不到远端的脉搏为宜。在此同时应紧急送医院救治。此法止血效果好，适用于大血管出血，尤其是动脉出血而使用一般加压包扎法无效时。但扎上止血带后应定时放松，避免组织缺血、坏死。一般 15~20 分钟放松一次，每次 30~60 秒。如出血停止，不必再包扎。

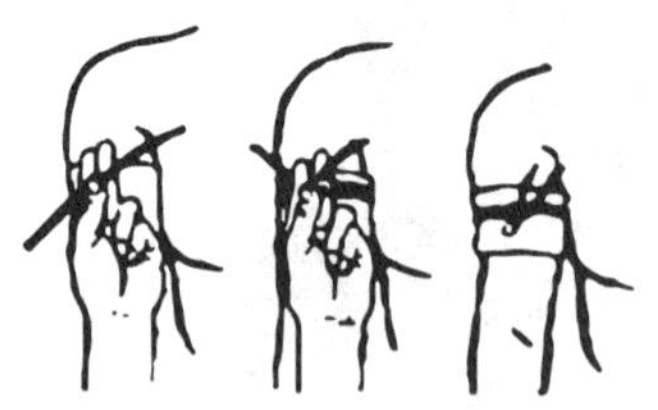

（a）橡皮管止血

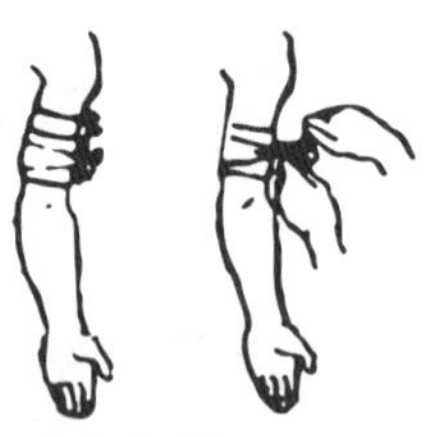

（b）绷带止血

图 8–9　止血带止血

（4）一般止血法。小伤口的出血，可用 0.9% 的氯化钠溶液（用 9 克盐加 1000 毫升冷开水配成）冲洗消毒患处，然后涂红药水，盖上消毒纱布块，用绷带较紧地包扎伤处，以不出血为度。

笔记

(四)骨折与脱臼的处理

1. 骨折的处理

骨的完整性遭到破坏称为骨折。骨折处皮肤无损伤、无裂开，骨的断端不外露的骨折，称为闭合性骨折，又称为单纯性骨折。骨折处皮肤有创口，骨的断端外露，神经受到伤害的骨折，称为开放性骨折，又称为复杂性骨折。儿童骨骼中有机物多，无机物少，外层骨膜较厚，在外力作用下可发生折而不断的现象，称为“青枝骨折”。

儿童骨折常伴有剧烈的疼痛，骨折的肢体失去功能，骨折处肿胀、畸形，开放性骨折除以上症状外，还可合并血管、神经、肌肉损伤的表现，如出血、骨折远端以下肢体麻痹等。儿童发生“青枝骨折”后，疼痛不明显，肢体仍可活动，容易被忽视，骨折自愈后会形成畸形。

处理骨折时应注意以下几个方面。

(1)及时镇痛、止血、防止休克，不要盲目地搬动患儿，在可能伤及患儿的脊柱和颈部时更应注意，以免加重伤势，引起严重的并发症甚至危及生命。

(2)固定骨折，限制断骨的活动。骨折如有出血，先止血、固定，再搬运。四肢骨折可使用绷带和夹板固定，将骨折处上下关节都固定起来，但动作应轻，避免骨折断端错位。上肢应采用曲肘固定，下肢应采用直肢固定(图 8–10)。绷带不宜绑得过紧，时间不宜过长。伤肢固定时应露出指尖或趾尖，以观察血液循环的情况。如出现指(趾)苍白、发凉、麻木、发绀等现象，表明绑得太紧，应放松重绑。固定时，如无夹板，也可用木棒、竹片、树枝等代替，下肢也可将伤肢与健肢绑在一起固定。如果发生颌骨骨折，应立即清理口腔内的异物，防止异物堵塞气道，用软物垫于下颌受伤处，保持下颌固定不动。

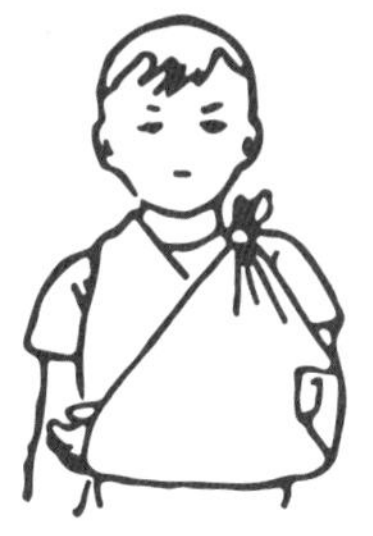

(a) 曲肘固定

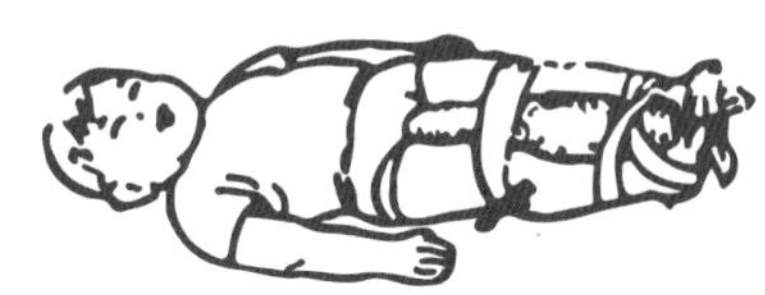

(b) 直肢固定

图 8–10 固定骨折

(3)如果发生开放性骨折，在夹板固定前应先止血，局部消毒处理，不要将外露骨骼推入伤口，应盖上消毒纱布后再用夹板固定，送医院治疗。

2. 关节脱位的处理

外伤、牵拉上肢或穿脱衣服用力过猛等常引起婴幼儿关节脱位，即组成关节的两个骨端离开其原来的解剖位置，发生了错位。关节脱位后，关节处剧烈疼痛、肿胀，关节的正常活动丧失，关节部位出现畸形。关节脱位后的紧急处理与骨折相似，不能

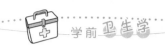

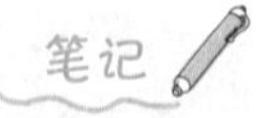
笔记

随意搬动，应镇痛固定后送医院处理。

（五）烧（烫）伤的处理

高温（如热水、蒸汽、火等）、电及化学物质作用于儿童的皮肤和黏膜，会引起这些部位的损伤。儿童烧（烫）伤中，开水、热粥、热汤等造成的烫伤占首位，火烧伤次之，化学烧伤（如石灰烧伤）、电器击伤也时有发生。学前儿童的皮肤娇嫩，同样温度、同样强度的电流及同样浓度的化学物质，对学前儿童造成的伤害比成人更为严重。

处理烧（烫）伤时应注意以下几个方面。

（1）清除烧伤、烫伤的根源。例如，迅速移开火源，扑灭伤者身上的余火；身上沾有热粥、热菜的，要用冷水冲掉；沾有化学药品的，要用大量净水冲洗，但如果是石灰烧伤，则应先擦净石灰颗粒后再用水冲洗，以免石灰和水作用产生大量的热量，加重烧伤的程度。

（2）根据受伤的不同情况及时处理。当儿童发生烧（烫）伤时，首先要估算一下烧（烫）伤面积和烧（烫）伤深度。估算烧（烫）伤面积的方法是，患儿一只手掌的面积相当于体表面积的1%，两只手掌为2%，以此类推。烧（烫）伤深度分三度四分。①Ⅰ度烧（烫）伤：仅表皮受损，局部皮肤发红、疼痛，周围肿胀分界明显，无水泡，一般4~5天可自愈。处理时可将烧（烫）伤部位浸在冷水中，至疼痛缓解后在伤处涂紫药水、清凉油及烫伤药膏等。②浅Ⅱ度烧（烫）伤：损伤至真皮浅层，局部出现水泡，疼痛剧烈。③深Ⅱ度烧（烫）伤：损伤到真皮基底层，水泡厚，基底层苍白。④Ⅲ度烧（烫）伤：皮肤和皮下组织均受破坏，损伤皮肤全层，组织坏死，累及肌肉和骨骼，皮肤碳化和皮肤发黑。

烧（烫）伤面积 <1%，深度不超过浅Ⅱ度的烧（烫）伤，可家庭处理；烧（烫）伤面积≥ 1% 和深度超过浅Ⅱ度的患儿应立即送医院救治。对Ⅱ、Ⅲ度烧（烫）伤的患儿，应迅速移开热源，将肢体浸入冰水或冷水中。烧（烫）伤部位的衣服、鞋子要尽快脱掉或局部剪开，慢慢揭起，以免拉脱皮肤。大面积烧（烫）伤不要轻易用自来水冲洗创面，不要随便涂抹药物，应用干净毛巾覆盖伤口后及时送医院救治。

（3）如果为化学物质如强酸、强碱造成的烧（烫）伤，除立即用大量清水彻底冲洗外，还可根据酸碱中和的原理进行处理。被强碱烧（烫）伤用水冲洗后用稀醋酸或食醋冲洗中和，被强酸烧（烫）伤用水冲洗后立即用小苏打和碱性肥皂水冲洗中和。

（4）烧（烫）伤发生后，要预防出现可能危及生命的休克和窒息，如有条件，可给患儿服用镇痛药，以免因为剧痛引起休克。

（六）溺水的处理

溺水是儿童时期常见的意外死亡原因之一。儿童应避免单独在水边玩耍，不要在没有成人陪同的情况下单独游泳。如发现有人溺水应立即呼救，可以把竹竿、扁担等长的东西伸向溺水者，或者把绳子、布带等扔给溺水者，拉他上岸；也可把泡沫塑料、

笔记

充气的轮胎等能在水上漂浮的东西扔给溺水者，帮助他自救。会游泳的人应立刻下水救起溺水儿童。下水救人时，应当从溺水者的身后抓住他的头发或拖住溺水者的腋下将他救上岸。

溺水过程极短，溺水儿童被救时多已经出现呼吸障碍或呼吸、心跳停止，现场抢救应分秒必争，应立即“控水”，使呼吸道、肺内吸入的水流出。施救者可以取半蹲位，把溺水者的腹部放在自己的膝盖上，让他的头向下，并轻轻按压他的背部，帮助他排出胃里、肺里和气管里的水（图 8-11）。“控水”以后，要快速清除溺水者口鼻内的泥土、杂草、痰液等，使溺水者呼吸通畅。如无脉搏，应立即进行心肺复苏。把患儿放在平的地上，解开衣扣，进行口对口呼吸和胸外心脏按压，促进呼吸、心跳恢复，并迅速送医院急救。溺水严重、现场救治困难的，应迅速送到离现场最近的医院抢救。

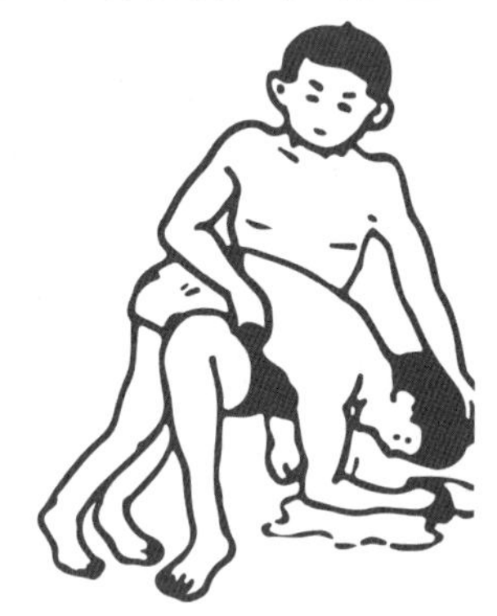

图 8-11 “控水”方法

（七）异物入体的处理

1. 气管异物的处理

学前儿童常会将小物件，如纽扣、串珠等放入口中，或者在进食花生等食物时说笑哭闹或做深呼吸动作，而他们的喉的保护性反射能力较差，容易将这些物品吸入气管，形成气管异物。异物进入气管后，儿童会有剧烈的刺激性呛咳、呕吐、发绀、呼吸困难等表现，这种情况需要紧急救治。如异物较大，阻塞喉部和气管，可立即引起窒息死亡。发现异物吸入气管应立即将患儿倒立拍背，或者让患儿趴在救护者膝盖上，头朝下，然后用手拍背，使异物排出。气管异物自然咳出的可能性极小，如上述方法无效，应立即送医院急救。

2. 消化道异物的处理

如吞入小的、光滑的、圆形的异物，无异常症状者，可待异物随大便排出。如吞入较大的、尖锐的异物，不能导泄，为避免异物刺伤肠壁导致肠穿孔，应及时到医院就诊，可在胃镜、肠镜下手术取出。

3. 异物入眼的处理

眼内异物多由沙尘落入眼中所致。儿童会因异物刺激感到疼痛、睁不开眼。眼内出现异物时，不能用手或手帕揉擦眼睛，以免损伤角膜。可让儿童用力眨眼，利用眼

笔记

泪将异物带出。如眼泪不能将异物带出，也可用温水或蒸馏水冲洗眼睛，还可翻开上眼睑、下眼睑，找到异物后用干净的棉签、纱布擦去。如果以上方法仍无效，应立即前往医院就诊。

4. 异物入鼻的处理

鼻腔异物大多由儿童自己放入，常见的异物有花生米、豆类、小物件等。鼻腔异物可引起儿童鼻塞、流涕、打喷嚏等症状。不能用手抠鼻孔，发现儿童将异物塞入一侧鼻孔，可用手压住另一侧鼻孔，让儿童用力向外呼气，用气流将异物冲出，也可刺激儿童的鼻黏膜，使其产生喷嚏反射而将异物排出。如果异物较大，以上方法均无效时，应送医院及时取出异物。

5. 异物入耳的处理

外耳道异物多由儿童自行放入，或者由同伴放入。异物在耳道内会引起异物感，如触及鼓膜会产生耳鸣，异物还会引起耳道局部感染。较小的异物可用小钩或镊子取出，不能用挖耳勺挖耳，以免损伤耳膜。可让儿童把头偏向进入异物一侧，耳道向下，单脚跳，使异物掉出。昆虫爬入外耳道，可用光照耳道或烟熏促使虫子爬出。忌用水灌冲豆类等植物性异物，因此类异物遇水膨胀，更难取出。如果上述方法仍无效，耳内异物导致疼痛、发炎，应到医院就诊。

（八）急性中毒的处理

中毒按起病缓急，可分为急性中毒、亚急性中毒和慢性中毒；按毒物性质，可分为食物中毒、有毒动植物中毒、农药中毒、金属中毒、药物中毒及有毒气体中毒；按吸收途径，可分为食入性中毒、吸入性中毒、接触中毒等。

儿童进食、吸入、接触有毒物质或被毒虫、毒蛇叮咬，都会产生急性中毒。轻者局部损伤，重者可引起全身功能障碍、代谢失调，危及生命。

发生急性中毒时，应立即治疗。如果毒物性质不明，按一般中毒治疗原则抢救患儿。抢救急性中毒的患儿要注意以下几点。

1. 清除毒物

（1）食入性中毒。发生食入性中毒应紧急催吐，用压舌板、筷子或手指刺激咽部，促其呕吐。直到呕吐液变清、无味为止。但对昏迷患儿及腐蚀物（强酸或强碱）中毒者忌用此法，要迅速将患儿送医院洗胃，不能晚于40分钟，因时间过长大部分毒物会被胃肠吸收。催吐和洗胃后还可以给予泻药。需要注意的是，中毒在6小时以内者洗胃最有效，如果毒物为腐蚀性的酸碱液体，切忌洗胃，可给患儿喝牛奶、蛋清等以中和毒物。中毒时间为10~12小时或更长，在催吐、洗胃后，可进行导泻、灌肠。

（2）接触性中毒。接触性中毒者应立即脱离接触，脱去被毒物污染的衣物，用清水冲洗体表。注意不要用热水，因为血管扩张会加速毒物吸收。

（3）吸入性中毒。吸入性中毒者应迅速撤离现场，呼吸新鲜空气，保持呼吸道通畅，及时吸出呼吸道分泌物，必要时给氧，正压通气。

笔记

2. 减少毒物的吸收，促进已吸收毒物排出

消化道中毒可立即服食或灌入牛奶、豆浆、鸡蛋清等，以保护消化道黏膜，减少毒物的吸收。被蛇、虫叮咬所致的中毒，可在伤口的近心端用止血带结扎（每 15 分钟放松 1 分钟）并伴以扩创排毒[①]、吸吮排毒[②]等方法，以减少毒物的吸收。

3. 促进毒物的排泄，使用特效解毒药

对煤气中毒的患儿可用高压氧疗法，使一氧化碳与血红蛋白分离，促进氧气与血红蛋白的结合，加速一氧化碳的排出。对皮肤吸收和口服毒物引起中毒的患儿，可通过大量饮水、输液等方法利尿排毒。同时针对不同的毒物，采用不同的特效解毒药，如金、汞、铜、锌等金属中毒可用二巯丙醇、硫代硫酸钠等，有机磷中毒可用碘解磷定、氯解磷定等。发生中毒事件时，要尽可能收集残余毒物、患儿呕吐物等，以便鉴定毒物，明确诊断和采取对症治疗的方法。

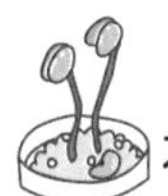

本章小结

学前儿童年龄小，自我保护能力差，应急能力弱，因此容易受到一系列的一般伤害，甚至严重伤害。

为保障学前儿童的人身安全，托幼机构应履行好安全管理职责，包括活动场所安全管理、儿童生活用品及玩具安全管理、药物安全管理、食物安全管理等。

教师和保育员必须掌握常见的急救技术和方法，包括胸外心脏按压、人工呼吸，以及出血、骨折、烧（烫）伤、溺水、异物入体、急性中毒等的处理方法。只有这样，才能在意外伤害发生时第一时间抢救儿童的生命，防止儿童残疾，减少儿童痛苦。

另外，应对学前儿童开展安全教育，包括交通安全、消防安全、食品卫生安全等，增强幼儿的安全意识，减少意外伤害。

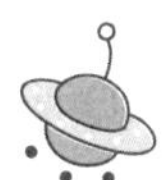

理论知识练习

一、简答题

1. 托幼机构安全事故的种类与发生原因是什么？
2. 托幼机构安全教育的内容有哪些？
3. 托幼机构人员应掌握的一般急救技术有哪些？

---

①扩创排毒：以蛇、虫叮咬处为中心，用消毒过的锋利手术刀把伤口的皮肤挑开一个十字切口（不可太深，并防止切断血管），把淋巴管切断，使毒液不能流向心脏，这时可用吸奶器或火罐筒吸出毒液。

②在没有吸奶器或火罐时也可用口在伤口上直接吸吮，将吸到的毒液及时吐掉并漱口。吸毒的人口腔不能有破损或炎症，牙齿不能有病灶。

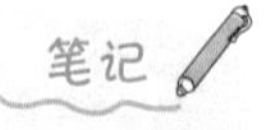
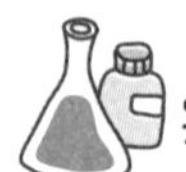

4. 如何抢救烧（烫）伤的学前儿童？

二、论述题

1. 根据托幼机构安全事故的种类与原因，谈一谈如何预防安全事故？

2. 结合实际，谈一谈托幼机构如何建立健全的安全管理制度？

实践能力提升

1. 小组讨论活动：讨论“安全环境，保护儿童”与“放手独自活动，情境学习”两种教育方式，思考如何处理“保护”与“放手”的关系。

2. 小组活动：对某一社区进行调查，了解该社区儿童意外发生的情况，并对意外发生的种类、原因、地点等进行分析，在社区进行一次安全教育宣传活动。

3. 模拟练习：每 3~5 人组成一组，模拟学前儿童意外伤害的急救过程，从学前儿童常见的意外伤害[①]中任选一类开展急救演练。

拓展阅读

幼儿园体育活动中发生安全事故的原因[②]

研究发现，幼儿园体育活动中发生安全事故的原因有五种。

1. 不合理的运动方式

有些教师不能够正确选择适合幼儿的运动方式，或者采用了不恰当的运动方式，给幼儿身体造成损伤。例如，悬吊或震动性较强的运动并不适合幼儿，这些活动容易给他们骨骼和肌肉带来损伤，特别是关节部位。

2. 运动量控制不科学

许多家长盲目地为幼儿安排过量运动，这样不但不能使幼儿得到良好的锻炼和发育，甚至可能造成负面效果。幼儿的心肺系统以及肌肉和骨骼发育尚不完全，肺活量小于成人，呼吸频率快，运动量较大有可能造成心肌壁增厚，影响心腔扩张和心肺功能发育，严重的还可能因为心脏负担过重而发生猝死。

3. 运动前后的饮食问题

幼儿运动后容易感到饥饿，这时如果教师不对他们进行引导和饮食控制，就可能导致幼儿饮食过量。一般来说，大部分幼儿教师都掌握着运动后不宜过量饮食的常识，都能够在运动后合理安排幼儿进食。但是运动后不能暴饮也应引起关注。幼儿体温偏高，在运动时容易大量排汗，运动后幼儿很容易感到口渴，许多幼儿教师也因此任由幼儿过量饮水，以为这样能够帮助幼儿补充水分。运动后的过量饮水会加重幼儿胃肠

---

① 出血、骨折、烧（烫）伤、溺水、异物入体、急性中毒等。

② 冯美娟．幼儿园体育活动中存在的安全隐患及预防措施 [J]. 科教导刊（中旬刊），2015（5）：160–161.

笔记

负担，稀释胃液，影响幼儿的消化功能。此外，喝水速度过快会导致幼儿心脏负担加重，有可能导致心力衰竭和胸闷腹胀。

4. 活动器械存在安全隐患

活动器械的安全隐患主要是器械本身存在缺陷，平时检修不及时等。如幼儿蹦床，如果存在设计缺陷，幼儿踩在上面很有可能因为动作不协调而踩空，从而扭伤脚踝，这样的活动器械存在着很大的安全隐患。另外，有的幼儿园使用已久的器械得不到及时维修，也容易引发安全问题，如果教师不能细心地在组织活动前检查或维修，对活动内容的程序不了解，也容易发生安全事故。

5. 对幼儿缺乏安全教育

幼儿本身缺乏相应的安全意识与生活经验，这就需要教师在平时组织体育活动时要将安全教育作为体育教学活动的必要组成部分，要在活动中向幼儿反复强调安全问题。然而，不少教师都不太重视这一点，导致幼儿在活动中出现模仿电视剧场景中打斗等的危险事情。例如，有的幼儿模仿动画片中的场景，将同伴绑在树干上；有的幼儿高空抛物，不仅有可能打到幼儿自身，还有可能伤到其他小朋友。这些现象应当引起教师的重视和反思。

参考文献

［1］《家庭健康坊》编委会．健康营养素［M］．北京：化学工业出版社，2008.

［2］陈爱葵．遗传与优生［M］．北京：清华大学出版社，2014.

［3］陈炳卿，孙长颢．营养与健康［M］．北京：化学工业出版社，2004.

［4］陈竺．医学遗传学［M］．2版．北京：人民卫生出版社，2010.

［5］戴耀华．儿童疾病防治实用手册［M］．北京：中国妇女出版社，2007.

［6］董会芹．学前儿童问题行为与干预［M］．北京：清华大学出版社，2013.

［7］傅宏．学前儿童心理健康［M］．南京：南京师范大学出版社，2002.

［8］顾荣芳．学前儿童卫生学［M］．南京：江苏教育出版社，2009.

［9］顾荣芳．学前儿童卫生与健康教育［M］．南京：江苏教育出版社，1997.

［10］桂永浩．小儿内科学高级教程［M］．北京：人民军医出版社，2011.

［11］胡亚美，江载芳．诸福棠实用儿科学［M］．7版．北京：人民卫生出版社，2002.

［12］霍军生．营养学［M］．北京：中国林业出版社，2008.

［13］姬建锋，贾玉霞．学前心理学［M］．西安：陕西师范大学出版社，2012.

［14］黎志涛．幼儿园建筑设计［M］．北京：中国建筑工业出版社，2006.

［15］李如樟，韩爱晶．学前儿童社会教育［M］．长春：吉林大学出版社，2014.

［16］李庶泉．学前心理学［M］．北京：北京师范大学出版社，2012.

［17］林崇德．发展心理学［M］．北京：人民教育出版社，1995.

［18］刘明德．3~6岁婴幼儿卫生保健［M］．北京：人民中国出版社，2000.

［19］刘士军．人体所需的蛋白质维生素矿物质全典［M］．哈尔滨：哈尔滨出版社，2007.

［20］刘湘云．儿童保健学［M］．南京：江苏科学技术出版社，1999.

［21］龙吟，孙诚．幼儿心理与行为透视［M］．合肥：安徽人民出版社，2002.

［22］鲁峰，褚福斌，黄显军．学前教育心理学［M］．合肥：安徽大学出版社，2013.

［23］毛萌，李廷玉．儿童保健学［M］．3版．北京：人民卫生出版社，2014.

［24］欧新明．学前儿童健康教育［M］．北京：教育科学出版社，2003.

［25］塞泽尔，惠特尼．营养学：概念与争论［M］．8版．王希成，译．北京：清华大学出版社，2004.

［26］邵肖梅，叶鸿瑁，丘小汕．实用新生儿学［M］．4版．北京：人民卫生出版社，2011.

［27］孙长颢．营养与食品卫生学［M］．北京：人民卫生出版社，2007.

［28］万钫．学前卫生学［M］．2版．北京：北京师范大学出版社，2009.

［29］王来圣．学前卫生学［M］．3版．北京：科学出版社，2015.

［30］王莉，翟秀华．学前卫生学［M］．大连：大连理工大学出版社，2012.

［31］王练．学前卫生学［M］．北京：高等教育出版社，2011.

［32］王乃正，王冬兰，张小永．学前儿童家庭教育［M］．北京：北京师范大学出版社，2013.
［33］王萍．学前儿童问题行为及矫正［M］．北京：清华大学出版社，2013.
［34］王恬，张瑛．学前儿童健康教育［M］．北京：高等教育出版社，2013.
［35］王维群，徐梅芬，周永平．营养学［M］．北京：高等教育出版社，2001.
［36］王雁．人体解剖生理学［M］．北京：北京师范大学出版社，2009.
［37］卫生部妇幼保健与社区卫生司，中国疾病预防控制中心妇幼保健中心．儿童心理保健与咨询培训教程［M］．北京：人民教育出版社，2012.
［38］薛建平，盛玮．食物营养与健康［M］．2 版．合肥：中国科学技术大学出版社，2009.
［39］薛辛东，赵晓东．儿科学［M］．3 版．北京：人民卫生出版社，2013.
［40］张劲松．学前儿童心理健康指导［M］．上海：复旦大学出版社，2013.
［41］郑雪．幼儿心理教育手册［M］．广州：暨南大学出版社，2000.
［42］朱家雄，汪乃铭，戈柔．学前儿童卫生学［M］．3 版．上海：华东师范大学出版社，2015.
［43］左伋．医学遗传学［M］．6 版．北京：人民卫生出版社，2013.
［44］石海雨．美国 NAEYC 托幼机构认证标准及其对幼儿园评估的启示［D］．成都：四川师范大学，2012.
［45］王平．学前儿童对说谎的理解与评价及实际行为的相关研究［D］．曲阜：曲阜师范大学，2005.
［46］李董男．中医健康概念辨析［J］．江西中医药大学学报，2015（4）：16–19.
［47］倪红梅，何裕民，吴艳萍，等．中西方健康概念演变史的探析及启示［J］．南京中医药大学学报（社会科学版），2014，15（2）：79–83.
［48］杨菊贤．现代生活方式与亚健康［J］．中国全科医学，2001，4（7）：545–547.
［49］赵歆，王利敏，陈家旭，等．亚健康调查中的中医健康教育［J］．中医药管理杂志，2010，18（9）：784–786.
［50］周丽．皮亚杰发生认识论对学前儿童问题行为矫治的启示［J］．教育导刊，2008（10）：24–27.
［51］Talwar V，Lee K. Emergence of white–lie telling in children between 3 and 7 years of age［J］. Merrill–Palmer Quarterly，2002，48（2）：160–181.